品读生活 ┃ 优享人生

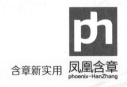

含章新实用 凤凰含章
phoenix-HanZhang

孕产妇饮食

营养全书

于雅婷 于松 主编

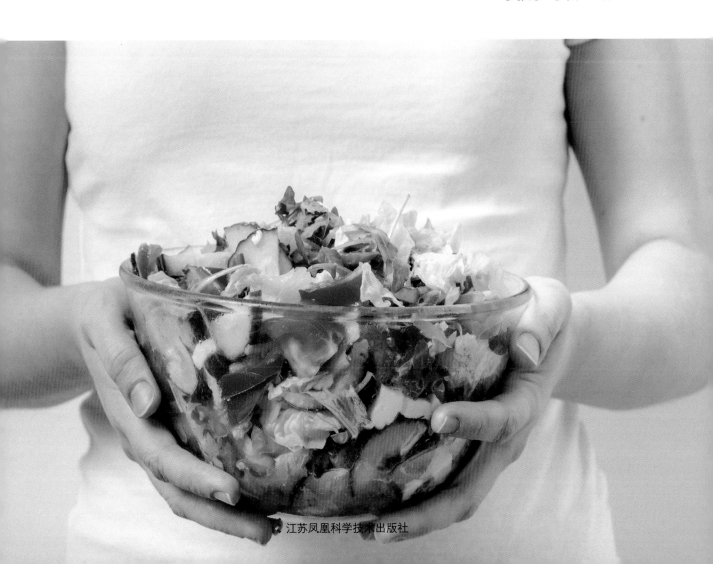

江苏凤凰科学技术出版社

图书在版编目（CIP）数据

孕产妇饮食营养全书 / 于雅婷 , 于松主编 . –– 南京：
江苏凤凰科学技术出版社 , 2019.6
ISBN 978-7-5713-0152-1

Ⅰ . ①孕… Ⅱ . ①于… ②于… Ⅲ . ①孕妇—营养卫
生②产妇—营养卫生 Ⅳ . ① R153.1

中国版本图书馆 CIP 数据核字 (2019) 第 034336 号

孕产妇饮食营养全书

主　　　编	于雅婷　　于　松
责 任 编 辑	樊　明　　倪　敏
责 任 监 制	曹叶平　　方　晨

出 版 发 行	江苏凤凰科学技术出版社
出版社地址	南京市湖南路 1 号 A 楼，邮编：210009
出版社网址	http://www.pspress.cn
印　　　刷	小森印刷（北京）有限公司

开　　　本	718mm×1000mm　1/12
印　　　张	20
插　　　页	1
版　　　次	2019 年 6 月第 1 版
印　　　次	2019 年 6 月第 1 次印刷

标 准 书 号	ISBN 978-7-5713-0152-1
定　　　价	49.80 元

图书如有印装质量问题，可随时向我社出版科调换。

　　无论社会怎样发展，时代怎样变迁，孕育出一个健康、可爱、聪明的宝宝始终是每个家庭不变的愿望。那么，怎样才能孕育出一个健康、可爱、聪明的宝宝呢？

　　毫无疑问，孕产妇在这个过程中扮演了重要角色，孕产妇的身心健康对宝宝有不可估量的影响。

　　而孕产妇的身心健康，与其饮食是否合理有重大关系。因为在妊娠期，胎儿的生长发育所需的营养都来自于母体，孕妇营养不良就会妨碍腹中胎儿的发育；在产褥期，新生儿所需的营养又来自母乳，产妇通过饮食所摄取的营养又转移到新生儿的身上。即使在备孕期，虽然还未受孕，但备孕妈妈的营养储备情况直接关系着受精卵发育的好坏。由此可见，备孕者、孕产妇的饮食营养直接决定着下一代的未来。

　　本书从孕产妇营养健康与宝宝之间的关系入手，紧紧围绕不同阶段孕产妇的营养需求，系统讲述孕产期的饮食营养，指导准妈妈健康饮食。

　　在备孕期、孕早期、孕中期、孕晚期以及产褥期，我们介绍了适宜各个阶段吃的食物。对食物的别名、热量、性味归经、主要营养素、食疗功效、选购保存等进行了详细的介绍，让孕产妇对每一种食材的营养情况都了如指掌。针对每一种食材，本书还分别推荐了2道优选营养菜谱，详解其原料及制作过程，手把手地指导读者烹饪，使不善烹饪者也能做出营养美味的佳肴来。

　　本书还详细阐述了孕妇必须补充的16种关键营养素，对每种营养素的功效、孕妇缺乏该种营养素的影响以及建议摄入量做了明确阐述，精准地指导准父母安排孕期饮食，为生出健康宝宝做好充足准备。另外，本书还介绍了孕产妇常见的几种疾病，以及通过饮食营养对症调理的方式，指导准父母有针对性地进行预防和护理，为母婴健康护航。

　　最后，祝每一对夫妇都有健康、可爱的宝宝！

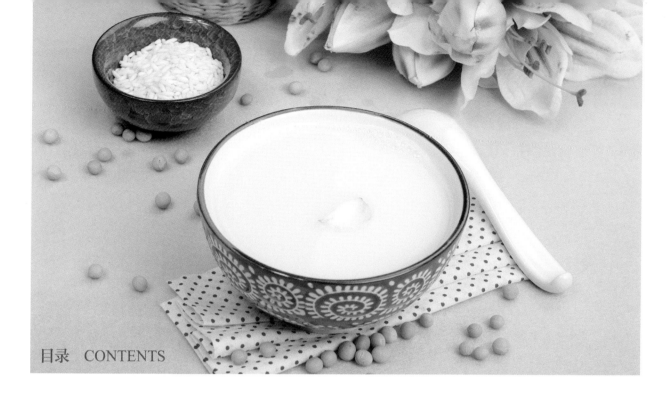

目录 CONTENTS

CHAPTER 01 | 孕妇必须补充的16种关键营养素

CHAPTER 02 | 备孕期营养饮食

备孕期的营养指南

CHAPTER 03 | 孕早期营养饮食

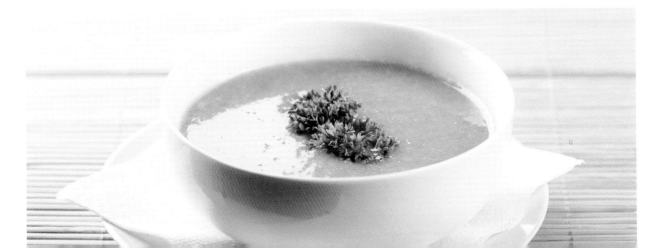

CHAPTER 04 | 孕中期营养饮食

CHAPTER 05 | 孕晚期营养饮食

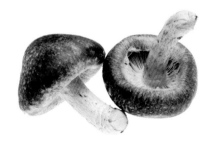

CHAPTER 06 | 产褥期营养饮食

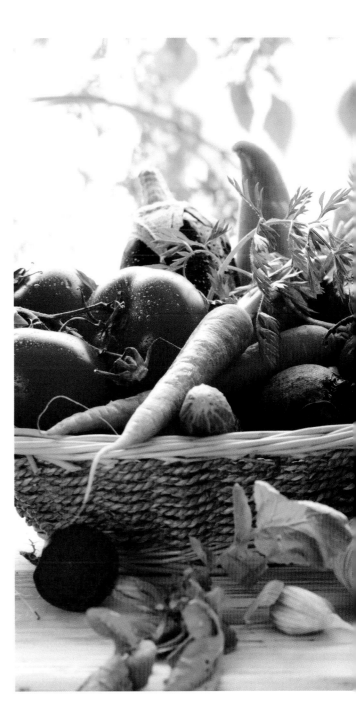

CHAPTER 07 | 孕产期 常见病营养饮食

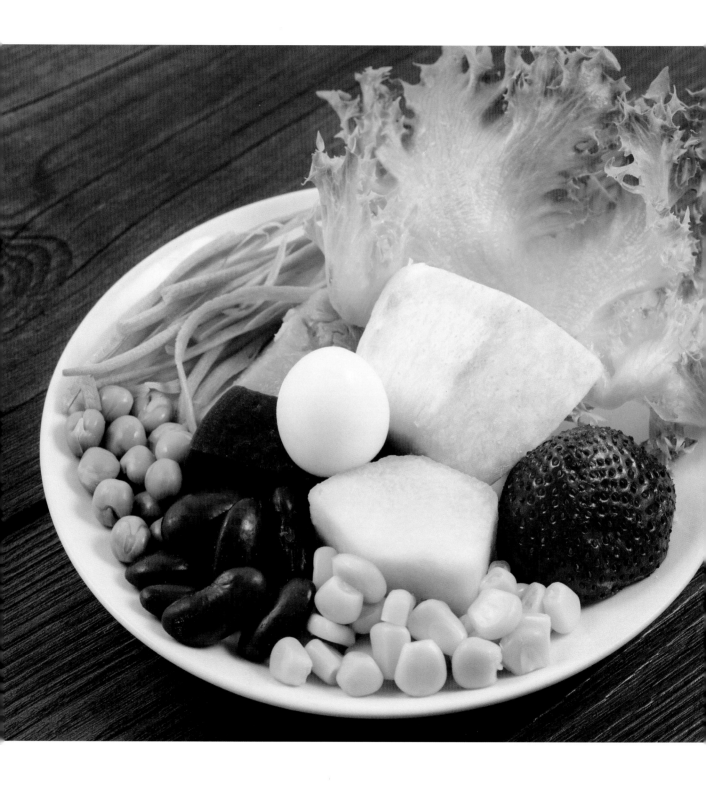

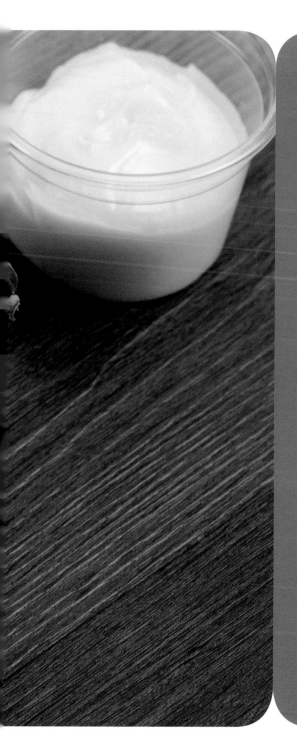

CHAPTER 01

孕妇必须补充的
16种关键营养素

　　孕妇必须补充与储备的营养物质有：蛋白质、脂肪、碳水化合物、维生素、矿物质、叶酸等。如果孕妇体内缺乏某种必需的营养素，可能会对胎儿造成一定的影响。当然，过量摄入某些营养素，对胎儿的发育也是不利的。因此，孕妇既要保证这些营养素的足量摄入，又不能过多地摄入。本章重点介绍16种孕妇必须补充的营养素，以供参考。

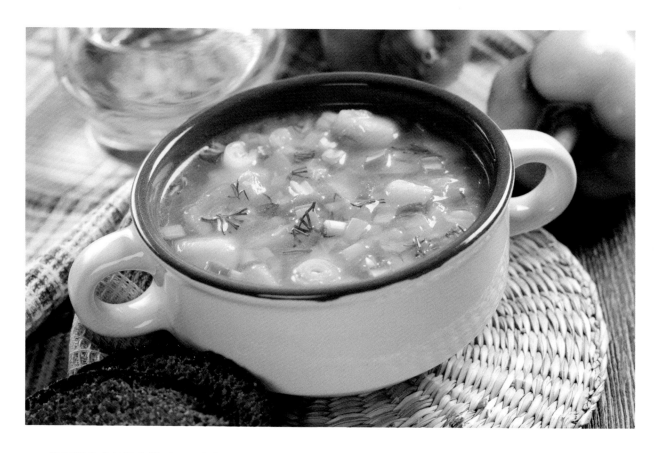

鉴于胎儿生长发育的需要，在整个孕期，乃至备孕期，孕妇或备孕妈妈对食物的摄取要有一定的针对性，尤其需要补充孕期所必需的16种关键营养素。

一 蛋白质

蛋白质是组成人体的重要成分之一，约占人体重量的18%。食物蛋白质中的各种必需氨基酸的比例越接近人体蛋白质的组成成分，越易被人体消化吸收，说明其营养价值越高。一般来说，动物性蛋白质在各种必需氨基酸组成的相互比例上接近人体蛋白质，属于优质蛋白质。

蛋白质的功效

蛋白质是生命的物质基础，是机体细胞的重要组成部分，是人体组织更新和修补的主要原料。人体每个组织——毛发、皮肤、肌肉、骨骼、内脏、大脑、血液、神经等，都由蛋白质参与组成，蛋白质对人体的生长、发育非常重要。

缺乏蛋白质的影响

孕妇缺乏蛋白质容易导致流产，并可影响胎儿的脑细胞发育，使脑细胞分裂减缓，数目减少，从而对中枢神经系统的发育产生不良影响，导致胎儿出生后发育迟缓，体重过轻，甚至还会影响胎儿的智力。

建议摄取量

孕妇在孕早期（1~3个月）对蛋白质的需要量为每日75~80克，孕中期（4~7个月）为每日80~85克，孕晚期（8~10个月）为每日90~95克。

二 脂肪

孕妇身体内部的消化、新陈代谢需能量支持才能完成。这个能量的供应者就是脂肪。脂肪是构成组织的重要营养物质，在大脑活动中起着不可替代的作用。脂肪主要供给人体以热能，是人类膳食中不可缺少的营养素。而脂肪酸分为饱和脂肪酸和不饱和脂肪酸两大类。亚麻油酸、次亚麻油酸、花生四烯酸等均属人体不能合成的不饱和脂肪酸，只能由食物供给，又称"必需脂肪酸"。必需脂肪酸主要存在于植物油中，在动物油脂中的含量较少。

脂肪的功效

脂肪具有为人体储存并供给能量、保持体温恒定及缓冲外界压力、保护内脏、促进脂溶性维生素的吸收等作用，是身体活动所需能量的最主要的来源。

缺乏脂肪的影响

胎儿所需的必需脂肪酸是由母体通过胎盘供应的，所以孕妇需要在孕期为胎儿的发育储备足够的脂肪。如果缺乏脂肪，孕妇可能发生脂溶性维生素缺乏症，导致肾脏、肝脏、神经和视觉等发生病变，并可影响胎儿心血管和神经系统的发育和成熟。

建议摄取量

脂肪可以被人体储存，所以孕妇不需要刻意增加摄入量，只需要按平常的量——每日摄入大约60克即可。

三 碳水化合物

碳水化合物是人类从食物中获得能量最经济和最主要的来源。食物中的碳水化合物分成两类：人可以吸收利用的有效碳水化合物，如单糖、双糖、多糖等，以及人不能消化的无效碳水化合物。有效化合物是一切生物体维持生命活动所需能量的主要来源。它不仅是营养物质，而且有些还具有特殊的生理活性。

碳水化合物的功效

碳水化合物是人体能量的主要来源。它具有维持心脏和正常活动、节省蛋白质、维持脑细胞正常功能、为机体提供热能及保肝解毒等作用。

缺乏碳水化合物的影响

如果孕妇缺乏碳水化合物，会导致全身无力、疲乏、头晕、心悸，甚至发生脑功能障碍，严重者会导致低血糖昏迷，同时也会引起胎儿血糖过低，影响胎儿的正常生长发育。

建议摄取量

碳水化合物一般不容易缺乏，但由于孕早期的妊娠反应致使孕妇能量消耗较大，故此时应适量地摄入，以免缺乏。每日的摄入量为500克左右。

四 膳食纤维

膳食纤维一般是不易被消化的食物营养素，主要来自于植物的细胞壁，包含纤维素、半纤维素、树脂、果胶及木质素等。膳食纤维是人们健康饮食不可缺少的物质。纤维在保持消化系统健康上扮演着重要的角色，摄取足够的纤维也可以预防心血管疾病、癌症、糖尿病等疾病。

膳食纤维的功效

膳食纤维有增加肠道蠕动、减少有害物质对肠道壁的侵害、促进大便的通畅、减少便秘及其他肠道疾病的发生和增强食欲的作用，同时膳食纤维还能降低胆固醇，减少心血管疾病的发生，防止糖类被快速吸收以减缓血糖蹿升。

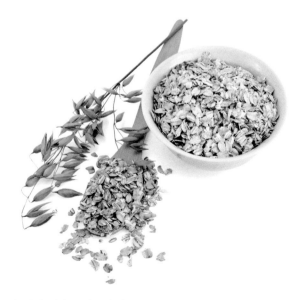

粗粮是膳食纤维的宝库。

缺乏膳食纤维的影响

缺乏膳食纤维，会使孕妇发生便秘，而且不利于肠道排出食物中的油脂，间接使身体吸收过多热量，使孕妇超重，容易引发妊娠期糖尿病和妊娠期高血压疾病。

建议摄取量

孕妇由于胃酸减少，体力活动减少，胃肠蠕动缓慢，加之胎儿挤压肠部，常常出现肠胀气和便秘。因此，孕妇不可忽视蔬菜、粗粮等膳食纤维含量高的食物的摄入。每日的摄入量为 25~30 克。

五 维生素A

维生素 A 又称"视黄醇"，主要存在于海产尤其是鱼类肝脏中。维生素 A 醇是最初的维生素 A 形态（只存在于动物性食物中）；β - 胡萝卜素可在体内转变为维生素 A 的预成物质（可从植物性及动物性食物中摄取）。

维生素A的功效

维生素 A 具有维持人的正常视力、维护上皮组织健全的功能，可保持皮肤、骨骼、牙齿、毛发的健康生长，还能促进生殖机能的良好发展。

缺乏维生素A的影响

孕妇缺乏维生素 A 可导致流产、胚胎发育不良或胎儿生长缓慢，严重时还可引起胎儿多器官畸形。

建议摄取量

孕妇的维生素 A 每日摄入量，孕初期建议为 0.8 毫克，孕中期和孕晚期则建议为 0.9 毫克。长期大剂量摄入维生素 A 可导致中毒，对胎儿也有致畸作用。

六 维生素B$_1$

维生素 B$_1$ 又称为"硫胺素"或"抗神经炎素"，对神经组织和精神状态有良好的影响。在孕晚期，孕妇尤其需要充足的水溶性维生素，尤其是维生素 B$_1$，因为孕妇需要维持良好的食欲与正常的肠道蠕动。

维生素B$_1$的功效

维生素 B$_1$ 是人体内物质与能量代谢的关键物质，具有调节神经系统生理活动的作用，可以增进食欲和胃肠道的正常蠕动，促进消化。

缺乏维生素B$_1$的影响

孕妇缺乏维生素 B$_1$，会出现食欲不佳、呕吐、呼吸急促、面色苍白、心率加快等症状，并可导致胎儿低出生体重，易患神经炎，严重的还会患先天性脚气病。

建议摄取量

孕妇适当地补充一些维生素 B$_1$，可以缓解恶心、呕吐、食欲不振等妊娠反应。推荐摄入量为每日 1.5～1.6 毫克。

七 维生素B$_2$

维生素 B$_2$ 又叫"核黄素"，由异咯嗪与核糖组成，纯维生素 B$_2$ 为黄棕色针状晶体，味苦，是一种促长因子。维生素 B$_2$ 是水溶性维生素，容易被消化和吸收，被排出的量随体内的需要以及可能随蛋白质的流失程度而有所增减；它不会蓄积在体内，所以时常要通过食物或营养补品来补充。如果维生素 B$_2$ 摄入不足，蛋白质、脂肪、糖类等所有能量代谢都无法顺利进行。

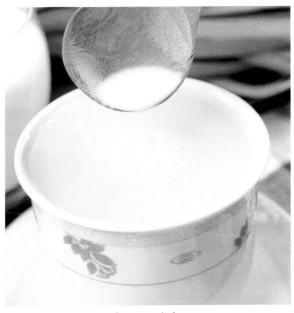

奶类及其制品中维生素B$_2$比较丰富。

维生素B$_2$的功效

维生素 B$_2$ 参与体内生物氧化与能量代谢，在碳水化合物、蛋白质、核酸和脂肪的代谢中起重要的作用，可提高机体对蛋白质的利用率，促进生长发育，维护皮肤和细胞膜的完整性。具有保护皮肤毛囊黏膜及皮脂腺、消除口舌炎症、保护视力等功能。

缺乏维生素B$_2$的影响

孕早期的孕妇缺乏维生素 B$_2$ 会加重妊娠呕吐，影响胎儿神经系统的发育，可能造成神经系统畸形及骨骼畸形；孕中期和孕晚期的孕妇缺乏维生素 B$_2$，容易发生口角炎、舌炎、唇炎等，并可能导致早产。

建议摄取量

只要不偏食、不挑食，孕妇一般不会缺乏维生素 B$_2$。建议孕妇每天摄取 1.8 毫克的维生素 B$_2$。

八 维生素B$_6$

维生素 B$_6$ 又称"吡哆素",是一种水溶性维生素,遇光或碱易被破坏,不耐高温。维生素 B$_6$ 是几种物质的集合,是制造抗体和红细胞的必要物质,摄取高蛋白食物时要增加它的摄取量。肠内的细菌具有合成维生素 B$_6$ 的能力,所以多吃蔬菜是必要的。

维生素B$_6$的功效

维生素 B$_6$ 不仅有助于体内蛋白质、脂肪和碳水化合物的代谢,还能帮助转换氨基酸,形成新的红细胞、抗体和神经递质,而且维生素 B$_6$ 对胎儿的大脑和神经系统发育至关重要。

缺乏维生素B$_6$的影响

孕妇在孕早期适量服用维生素 B$_6$ 可以有效缓解妊娠呕吐,控制水肿。如果缺乏维生素 B$_6$,会引起神经系统功能障碍、脂溢性皮炎等,并会导致胎儿的脑结构改变、中枢神经系统发育延迟等。

建议摄取量

如果孕妇服用过量维生素 B$_6$ 或服用时间过长,会导致胎儿对它产生依赖性,因此建议每日摄取 1.9 毫克。

九 维生素C

维生素 C 又叫"L- 抗坏血酸",是一种水溶性维生素,普遍存在于蔬果中,但容易因外在环境的改变而遭到破坏,很容易流失。维生素 C 由于其美肤作用而被大家熟知,它关系到毛细血管、肌肉和骨骼的形成。在妊娠过程中,孕妇血液中的维生素 C 含量是逐渐下降的,到分娩时仅为孕早期的一半,维生素 C 严重摄入不足的孕妇容易发病。

维生素C的功效

维生素 C 可以促进伤口愈合、增强机体的抗病能力,对维护牙齿、骨骼、血管、肌肉的正常功能有重要作用。同时,维生素 C 还可以促进铁的吸收,改善贫血,提高免疫力,对抗应激等。

缺乏维生素C的影响

孕妇孕期严重缺乏维生素 C,容易引起维生素 C 缺乏症,还可引起胎膜早破、早产或新生儿体重低,严重时甚至可引起新生儿死亡。

建议摄取量

孕早期的孕妇每日应摄入 100 毫克的维生素 C,孕中期及孕晚期的孕妇均摄入 130 毫克。可耐受最高摄入量为每日 1000 毫克。

十 维生素D

维生素 D 又称"钙化醇""骨化醇",是脂溶性维生素,也是孕妇不可缺少的一种维生素,被称为"阳光维生素",皮肤只要适度接受太阳光的照射便不会缺乏维生素 D。维生素 D 也被称为"抗佝偻病维生素",是人体骨骼正常生长的必要营养素,其中最重要的有维生素 D$_2$ 和维生素 D$_3$。维生素 D$_2$ 的前体是麦角醇,维生素 D$_3$ 的前体是脱氢胆固醇,这两种前体在人体组织内是无效的,当受到紫外线照射以后就转变为维生素 D。由于孕妇晒太阳的机会不多,而胎儿对维生素 D 的需求量较多,因此孕妇应增加维生素 D 的摄入量。

维生素D的功效

维生素 D 是钙磷代谢的重要调节因子之一，可以提高机体对钙、磷的吸收，促进生长和骨骼钙化，健全牙齿，并可防止氨基酸通过肾脏流失。

缺乏维生素D的影响

孕妇缺乏维生素 D，可导致钙代谢紊乱、骨质软化、胎儿或新生儿的骨骼钙化障碍以及牙齿发育缺陷，并可引发细菌性阴道炎，从而导致早产。严重缺乏时，会使胎儿出生后发生先天性佝偻病、低钙血症或牙釉质发育差，容易导致龋齿。

建议摄取量

孕早期的孕妇建议摄入量为每日 5 微克，孕中期和孕晚期的孕妇建议为每日 10 微克。可耐受最高摄入量为每日 20 微克。

十一 维生素E

维生素 E 又名"生育酚"或"产妊酚"，属于酚类化合物。其在体内可保护其他可被氧化的物质，接触空气或紫外线照射则可氧化变质。维生素 E 是一种很重要的血管扩张剂和抗凝血剂，在食用油、水果、蔬菜及粮食中均存在。孕早期的孕妇适当服用一些维生素 E，具有保胎的作用。

维生素E的功效

维生素 E 是一种很强的抗氧化剂，可以改善血液循环、修复组织，对延缓衰老、预防癌症及心脑血管疾病非常有益，另外它还有保护视力、提高人体免疫力、抗不孕等功效。

缺乏维生素E的影响

缺乏维生素 E 会造成孕妇流产或胎儿早产，或使胎儿出生后发生黄疸，还可导致孕妇及胎儿贫血，严重时可引发眼睛疾患、中风、心脏病等疾病。

建议摄取量

维生素 E 对孕妇的主要作用是保胎、安胎、预防流产。建议孕妇每日摄入 14 毫克的维生素 E。

十二 维生素K

维生素 K 是脂溶性维生素，是促进血液正常凝固及骨骼生长的重要维生素，是形成凝血酶原不可或缺的物质，有"止血功臣"的美誉。它能够合成血液所必须凝固的凝血酶原，这对孕妇凝血障碍和新生儿出血有重要作用。给处于妊娠最后的数周的孕妇服用维生素 K，可以作为预防凝血功能障碍的常规治疗。

维生素K的功效

人体对维生素 K 的需要量很少，但它对促进骨骼生长和血液正常凝固具有重要作用。它可以减少月经期大量出血，防止内出血及痔疮，还可预防骨质疏松。

缺乏维生素K的影响

缺乏维生素 K 与机体出血或出血不止有一定的关系。孕妇缺乏维生素 K 不仅会引起凝血障碍，发生出血症，而且还易导致流产、死胎，或引起胎儿出生后先天性失明、智力发育迟缓及出血性疾病。

建议摄取量

维生素 K 有助于骨骼中钙质的新陈代谢，对肝脏中凝血物质的形成起着非常重要的作用。建议孕妇每日摄入 14 毫克的维生素 K。

十三 叶酸

叶酸是一种水溶性 B 族维生素，其重要的功能就是制造红细胞和白细胞，增强免疫能力，人体一旦缺乏叶酸，会发生严重贫血，因此叶酸又被称为"造血维生素"。它参与人体新陈代谢的全过程，是合成人体重要物质 DNA 的必需维生素，孕期必须适量补充叶酸。

叶酸的功效

叶酸是人体在利用糖分和氨基酸时的必要物质，是机体细胞生长和繁殖所必需的物质。其可促进骨髓中幼细胞的成熟，还有杀死癌细胞的作用，是一种天然的抗癌维生素。

缺乏叶酸的影响

若叶酸不足，孕妇易发生胎盘早剥、妊娠高血压综合征或巨幼红细胞性贫血等疾病；可导致胎儿神经管畸形，还可使眼、口唇、腭、胃肠道、心血管、肾、骨骼等器官的畸形率增加，这样的胎儿出生后生长发育和智力发育都会受到影响。

建议摄取量

孕前 3 个月就应开始补充叶酸。建议孕妇平均每日摄入 0.4 毫克的叶酸。

十四 DHA

DHA（二十二碳六烯酸）被称为"脑黄金"。DHA 能优化胎儿大脑锥体细胞膜磷脂的构成，是人体大脑发育必需不饱和脂肪酸之一，是细胞脂质结构中重要的组成成分，存在于许多组织器官中，特别是在神经、视网膜组织器官中的含量丰富。由于人的整个生命过程都需要维持正常的 DHA 水平，尤其是从胎儿期第 10 周开始至 6 岁，是大脑及视网膜发育的黄金阶段，因此人体需要大量摄入 DHA 以满足其实际需求。

DHA的功效

"脑黄金"能预防早产，增加胎儿出生时的体重。服用"脑黄金"的孕妇妊娠期较长，比一般产妇的早产率下降 1%，胎儿出生时的体重增加 100 克。"脑黄金"对大脑细胞，特别是神经传导系统的生长、发育起着重要的作用。摄入足够的"脑黄金"，能保证胎儿大脑和视网膜的正常发育。

缺乏DHA的影响

如果孕妇体中缺少"脑黄金"，胎儿的脑细胞膜和视网膜中脑磷脂质就会不足，对胎儿大脑及视网膜的形成和发育极为不利，甚至会造成流产、早产、死产或胎儿发育迟缓。

建议摄取量

孕妇在一周之内至少要吃 2 次鱼，以吸收足够的 DHA。建议每日摄入不低于 300 毫克的 DHA。

十五 钙

钙是人体中最丰富的矿物质，是骨骼和牙齿的主要组成物质。胎儿骨组织的生长和发育及母体的生理代谢，均需大量的钙。血压、组织液等其他组织中也含有一定量的钙，虽然不到人体钙含量的 1%，但其对骨骼的代谢和生命体征的维持有着重要的作用。

钙的功效

钙可有效降低子痫前症的发生率，保证大脑正常工作，对脑的异常兴奋进行抑制，使脑细胞避免有害刺激，维护骨骼和牙齿的健康，维持心脏、肾脏功能和血管健康，维持所有细胞的正常功能状态，有效控制孕妇在孕期出现炎症和水肿现象。

缺乏钙的影响

孕妇缺乏钙，会对各种刺激变得敏感，情绪容易激动，烦躁不安，易患骨质疏松症，进而导致软骨症，使骨盆变形，造成难产；对胎儿有一定的影响：如智力发育不良，新生儿体重过轻，颅骨钙化不好，前囟门长时间不能闭合，或还易患先天性佝偻病。

建议摄取量

备孕者、孕早期的孕妇建议每日补充 800 毫克的钙，孕中期的孕妇宜每日补充 1000 毫克，孕晚期的孕妇宜每日补充 1500 毫克。每日饮用 200 ～ 300 毫升的牛奶或其他奶类，还可补充钙制剂。

十六　铁

铁元素是构成人体必不可少的元素之一。其在人体内的含量很少，主要和血液有关，负责氧的运输和储存。2/3 的铁在血红蛋白中，是构成血红蛋白和肌红蛋白的元素。铁又是人体生成红细胞的主要材料之一。孕妇在妊娠期的激素作用下能增加对铁的吸收。因此，要通过饮食来适当补充体内所需的铁。从妊娠的第 16 周起，铁的需要量开始增加，到第 6 ～ 9 个月时铁的需要量达到高峰。因此，在孕期应特别注意补充铁剂。

铁的功效

铁参与机体内部氧的输送和组织呼吸。孕妇的铁营养状况会直接影响胎儿的发育。孕妇的血红蛋白、血清铁及血铁蛋白水平与新生儿的血中此三种物质的含量正相关，新生儿的身长与产妇血清铁和血红蛋白含量亦正相关。

缺乏铁的影响

人体缺乏铁可影响细胞免疫力和机体系统功能，降低机体的抵抗力，使感染率增高。孕期缺铁性贫血，会导致孕妇心慌气短、头晕、乏力，也会导致胎儿宫内缺氧，生长发育迟缓，出生后出现智力发育障碍。

建议摄取量

孕妇每日应至少摄入 18 毫克的铁。孕早期时孕妇每天应该至少摄入 15 ～ 20 毫克的铁，孕晚期时孕妇每天应摄入 20 ～ 30 毫克的铁。

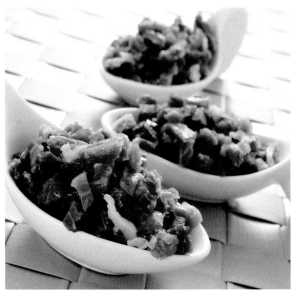

瘦肉是铁的良好来源。

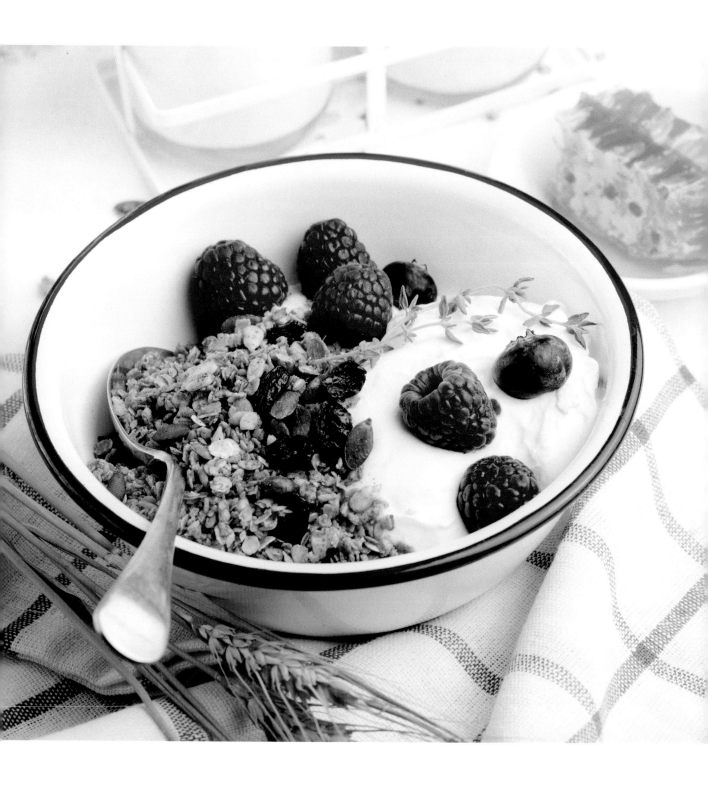

CHAPTER 02

备孕期营养饮食

要想顺利地受孕、优生，打好遗传基础，进行适合个人情况的、有计划的孕前准备是必不可少的。就像播种粮食前，先要翻整土地、施基肥一样，夫妻双方应该做好各方面的准备，尤其是营养准备。那么，在备孕期，备孕夫妻要做什么样的营养准备呢？

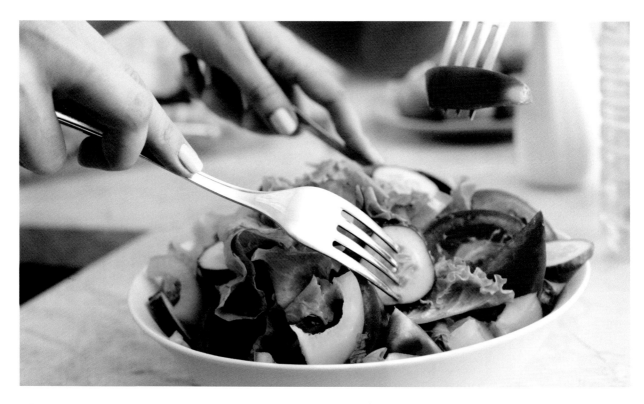

备孕期的营养指南

胎儿的健康与备孕父母营养储备的多少有很大关系。备孕父母都要注意补充营养，这对优生大有裨益。

一 营养计划最好提前3个月开始

怀孕是一个特殊的生理过程。备孕妈妈拥有良好的营养状况，才有可能给胎儿提供发育的温床。怀孕后，母体除了要提供自身机体代谢和消耗所需的营养物质外，还要满足胎儿生长发育的需要，并为产后哺乳作储备。如果孕妇营养不良，在妊娠过程中，会遇到一些不同程度的功能或病理性的问题，而且还可能会导致新生儿体重过轻、智力障碍，甚至造成早产、胎儿畸形或死胎。另外，备孕爸爸也需有良好的营养状况。因为，只有保证良好的营养状况，备孕爸爸才能够有数量足够、充满活力、正常健壮的精子。如果营养不良，产生的精子就可能数量少、活力差、畸形率高。如果营养很差，还可能导致不育症。因此，从怀孕前3个月开始，备孕爸爸和备孕妈就应该进行合理的营养储备。

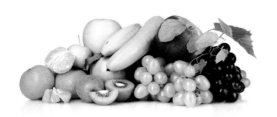

补充叶酸要多吃新鲜蔬果。

二　宜提前3个月补充叶酸

叶酸是一种水溶性 B 族维生素，是促进胎儿神经系统和大脑发育的重要物质。备孕妈妈补充叶酸可以有效防止胎儿神经管畸形，还可降低眼、腭、胃肠道、心血管、骨骼等的畸形率。

为了让胎儿健康发育，备孕妈妈应该在受孕前 3个月开始补充叶酸，直至妊娠结束。备孕妈妈平时可食用一些富含叶酸的食物，如小白菜、生菜、龙须菜、香蕉等，也可以在医生的指导下口服叶酸增补剂。

除了备孕妈妈要补充叶酸，备孕爸爸补充叶酸也很重要。如果备孕爸爸缺乏叶酸，会导致精液浓度降低、精子活力减弱，而且精液中携带的染色体数量也会发生异常。

三　备孕妈妈最好先排毒再怀孕

很多备孕妈妈以为吃得胖胖的就更健康。其实，大吃大喝很容易造成食物中的毒素在体内积聚，对人体健康造成伤害。而且人体每天都会通过呼吸、皮肤接触等方式从外界接触有毒物质，日久天长，毒素在机体内蓄积，就会对健康造成危害。所以，在准备怀孕之前，应该先考虑如何把身体里的毒素尽可能地排

出体外。

能帮助人体排出毒素的食物主要有以下几种。

动物血、猪肉、鸡肉、鸭肉等。动物血中的血红蛋白被胃液分解后，可与侵入人体的烟尘和重金属发生反应，提高淋巴细胞的吞噬功能，具有排毒的作用。

蔬果汁。新鲜蔬果汁所含的生物活性物质能阻断亚硝酸胺对机体的危害，还能调节血液的酸碱度，有利于帮助人体排出毒素。

海藻类。海带、紫菜等所含的胶质能促使体内的放射性物质随大便排出体外，故可减少放射性疾病的发生。

韭菜。韭菜富含挥发油、纤维素等成分，有助于促进肠道蠕动，粗纤维可助吸烟、饮酒者排出体内毒素。

四　备孕妈妈不宜贫血

在预备怀孕时，要先去医院体检，查看自己是否贫血。备孕女性假如血红蛋白浓度低于 110 克 / 升，则属于缺铁性贫血。除了积极查清贫血原因和贫血程

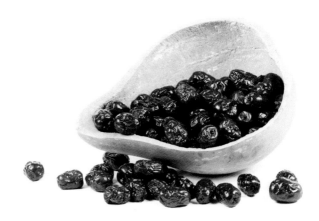

红枣补血效果显著。

度外，还应向医生咨询，以便正确处理，避免怀孕后贫血加重，影响胎儿的生长发育，甚至危及母婴健康。

食补是纠正贫血最安全且有效的方法。在饮食上，应多吃瘦肉、家禽肉、动物肝及动物血（如鸭血、猪血）、蛋类、绿色蔬菜、葡萄干及豆制品等食物，这些食物的铁含量高，而且易被人体吸收。同时要多吃蔬菜和水果，因其中所含的维生素C可促进铁的吸收。

五 备孕妈妈宜服用维生素

维生素是维持人体正常功能不可缺少的营养素，与机体代谢有密切关系，并对机体有重要的调节作用。人体对维生素的需要量虽然微乎其微，但其作用却很大。当体内维生素供给不足时，能引起身体新陈代谢的障碍，从而造成皮肤功能的障碍。

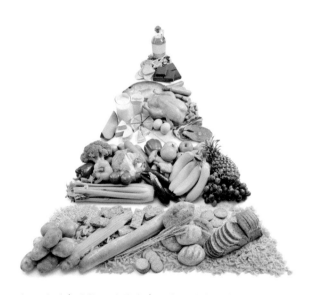

合理的膳食结构即是维生素的合理补充方法。

维生素与优生有密切关系。想要怀孕的女性应该在饮食方面注意摄入合理营养和保持膳食平衡，以保证各种营养素的足够供应。据英国列斯大学研究发现，每天服用维生素的女性，怀孕的机会较没有服用的高40%。这是由于维生素能为卵子提供养分，促进卵子受精，而且维生素C和维生素E均有抗氧化的作用，能有效清除体内的毒素，催生胶原蛋白，加速健康组织的生长。

不过，医生提醒，过量服用维生素也可引发不良和毒害反应，所以服用维生素制剂应做到适当、合理、平衡，为将来胎儿的健康发育打下营养基础。此外，备孕妈妈还可以通过均衡的饮食摄取必需的维生素。

六 备孕期间不宜常在外面就餐

外面餐厅的食物虽然美味可口，但往往脂肪和糖的含量过高，而维生素和矿物质不足，烹制时盐分、食用油、味精常使用过多。如果经常在外就餐，人体所需要的各种营养比例容易失衡，难免会引起身体的不适，对受孕不利。而且长期在外吃快餐，还容易出现咽痛、口臭、口腔溃疡、牙痛、烦躁等症状。所以，从准备怀孕开始，备孕父母就应该尽量减少出外就餐的次数，多在家烹制营养丰富的饭菜。

七 备孕妈妈最好多吃暖宫药膳

暖宫药膳有调经养血、温暖子宫等功效，可以起到抗炎修复、科学调理子宫环境、保护身体健康、增强生育能力的作用，特别适用于患有人流后的子宫损伤、妇科炎症、宫寒不孕等疾病患者的辅助治疗。

艾叶生姜蛋

原料：艾叶10克，生姜15克，鸡蛋1个

做法：将清洗干净的艾叶与生姜片加水煎汁，去渣取汁，打入鸡蛋，煮熟即可食用。

专家点评：每日1次，治疗宫寒。经期冒雨、受寒或贪食生冷后宜食用此药膳，从而预防寒凝胞宫、经血运行不畅。

红糖生姜汤

原料：红糖250克，生姜末150克

做法：将红糖与姜末拌匀放入盅中，隔水蒸30分钟后即成。

专家点评：将成品分成7份，从月经干净后的第2天开始用开水冲服，宜早上空腹服用，连服7天。服药期间禁止同房。此方有助于蓄积体内热能，温煦阳气，治疗宫寒。

温补鹌鹑汤

原料：鹌鹑2只，菟丝子、川芎各15克，枸杞子10克，艾叶5克，盐3克

做法：将菟丝子、枸杞子、艾叶和川芎清洗干净后一起放入锅中，加清水煎汁；去渣取汁，将鹌鹑与药汁一同放入盅中，隔水炖熟，加盐调味即可。

专家点评：可温肾固冲，适用于妇女宫寒、体质虚损者。

八 备孕爸爸宜储备营养

研究表明：如果男性体内维生素A严重不足，容易使精子受损，还会削弱精子的活动能力；即使受孕，也容易导致胎儿畸形或死胎。而一旦缺乏B族维生素（包括泛酸），则会影响男性的睾丸健康，降低男性的生殖能力。

当男性体内叶酸不足时，会降低男性精液浓度，减弱精子的活动能力，使受孕困难。

蛋白质是生成精子的重要原料，充足而优质的蛋白质可以提高精子的数量和质量。富含优质蛋白质的食物包括牡蛎、深海虾等，这些海产品不仅污染程度低，其中的DHA、EPA等营养素还能促进大脑发育和增强体质。此外，各种瘦肉、动物肝脏、乳类、蛋类也是优质的蛋白质食品。

人体内的矿物质对男性的生育力也有重要影响，如锌、锰、硒等元素参与了男性睾酮的合成和运载活动，同时有助于提升精子的活动能力及提高受精的成功率。因此，备孕爸爸应多摄入一些含矿物质的食物。

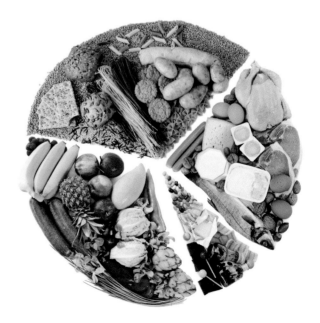

备孕爸爸饮食营养要全面、均衡。

备孕期宜吃的食物

备孕期，备孕妈妈要多吃营养价值高的食物，这样有助于提高卵子质量。以下18种食物尤其适合备孕期的女性食用。

草鱼

别名：混子、鲩鱼、油鲩　　热量：473千焦/100克
性味归经：性温，味甘；归肝、胃经

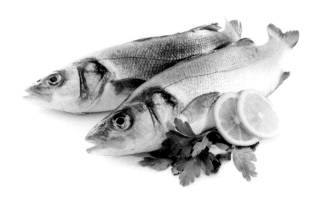

食疗功效

草鱼具有暖胃、平肝、祛风、活痹、截疟、降压、祛痰及轻度镇咳等功能。此外，草鱼对增强体质、延缓衰老有食疗作用。多吃草鱼还可以预防乳腺癌。对身体瘦弱、食欲不振的人及备孕女性来说，草鱼肉嫩而不腻，可以开胃、滋补。

选购保存

将草鱼放在水中，凡游在水的底层，且鳃盖起伏均匀地呼吸的为鲜活草鱼。先将草鱼宰杀处理，清洗干净，用厨房纸抹干表面水分，分别装入保鲜袋，入冰箱保存。一般冷藏保存，必须于2天之内食用。

主要营养素

蛋白质、维生素、锌

草鱼含有丰富的蛋白质，而且容易被人体吸收，可供给人体必需的多种氨基酸。草鱼还富含锌元素及多种维生素，有增强体质、美容养颜的功效，适合备孕妈妈食用。

♥ 温馨提示

草鱼的营养丰富，对胎儿的生长发育有积极的促进作用。孕产妇可以适量食用草鱼。常吃草鱼头可以增智、益脑。但若食用过多会诱发各种疮疥，因此备孕女性及产妇要适量食用。

最佳搭配	
草鱼+豆腐	可为孕妇提供多种营养素
草鱼+冬瓜	有祛风、清热、平肝的作用，有助于增强免疫力

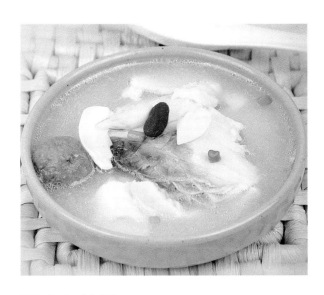

百合鱼片汤

原料

草鱼肉200克，百合10克，干无花果4颗，枸杞子10克，马蹄（罐装）5颗，盐、葱花各5克，香油5毫升

做法

❶ 将草鱼肉清洗干净、切片；将百合清洗干净；将干无花果浸泡、清洗干净；将马蹄稍洗，切片备用。

❷ 净锅上火倒入水，调入盐，下入草鱼肉、百合、干无花果、枸杞子、马蹄煲至熟，淋入香油，撒上葱花即可。

专家点评

　　百合可润肺止咳、清心安神，对肺燥、脾虚具有较好的食疗作用。在河鱼中，草鱼的性味最平和，且肥嫩可口，有暖胃、补虚之功。百合配以有凉血解毒、清热止渴、利尿通便功效的马蹄，及有美容驻颜、促进食欲的无花果煲草鱼片为汤，鲜爽可口，有润肺暖胃、滋阴润燥、开胃健食之效。此品为备孕妈妈的营养靓汤。

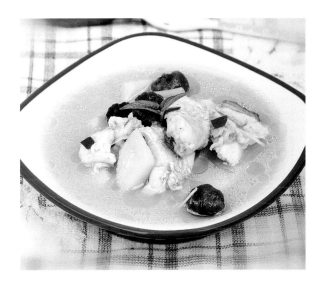

苹果草鱼汤

原料

草鱼300克，苹果200克，桂圆50克，花生油30毫升，盐少许，葱段、姜末各3克，高汤适量

做法

❶ 将草鱼清洗干净，切块；将苹果清洗干净，去皮、核，切块；将桂圆用清水洗干净备用。

❷ 净锅上火倒入花生油，将葱、姜爆香，下入草鱼微煎，倒入高汤，调入盐，再下入苹果、桂圆煲至熟即可食用。

专家点评

　　这道汤有浓浓的苹果味，酸酸甜甜，很开胃，可养脾、补充气血，治疗水肿、头晕和失眠。苹果有助消化、润肺悦心、开胃、补中益气及清热化痰的功效。桂圆肉有补心脾、益智补血的功效。草鱼肉中含蛋白质、脂肪、氨基酸等，有补脾益气、利水消肿之效，有助于备孕妈妈调理身体，滋养脾胃。

黄豆

别名：大豆、黄大豆
性味归经：性平，味甘；归脾、大肠经

热量：1631千焦/100克

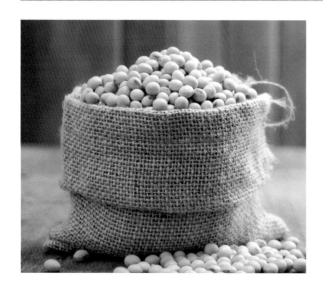

主要营养素

铁、锌、钙、蛋白质

黄豆含丰富的铁，易吸收，可防止缺铁性贫血，对孕产妇尤为重要；所含锌具有促进生长发育、防止不育症的作用。同时，黄豆还富含钙和蛋白质，有强身健体的作用。

食疗功效

黄豆对乳腺癌、前列腺癌以及其他一些癌症的发生和发展具有良好的防治效果。黄豆所含的优质蛋白质在短期内能增加骨密度，从而促进骨骼的发育。黄豆多肽可促进人体消化道内钙等无机盐的吸收，进而促进儿童骨骼和牙齿的成长发育，并能预防和改善中老年人骨质疏松。另外，黄豆还有助于防治心脑血管疾病：黄豆多肽可通过抑制血管紧张素转化酶的活性，使高血压得到有效控制。

选购保存

颗粒饱满且整齐均匀、无破瓣、无缺损、无虫害、无霉变、无挂丝的为优质黄豆。用牙咬豆粒，声音清脆且成碎粒，说明黄豆干燥。黄豆宜保存在阴凉、干燥、通风处，忌放于潮湿之处，否则容易发芽。

♥ 温馨提示

黄豆含有丰富的蛋白质和多种人体所需的氨基酸，可以提高人体免疫力，有助于增强体质，同时具有健脾宽中、润燥利水、益气养血的功效，是身体虚弱者的补益佳品，是更年期妇女、糖尿病和心血管病患者的理想食品；对脑力工作者和减肥者也很适合。但黄豆在被消化吸收的过程中会产生过多的气体，造成胀肚，故消化功能不良、有慢性消化道疾病的人应尽量少食。

最佳搭配	
黄豆+茄子	益气养血、健脾宽中、祛风解毒
黄豆+香菜	可保护血管，增强机体的抗病能力

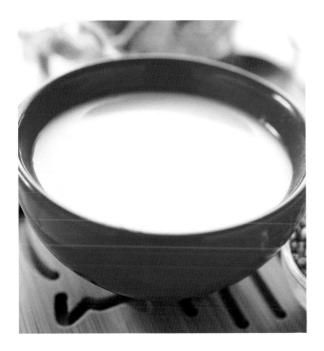

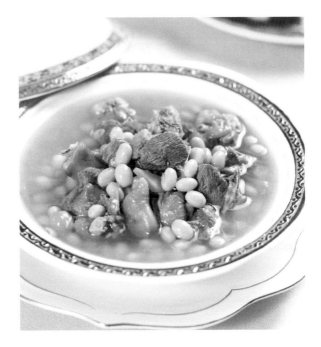

芝麻燕麦豆浆

原料

燕麦、黄豆各50克，熟芝麻30克

做法

1. 将黄豆放入清水中浸泡8个小时，捞出沥干。
2. 将燕麦放入水中浸泡30分钟，取出沥干，再与熟芝麻一起打成面粉。
3. 把黄豆加水打成豆浆；锅中放水煮沸，倒入豆浆、燕麦和芝麻粉末，换小火继续煮熟即可；饮用时可加糖调味，味道更佳。

专家点评

本品可降糖控脂，美容养颜。黄豆中还含有极为丰富的营养元素，如氨基酸及钙、磷、铁、锌等重要的矿物质，其中还含黄酮类化合物和植物激素。

鸭子炖黄豆

原料

鸭半只，黄豆200克，姜5克，上汤750毫升，盐适量

做法

1. 将鸭洗净斩块；将黄豆洗净；将姜洗净，切片。
2. 将鸭块与黄豆一起入锅中过沸水，捞出备用。
3. 将上汤倒入锅中，放入鸭块、黄豆和姜片，炖1小时后调入盐即可食用。

专家点评

黄豆的蛋白质含量丰富，有助于降低血浆胆固醇水平，促进骨质健康。黄豆脂肪中含有50%以上人体必需的脂肪酸，可提供优质食用油。将黄豆与有滋阴清热、活血利水的鸭同煲，有荤有素，尤其适合备孕妈妈在胃口不佳的时候食用。

三文鱼

别名： 撒蒙鱼

性味归经： 性平，味甘；归脾、胃经

热量： 582千焦/100克

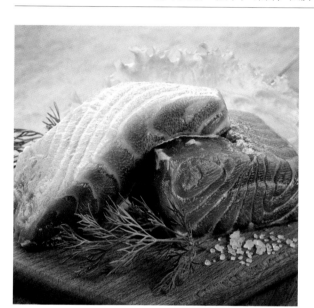

主要营养素

不饱和脂肪酸

三文鱼含有丰富的不饱和脂肪酸，可以促进胎儿发育、预防产后抑郁、提高乳汁质量，同时还可以控制孕产妇的体重，促进产后皮肤和体形的恢复。另外，三文鱼中的脂肪酸能消除一种对皮肤胶原和保湿因子有破坏作用的生物活性物质，防止皱纹产生，避免皮肤变得粗糙。

食疗功效

三文鱼能有效降低血脂和血胆固醇，防治心血管疾病。它所含的 $\Omega-3$ 脂肪酸更是脑部、视网膜及神经系统所必不可少的物质，有增强脑功能、防治阿尔茨海默病和预防视力减退的功效。三文鱼还能有效地预防诸如糖尿病等慢性疾病的发生、发展。

选购保存

一般从口感、手感和颜色来选购三文鱼。新鲜的三文鱼有隐隐流动的光泽，带着润泽的感觉；不新鲜的三文鱼则无光泽。新鲜三文鱼摸上去有弹性，用手按下去之后会慢慢恢复；不新鲜的三文鱼，按下去木木的，没有弹性。新鲜三文鱼口感结实饱满，鱼油丰盈；不新鲜的三文鱼入口即散。将买回来的三文鱼切成小块，然后用保鲜膜封好，再放入冰柜保鲜，以便随时取用。

♥ 温馨提示

三文鱼鳞小刺少，肉色橙红，肉质细嫩鲜美，既可直接生食，又能烹制菜肴，是深受人们喜爱的鱼类。同时，由它制成的鱼肝油更是营养佳品。从备孕、孕期到产后，其都是女性的优选食物。

最佳搭配	
三文鱼+柠檬	营养丰富，有利于营养吸收
三文鱼+蘑菇酱	

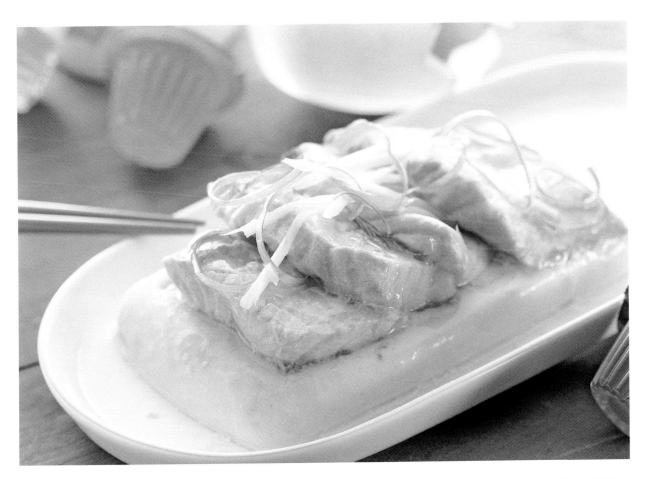

豆腐蒸三文鱼

原料

豆腐400克，新鲜三文鱼300克，葱丝、姜丝各5克，盐
3克

做法

❶ 将豆腐洗净，横面平剖为二，平摆在盘中；将三文鱼
清洗干净，斜切成约1厘米厚的片状，依序排列在豆
腐上。

❷ 将葱丝、姜丝铺在鱼上，撒上盐。

❸ 蒸锅中加2碗水煮开后，将盘子移入，以大火蒸3~5
分钟即可。

专家点评

　　三文鱼不但鲜甜美味，其营养价值也非常高，蕴含
多种有益身体的营养成分，包括蛋白质、维生素A、维
生素D和维生素E以及多种矿物质。另外，三文鱼含有
不饱和脂肪酸，能有效地预防慢性传染病、糖尿病及某
些癌症，减少积聚在血管内的脂肪。常吃三文鱼，对脑
部发育十分有益。

菠菜

别名： 赤根菜、波斯菜　　　　　**热量：** 116千焦/100克

性味归经： 性凉，味甘、辛；归大肠、胃经

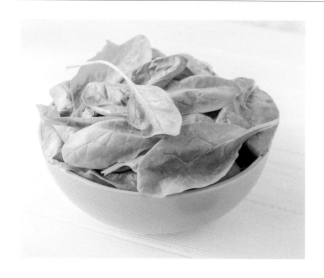

促进生长发育，增强抗病能力，促进人体新陈代谢，延缓衰老。菠菜可以维持人体的酸碱度，并提供大量的纤维素，有助于清理肠胃，使身材苗条。因此，菠菜不但适合备孕妈妈预防贫血食用，也适合便秘者、皮肤粗糙者食用。

主要营养素

膳食纤维、叶酸、铁

菠菜富含膳食纤维，能清除胃肠道的有害毒素，促进胃肠蠕动，帮助消化、预防便秘；菠菜中还富含叶酸，这是备孕父母必须补充的营养素。此外，菠菜所含的铁，有预防缺铁性贫血的作用。

食疗功效

菠菜具有促进肠道蠕动的作用，利于排便，对痔疮、慢性胰腺炎、便秘、肛裂等病症有食疗作用，能

选购保存

选购菠菜时，以粗壮、叶大、色翠绿、无烂叶和萎叶、无虫害和农药痕迹的为佳。利用沾湿的报纸来包装菠菜，再用塑胶袋包装之后放入冰箱冷藏，可保鲜两三天。

♥ 温馨提示

菠菜含有草酸，而草酸与钙结合易形成草酸钙，它会影响备孕妈妈对钙的吸收。因此，菠菜不能与含钙丰富的豆类、豆制品类以及木耳、虾米、海带、紫菜等食物同食或同煮，要尽可能与蔬菜、水果等碱性食品同食，可使草酸钙溶解排出，防止结石。烹饪的时候，可先将菠菜用开水烫后再食用，这样菠菜中的草酸与涩味即被去除，不会影响人体对钙质的吸收。

最佳搭配	
菠菜+胡萝卜	可保持心血管的畅通
菠菜+鸡蛋	预防贫血、营养不良

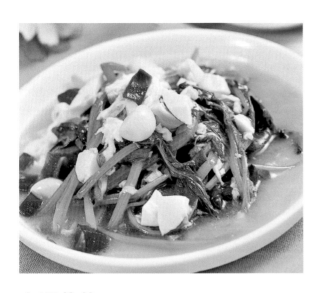

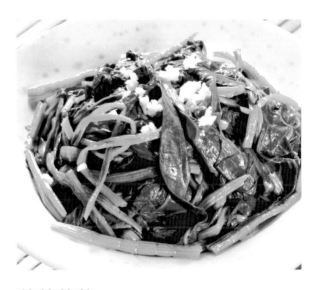

上汤菠菜

原料

菠菜500克，咸蛋、皮蛋、鸡蛋各1个，三花淡奶50毫升，盐、蒜各5克

做法

1. 将菠菜清洗干净，入盐水中焯烫，装盘；将咸蛋、皮蛋各切成丁状；将蒜洗净。

2. 锅中放100毫升的水，倒入咸蛋、皮蛋、蒜、盐下锅煮开，再加三花淡奶煮沸，后下鸡蛋清煮匀即成美味的上汤。

3. 将上汤倒于菠菜上即可。

专家点评

　　这道菜清新爽口，是备孕妈妈较佳的菜品选择之一。因为菠菜中含有丰富的维生素C、胡萝卜素及铁、钙、磷等矿物质，可帮助备孕妈妈预防缺铁性贫血，还可以增强备孕妈妈的体质；同时菠菜中含有丰富的叶酸，是孕前补充叶酸的佳品，有益于日后胎儿的健康发育。

蒜蓉菠菜

原料

菠菜500克，蒜蓉50克，香油20毫升，盐4克，食用油适量

做法

1. 将菠菜的黄叶、烂叶去掉，去根，洗净，切段，放沸水中焯水，捞出沥干，装盘待用。

2. 炒锅注油烧热，放入蒜蓉炒香，倒在菠菜上。

3. 加入香油和适量盐充分搅拌均匀即可食用。

专家点评

　　这道菜有补血养颜、防癌抗癌、通便滑肠的作用。菠菜中含有大量的膳食纤维，有润肠排便的作用，而含有的胡萝卜素、维生素E、微量元素等，有促进人体新陈代谢、调节血糖的作用，是备孕妈妈补充营养的佳品。

牡蛎

别名： 蛎黄、青蚵、生蚝

性味归经： 性凉，味咸、涩；归肝、心、肾经

热量： 305千焦/100克

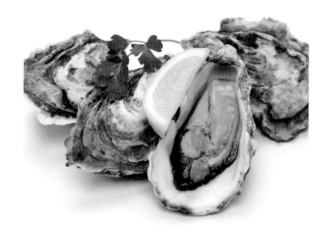

对眩晕耳鸣、手足震颤、心悸失眠、烦躁不安、瘰疬瘿瘤、乳房结块、自汗盗汗、吞酸胃痛、湿疹疮疡等症有一定的疗效，备孕妈妈可酌量食用。用鲜牡蛎熬制而成的蚝油富含牛磺酸，有防癌抗癌及增强人体免疫力等多种保健功能。蚝油中的锌、铜、碘、硒含量较高，长期食用可补充人体内的微量元素。

选购保存

若要买牡蛎，就要购买外壳完全封闭的牡蛎，不要挑选外壳已经张开的。如果是已经剥壳的牡蛎，应选购肉质柔软隆胀、黑白分明的。剥出的活体牡蛎应浸泡于盐水中保存。

主要营养素

锌、牛磺酸、蛋白质

牡蛎富含锌，而锌在组成男性精液和睾丸激素以及女性的排卵和生育能力方面，都能发挥作用。牡蛎中还富含牛磺酸，有保肝利胆的作用，也可防治孕期肝内胆汁淤积症；所含的蛋白质有多种优良的氨基酸，有助于去除体内的有毒物质。

♥ 温馨提示

牡蛎中的锌不仅能让备孕妈妈身体健康，还能促进备孕爸爸精子的生成。备孕妈妈在烹饪时可经常使用蚝油，蚝油除含蛋白质、脂肪、糖类及盐等成分外，还含有游离氨基酸、核糖核酸、有机酸酯和多种矿物质。蚝油中含有的氨基酸种类达22种之多，其中谷氨酸含量占总量的一半，它与核酸共同构成蚝油味道的主体，两者含量越高，蚝油的味道越鲜香。不过处在孕初期的孕妇要慎食，因为牡蛎有活血的功效，可能会引起流产。

食疗功效

牡蛎肉具有滋阴、养血、补五脏、活血等功效，

最佳搭配	
牡蛎+猪肉	滋阴健脾、益气补血
牡蛎+百合	润肠通便、润肺调中

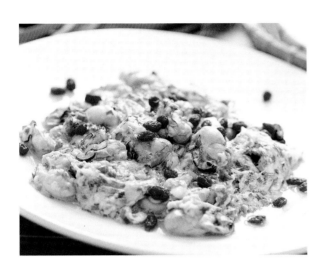

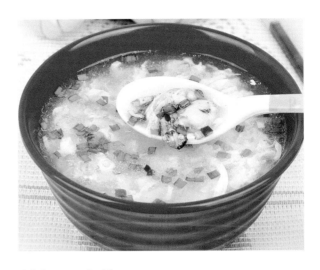

山药韭菜煎牡蛎

原料

山药100克，韭菜150克，牡蛎300克，枸杞子、盐、红薯粉各适量

做法

① 将牡蛎清洗干净，沥干。

② 将山药去皮，清洗干净磨泥；挑弃韭菜朽叶，清洗干净切末；将枸杞子泡软，沥干。

③ 将红薯粉加适量水拌匀，加入牡蛎和山药泥、韭菜末、枸杞子，并加盐。

④ 平底锅加热放油，倒入牡蛎等材料煎熟即可。

专家点评

　　这道菜味道鲜香，肉质酥嫩。韭菜古称"壮阳草""起阳草"，顾名思义，即其有补肾壮阳的作用，医学上有"春夏养阳"之说；牡蛎的含锌量之高，可为食物之冠，牡蛎中还含有海洋生物特有的多种活性物质及多种氨基酸，有助孕的作用。这道菜有提高免疫力的功效。

牡蛎豆腐羹

原料

牡蛎肉150克，豆腐100克，鸡蛋2个，韭菜50克，花生油、盐、葱段、香油、高汤各适量

做法

① 将牡蛎肉清洗干净；将豆腐洗净，均匀切成细丝；将韭菜清洗干净，切末；将鸡蛋打入碗中打散备用；葱段洗净，切成葱花。

② 净锅上火倒入花生油，炝香葱，倒入高汤，下入牡蛎肉、豆腐丝，调入盐煲至入味，再下入韭菜末、鸡蛋，淋入香油即可。

专家点评

　　牡蛎肉肥爽滑，营养丰富，含有丰富的蛋白质、脂肪、钙、磷、铁等营养成分，素有"海底牛奶"之美称。牡蛎体内含有大量制造精子所不可缺少的精氨酸与微量元素锌，备孕爸爸非常适合饮用此汤。

鹌鹑

别名：鹑鸟肉、赤喉鹑肉　　　　　**热量：**460千焦/100克
性味归经：性平，味甘；归大肠、脾、肺、肾经

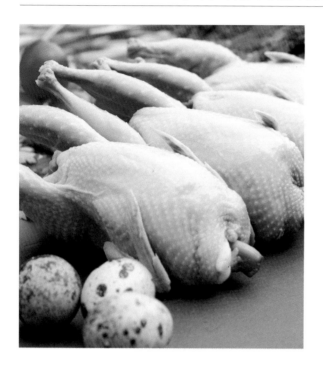

主要营养素

蛋白质、无机盐、卵磷脂

　　鹌鹑肉是典型的高蛋白、低脂肪、低胆固醇食物。鹌鹑肉含有多种无机盐、卵磷脂和多种人体必需的氨基酸，可有效降低血糖、血脂，有助于预防糖尿病和高脂血症。

食疗功效

　　鹌鹑肉营养丰富，蛋白质含量高达22.2％，还含有多种维生素和矿物质以及卵磷脂和多种人体所必需的氨基酸，具有补五脏、益精血、温肾助阳的功效。男子经常食用鹌鹑，可增强性功能，养肝清肺，增气力、壮筋骨。鹌鹑肉中还含维生素P等成分，常食有防治高血压及动脉硬化之效。贫血头晕、体虚乏力、营养不良的备孕妈妈非常适合食用鹌鹑肉。

选购保存

　　肉用鹌鹑一般每只重250～350克，用手捏胸肌比较丰满、肉质细嫩、肌肉有光泽、脂肪洁白的，可以放心选购。鹌鹑肉宜现买现吃，如果吃不完，可放入冰箱保鲜层保鲜，但时间不宜太长。

♥ 温馨提示

　　鹌鹑肉味美而可口、香而不腻，一向被列为野禽上品，春秋时已是宫廷筵席上的珍馐，素有"动物人参"之美名。鹌鹑是典型的高蛋白、低脂肪、低胆固醇的食物，鹌鹑肉中富含卵磷脂和脑磷脂，是高级神经活动不可缺少的营养物质，具有健脑益智的作用。不仅适合备孕妈妈食用，还是孕产妇的理想滋补食品，对胎儿的大脑发育十分有好处。

最佳搭配	
鹌鹑+天麻	益气补虚、息风定惊
鹌鹑+桂圆	可补肝益肾、养心和胃、改善贫血

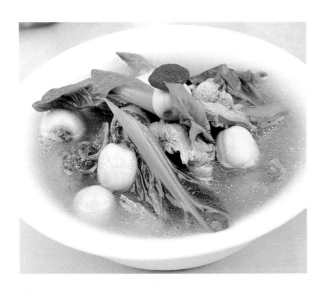

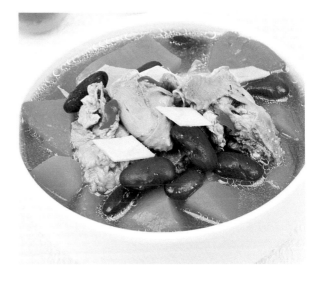

莲子鹌鹑煲

原料

鹌鹑400克，莲子100克，油菜叶30克，盐、枸杞子各少许，高汤、香油各适量

做法

1. 将鹌鹑清洗干净、斩块、汆水；将莲子、枸杞子洗净；将油菜叶洗净撕成小片备用。
2. 炒锅上火倒入高汤，下入鹌鹑、莲子、枸杞子，调入盐，小火煲至熟时，下入油菜叶，淋入香油即可。

专家点评

　　鹌鹑有"动物人参"之称。它富含蛋白质、脂肪、无机盐、卵磷脂、多种维生素和多种人体必需的氨基酸，且容易被吸收。它富含的卵磷脂是构成神经组织和脑细胞代谢的重要物质，而丰富的矿物质和维生素是健全脑功能活动和促进智力活动的必需品。鹌鹑及莲子合二煲汤，醇香可口，具有健脑益智、益心养血、健脾壮骨的功效。

红腰豆鹌鹑煲

原料

南瓜200克，鹌鹑1只，红腰豆50克，盐4克，姜片5克，高汤适量，香油3毫升

做法

1. 将南瓜去皮、籽，清洗干净切滚刀块；将鹌鹑清洗干净，剁块焯水备用；将红腰豆清洗干净，浸泡后用热水焯熟。
2. 油锅置于火上烧热，将姜片炝香，下入高汤，调入盐，加入鹌鹑、南瓜、红腰豆煲至熟，淋入香油即可。

专家点评

　　这道汤咸鲜味美，可补虚养身，调理营养不良，补充气血。鹌鹑肉中蛋白质含量高，脂肪、胆固醇的含量极低，且富含芦丁、磷脂，可补脾益气、健筋骨；红腰豆富含维生素A、维生素C及维生素E，也富含蛋白质、膳食纤维及铁、镁、磷等多种营养素，有补血、增强免疫力、帮助细胞修复等功效，是备孕妈妈不错的营养选择。

牛肉

别名：黄牛肉

性味归经：性平，味甘；归脾、胃经

热量：444千焦/100克

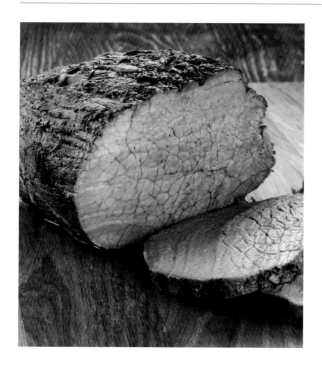

主要营养素

蛋白质、B族维生素、铁

牛肉富含蛋白质，能提高机体的抗病能力，尤适合处于生长发育期及术后恢复期的人食用。牛肉还含有丰富的B族维生素和铁元素，可补血补气及促进机体的正常发育，为胎儿提供充足的营养。

食疗功效

牛肉中的氨基酸比猪肉更接近人体需要，能提高机体的抗病能力，对术后、病后调养的人在补充失血、修复组织等方面特别适宜。中医认为，牛肉具有补中益气、滋养脾胃、强健筋骨、化痰息风、止渴止涎的功效，对虚损赢瘦、脾弱不运、癖积、腰膝酸软、久病体虚、面色萎黄、头晕目眩等病症有食疗作用。

选购保存

新鲜牛肉有光泽，红色均匀，脂肪洁白或为淡黄色；外表微干或有风干膜，不黏手，弹性好，宜选购。可将新鲜牛肉放在1%的醋酸钠溶液里浸泡1小时再取出，一般可存放3天。

♥ 温馨提示

牛肉瘦肉多、脂肪少，是高蛋白质、低脂肪的优质肉类食品，备孕期的女性、孕期及产妇都可以食用，不过要注意不能食用过量。另外注意，每餐食用80克牛肉为宜，烹调时要使用热水直接加热，不要加冷水。热水可以使牛肉表面的蛋白质迅速凝固，防止肉中的氨基酸外浸，保持肉味鲜美。武火烧开后，揭开锅盖炖20分钟去异味，然后盖上锅盖改用小火炖煮。

最佳搭配	
牛肉+土豆	可保护胃黏膜
牛肉+白萝卜	可补五脏、益气血

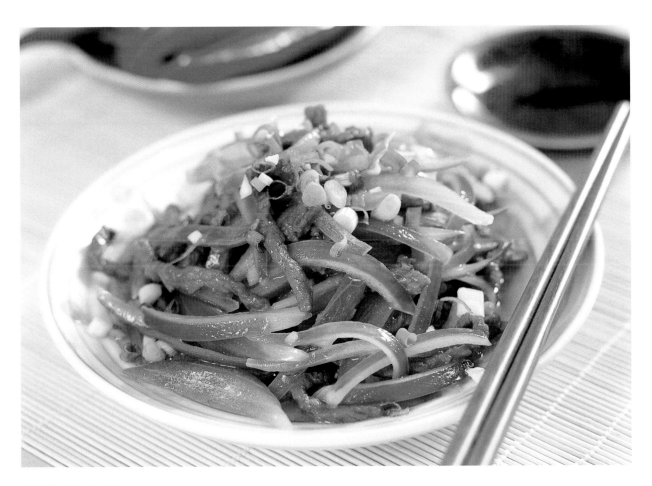

洋葱牛肉丝

原料

牛肉、洋葱各150克，葱花5克，盐、油各适量

做法

1 将牛肉清洗干净去筋切丝；将洋葱清洗干净切丝。

2 将牛肉丝用盐腌渍。

3 锅上火，加油烧热，放入牛肉丝快火煸炒，再放入葱花，待牛肉炒出香味后加入剩余调料，放入洋葱丝略炒，即可食用。

专家点评

　　牛肉含有丰富的蛋白质，氨基酸的组成比猪肉更接近人体需要，能提高机体的抗病能力，对强壮身体、补充失血、修复组织等特别有效，是备孕妈妈极佳的补益食品。再加上具有润肠、理气和胃、健脾消食、发散风寒、温中通阳功效的洋葱，不仅营养更丰富了，还可益气增力。

山药

别名： 怀山药、淮山药、土薯

热量： 240千焦/100克

性味归经： 性平，味甘；归肺、脾、肾经

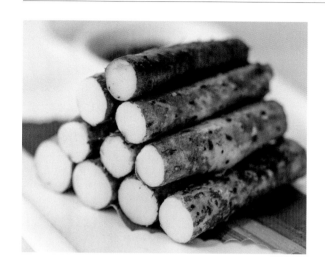

主要营养素

黏蛋白

山药能够给人体提供一种多糖蛋白质——黏蛋白，具有健脾益肾、补精益气、提高免疫力的作用。山药还含有较为丰富的碳水化合物，有平衡血糖、保肝解毒的作用。

食疗功效

山药可增强免疫功能，延缓细胞衰老。山药中的黏多糖物质与无机盐类相结合，可以形成骨质，使软骨具有一定弹性。中医认为，山药具有健脾补肺、益胃补肾、固肾益精、聪耳明目、助五脏、强筋骨、长志安神、延年益寿的功效，对脾胃虚弱、倦怠无力、食欲不振、久泻久痢、肺气虚燥、痰喘咳嗽、消渴尿频、皮肤赤肿、肥胖等病症有食疗作用，备孕妈妈可经常食用。

选购保存

山药要挑选表皮光滑无伤痕、薯块完整肥厚、颜色均匀有光泽、不干枯、无根须的。尚未切开的山药，可存放在阴凉通风处。如果山药已切开，则可盖上湿布保湿，再放入冰箱冷藏室保鲜。

♥ 温馨提示

山药营养丰富，自古以来就被视为物美价廉的补虚佳品，既可作为主粮，又可作为蔬菜，还可以制成糖葫芦之类的小吃，且可甜可咸、可煮可炒、可荤可素，吃法多种多样。孕妇也可以吃山药，但是不能过量。不过山药本身没什么味道，好多人喜欢蘸白糖吃，备孕妈妈最好不要蘸糖吃。

最佳搭配	
山药+芝麻	可补血养颜
山药+红枣	预防骨质疏松

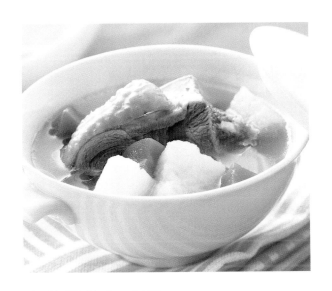

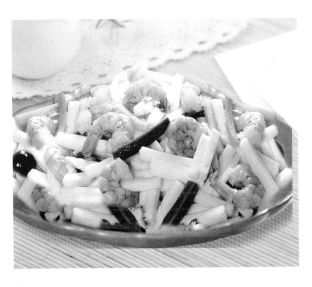

山药胡萝卜鸡汤

原料

山药250克，胡萝卜1根，鸡腿1只，盐3克

做法

❶ 将山药削皮，清洗干净，切块；将胡萝卜削皮，清洗干净切块；将鸡腿剁块，放入沸水中氽烫，捞起，冲洗干净。

❷ 将鸡腿肉、胡萝卜先下锅，加水适量，以大火煮开后转小火炖15分钟。

❸ 下山药后用大火煮沸，改用小火续煮10分钟，加盐调味即可。

专家点评

　　这道汤中含有丰富的蛋白质、碳水化合物、维生素、钙、铁、锌等多种营养素，能提高身体免疫力、预防高血压、降低胆固醇、利尿、润滑关节。此外，山药还含有淀粉酶，能分解蛋白质和糖，有减肥轻身的作用，非常适合体胖的备孕妈妈食用。

山药炒虾仁

原料

山药300克，虾仁200克，芹菜、胡萝卜各100克，盐3克，鸡精2克，食用油适量

做法

❶ 将山药、胡萝卜均去皮清洗干净，切条状。

❷ 将虾仁清洗干净备用；将芹菜清洗干净，切段。

❸ 锅入水烧开，分别将山药、胡萝卜焯水后，捞出沥干备用。

❹ 锅下油烧至八成热，放入虾仁翻炒片刻，再放入山药、芹菜、胡萝卜炒匀，最后加盐、鸡精调味，即可食用。

专家点评

　　山药有促进消化的作用，可以帮助改善备孕妈妈、孕妇的肠胃功能，促进肠蠕动，预防和缓解便秘。将山药搭配虾仁、芹菜、胡萝卜，不仅有诱人的口味，还能为备孕妈妈提供丰富的营养。

猪血

别名: 液体肉、血豆腐
性味归经: 性平，味咸；归肝、脾经

热量: 230千焦/100克

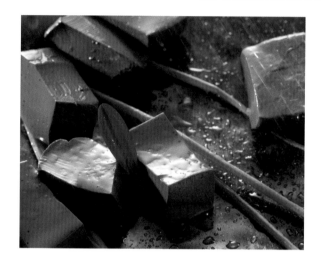

主要营养素

铁、维生素K

猪血中所含的铁，易为人体吸收利用，可以防治缺铁性贫血。猪血中还含有丰富的维生素K，能促使血液凝固，有止血作用，备孕妈妈补充充足的维生素K可预防流产。

食疗功效

猪血的含铁量较高，而且以血红素铁的方式存在，容易被人体吸收利用，具有良好的补血功能。处于生长发育阶段的儿童、孕妇及哺乳期的妇女多吃猪血，可以防治缺铁性贫血。猪血中的微量元素钴可延缓肿瘤的生长，对恶性贫血等病症也有一定的防治作用。常食猪血能延缓机体衰老，提高免疫功能，清除人体新陈代谢所产生的"垃圾"，对备孕妈妈调养身体非常有益。

选购保存

猪血正常的颜色应该是暗红色，太黑或者太红的都不正常。选购猪血的时候可以看看颜色，再闻闻味道，若有点血腥味，这是正常的。除此之外，还可以摸一摸猪血，一般来说猪血制作时若放石膏，会有点硬。猪血宜放在冰箱冷冻保存。

♥ **温馨提示**

猪血通常被制成血豆腐，是理想的补血佳品之一。日本和欧美许多国家的食品市场上出现的以动物血为原料的香肠、点心等，很受消费者的青睐。在中国，人们喜欢用血豆腐制作菜肴，并称之为"液体肉"，是一种食疗价值很高的食品。酌量食用猪血，可收到防病、治病和保健的功效。

最佳搭配	
猪血+葱	可生血、止血
猪血+菠菜	润肠通便

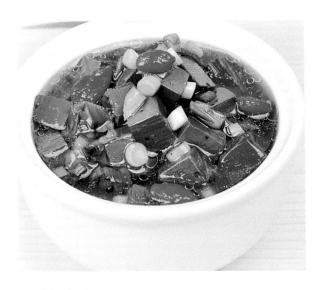

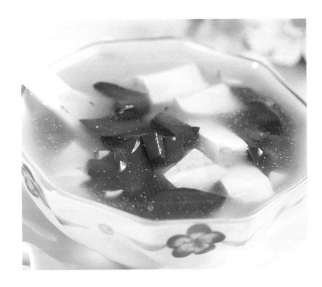

韭菜猪血汤

原料

猪血200克，韭菜100克，枸杞子10克，花生油20毫升，盐适量，鸡精、葱花各3克

做法

❶ 将猪血清洗干净，切小丁；水锅置于火上烧开，放入猪血焯水。

❷ 将韭菜清洗干净后切末；将枸杞子洗净，沥干备用。

❸ 炒锅上火，倒入花生油，先将葱花炝香，再倒入水，调入盐、鸡精，下入猪血、枸杞子煲至入味，撒入韭菜末，即可食用。

专家点评

　　猪血中所含的铁以血红素铁的形式存在，可起到补血养颜的作用。而且猪血中含有蛋白质，有消毒和润肠的作用，可以清除肠腔的沉渣浊垢，对尘埃及金属微粒等有害物质具有净化作用。所以，这道菜不仅可以补血，还可除去备孕妈妈及孕产妇体内的多种毒素。

红白豆腐

原料

豆腐、猪血各150克，盐4克，油适量

做法

❶ 将豆腐、猪血洗净切成小块。

❷ 锅中加水烧开，下入猪血、豆腐，余水焯烫后捞出。

❸ 油锅置于火上烧热，先下入猪血、豆腐稍炒，再加入适量清水焖熟后调味即可。

专家点评

　　猪血有生血、解毒之功效；豆腐富含大豆蛋白和卵磷脂，能保护血管、降低血脂、降低乳腺癌的发病率，同时还有益于胎儿神经、血管、大脑的发育。这道菜营养丰富，不仅可以帮助备孕妈妈排毒，预防缺铁性贫血，还能有效补充孕产妇所缺失的铁和血，并能保护心血管。

鳝鱼

别名：黄鳝、长鱼

热量：372千焦/100克

性味归经：性温，味甘；归肝、脾、肾经

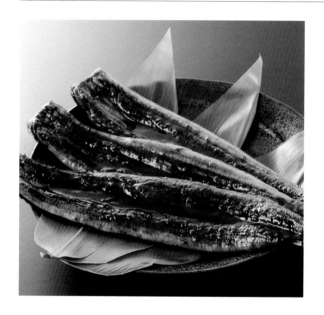

主要营养素

DHA、卵磷脂、维生素A

鳝鱼含有丰富的DHA和卵磷脂，它们是构成人体各器官组织细胞膜的主要成分，而且是脑细胞不可缺少的营养素。卵磷脂还有补脑作用，经常摄取卵磷脂，可以提高记忆力，有助于胎儿的大脑发育。鳝鱼还含有丰富的维生素A，能增强视力，促进皮膜的新陈代谢。

食疗功效

鳝鱼具有补气养血、祛风湿、强筋骨、壮阳等功效，对降低血液中胆固醇的浓度、预防因动脉硬化而引起的心血管疾病有显著的食疗作用，还可用于辅助治疗面部神经麻痹、中耳炎、乳房肿痛等病症。

选购保存

鳝鱼要选在水中游动灵活，身体上无斑点、溃疡，且粗细均匀的。鳝鱼宜现杀现烹，死后的鳝鱼体内的组氨酸会转变为有毒物质。假如一时不能吃完，可放入水缸内养几天，水质最好用井水或河水。

♥ 温馨提示

鳝鱼是不错的滋补佳品，备孕妈妈及孕产妇都可以食用，特别适合产后体虚的产妇。如果孕产妇本身对鳝鱼过敏，最好不要吃。应当用鲜活鳝鱼烹调食物，不宜用已死亡好几个小时的鳝鱼，否则食用后可能引起中毒。鳝鱼每餐宜食用50克，不宜多食，否则不仅不易被消化，还可能引发旧症。

最佳搭配	
鳝鱼+青椒	可降低血糖
鳝鱼+山药	补中益气

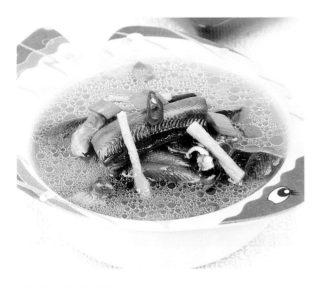

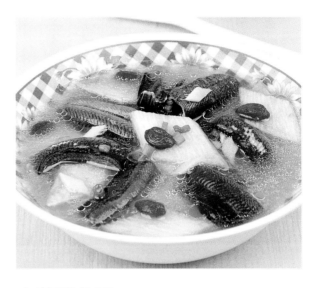

党参鳝鱼汤

原料

鳝鱼175克，党参3克，色拉油20毫升，盐3克，葱段、姜末各3克，香油4毫升

做法

1. 将鳝鱼清理干净、切段；将党参清洗干净备用。
2. 锅上火倒入水烧沸，下入鳝鱼段汆水，至没有血色时捞起冲净。
3. 净锅上火，倒入色拉油，将葱、姜、党参炒香，再下入鳝段煸炒，倒入水，调入盐煲至熟，淋入香油，即可食用。

专家点评

这道汤含有丰富的蛋白质、蔗糖、葡萄糖、菊糖、生物碱、黏液质、烟酸、维生素 A、维生素 B_1、维生素 B_2、维生素 E 及钙、磷、钾、钠、镁等多种营养素，有滋阴补血、健脾补气、强健筋骨的作用。适宜气血不足所致面色苍白、神疲乏力、少气懒言的备孕妈妈饮用。

山药鳝鱼汤

原料

鳝鱼2条，山药25克，枸杞子5克，盐5克，葱花、姜片各2克

做法

1. 将鳝鱼清洗干净、切段备用。锅置于火上，加水烧开，将鳝鱼段汆水。
2. 将山药去皮清洗干净，切片；将枸杞子清洗干净备用。
3. 净锅上火，加适量水，调入盐、葱花、姜片，下入鳝鱼段、山药、枸杞子煲至熟，即可食用。

专家点评

鳝鱼的营养价值很高，含有维生素 B_1 和维生素 B_2、烟酸及人体所需的多种氨基酸等，可以预防因食物不消化引起的腹泻，还可以保护心血管。同时，鳝鱼还具有补血益气、宣痹通络的保健功效。而山药是强肾补虚佳品。此道养生汤是备孕爸爸和备孕妈妈的补益养生靓汤，可益脾补肾、补中益气。

木耳

别名： 树耳、木蛾、黑菜　　　**热量：** 1107千焦／100克

性味归经： 性平，味甘；归肺、胃、肝经

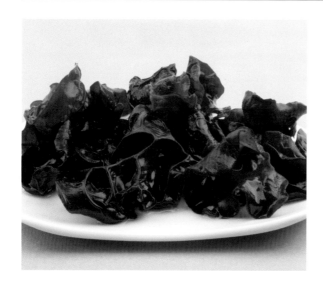

主要营养素

铁、钙、碳水化合物

　　木耳中所含的铁有补血、活血的功效，能有效预防缺铁性贫血；含有的钙有助于母体的骨骼更健壮；含有的碳水化合物能为母体提供日常消耗的热量。

食疗功效

　　木耳具有补气血、活血的作用，常吃木耳能养血驻颜，令人肌肤红润，容光焕发，并可防治缺铁性贫血。木耳还有通便之功效，对痔疮、胆结石、肾结石、膀胱结石等病症有食疗作用。木耳含维生素K，能减少血液凝结成块，有助于预防血栓。吃木耳后，能降低胆固醇，人就不容易得脑血栓、阿尔茨海默病，也不容易得冠心病，非常适宜备孕妈妈补血、补气。

选购保存

　　干木耳越干越好，朵大适度、朵面乌黑但无光泽、朵背略呈灰白色、无异味、有清香气的为上品。保存干木耳要注意防潮，最好用塑料袋装好、封严，常温或冷藏保存均可。

♥ 温馨提示

　　鲜木耳中含有一种"卟啉"的光感物质，食用后经太阳照射可引起皮肤瘙痒、水肿。干木耳在暴晒过程中会分解大部分的卟啉，在食用前，干木耳又经水浸泡，其中含有的剩余卟啉会溶于水，因而水发木耳可安全食用。需要注意的是，木耳不可多食，特别是孕妇、儿童食用时更应控制数量。癌症、高血压、动脉硬化患者适宜食用。虚寒溏泻者慎食。

最佳搭配	
木耳+银耳	可降压消暑
木耳+绿豆	提高免疫力

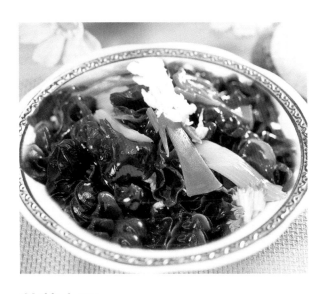

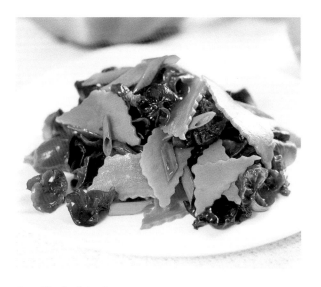

芙蓉木耳

原料

水发木耳250克,鸡蛋2个,芹菜段、胡萝卜片各10克,盐适量,油适量

做法

❶ 取鸡蛋清打散入碗,加少许盐搅拌均匀。油锅置于火上烧热,放入蛋清,用油滑散。

❷ 将木耳清洗干净,焯水备用。

❸ 锅留底油, 先将芹菜段、胡萝卜片煸炒1分钟,再下入木耳、鸡蛋清, 加入调味料,炒匀即可。

专家点评

　　木耳味道鲜美, 营养颇丰, 既可作菜肴、甜食,还可防治糖尿病,可谓药食兼优。而且木耳中的胶质,还可将残留在人体消化系统内的灰尘杂质吸附聚集,排出体外,起到清涤肠胃的作用,有助于备孕妈妈排毒。同时,木耳含有抗肿瘤的活性物质,能增强机体免疫力,经常食用可防癌。

胡萝卜烩木耳

原料

胡萝卜200克,木耳20克,盐3克,生抽5毫升,鸡精2克,葱段10克,油适量

做法

❶ 将木耳用冷水泡发,清洗干净;将胡萝卜清洗干净,切片。

❷ 锅置火上倒油,待油烧至七成热时,放入葱段煸炒,随后放木耳稍炒一下,再放胡萝卜片,再依次放盐、生抽、鸡精,炒匀即可。

专家点评

　　木耳营养丰富,除含有大量的蛋白质、钙、铁、钾、钠及少量脂肪、粗纤维、维生素 C、胡萝卜素等人体所必需的营养成分外,还含有卵磷脂、脑磷脂、鞘磷脂等。木耳的含铁量较高,能养血驻颜,令人肌肤红润,容光焕发,并可防治缺铁性贫血,对备孕妈妈调养身体非常有益。

白萝卜

别名：莱菔、罗菔　　　热量：94千焦/100克

性味归经：性凉，味辛、甘；归肺、胃经

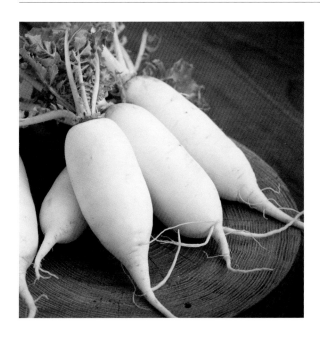

主要营养素

叶酸、植物蛋白、维生素C、胡萝卜素、矿物质

白萝卜含有大量的植物蛋白、维生素C和叶酸，有助于净化血液，滋润皮肤，同时还能降低胆固醇，有利于血管弹性的维持。此外，其所含的胡萝卜素是所有食物之冠，有十分突出的抗菌作用，可以使人的免疫力提升2~3倍。矿物质可增强免疫力。

食疗功效

白萝卜能促进新陈代谢、增进食欲、化痰清热、帮助消化、化积滞，对食积胀满、痰咳失音、吐血、消渴、痢疾、头痛、排尿不利等病症有食疗作用。常吃白萝卜可降低血脂、软化血管、稳定血压，还可预防冠心病、动脉硬化、胆石症等疾病，备孕父母可酌量食用。

选购保存

应选择个体大小均匀、根形圆整、表皮光滑的白萝卜。白萝卜最好能带泥存放。如果室内温度不太高，可放在阴凉通风处。

♥ 温馨提示

白萝卜既可用于制作菜肴，又可当做作水果生吃，还可腌制泡菜、酱菜。白萝卜和肉一起炖煮，味道也很好。生吃以汁多、辣味少者为好，平时不爱吃凉性食物者以熟食为宜。白萝卜不能和人参或胡萝卜一起食用。白萝卜为寒凉蔬菜，阴盛偏寒体质者、脾胃虚寒者不宜多食，胃肠功能不佳者及先兆流产、子宫脱垂患者不能食用白萝卜。白萝卜的营养丰富，一般来说孕产妇都可以食用，但食用时注意不宜过量，特别是体质偏寒的备孕妈妈。

最佳搭配	
白萝卜+牛肉	可促进营养素的吸收
白萝卜+豆腐	有助于补五脏、益气血

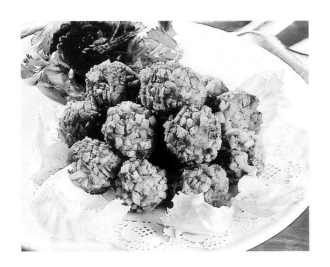

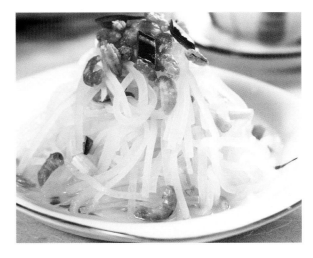

脆皮白萝卜丸

原料

白萝卜300克，白菜50克，鸡蛋2个，盐3克，淀粉适量，油适量

做法

① 将白萝卜去皮清洗干净，切粒；将白菜清洗干净，撕成片，焯水后摆盘。

② 将淀粉加适量清水、盐，打入鸡蛋搅成糊状，放入白萝卜粒充分混合，做成丸子。

③ 锅下油烧热，放入白萝卜丸子炸熟装盘即可。

虾米白萝卜丝

原料

虾米50克，白萝卜350克，生姜1块，红甜椒1个，色拉油适量，盐3克，鸡精2克

做法

① 将虾米泡涨、白萝卜洗净切丝、生姜洗净切丝、红甜椒洗净切小片待用。

② 锅置火上，加水烧开，下白萝卜丝焯水，倒入漏勺滤干水分。

③ 炒锅置火上，加入色拉油，爆姜丝，下白萝卜丝、红甜椒片、虾米。

④ 放入调味料翻炒均匀，出锅装盘即可。

专家点评

这道菜鲜香脆嫩，非常美味，有养心润肺、消食化积等功效。备孕妈食用还可软化血管，增强免疫力，防止脂肪沉积，抑制黑色素合成。同时，白萝卜含有的木质素，能提高巨噬细胞的活力，吞噬癌细胞，具有防癌作用。此外，白萝卜中还含有丰富的锌，由于缺锌导致精子减少的备孕爸爸可以适当多吃一些白萝卜。

专家点评

这道菜味道爽口，营养丰富。虾米中富含的钙可满足人体对钙质的需要；磷可以促进骨骼、牙齿生长发育、加强人体新陈代谢。白萝卜中富含的维生素 C 能提高机体免疫力，有助于预防感冒。

小白菜

别名：不结球白菜、青菜　　　热量：72千焦/100克

性味归经：性凉，味甘；归肺、胃、大肠经

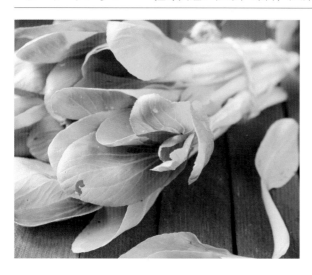

胡萝卜素是大白菜的74倍，能促进骨骼的发育，促进人体的新陈代谢和增强机体的造血功能。而且小白菜还具有清热除烦、行气祛淤、消肿散结、通利肠胃等功效，对口渴、身热、胸闷、心烦、食少便秘、腹胀等症有食疗作用。一般人都可以食用小白菜，特别适合需补充叶酸的备孕妈妈食用。

主要营养素

维生素C、叶酸、膳食纤维、钙

小白菜富含维生素C、膳食纤维，能通利肠胃，促进肠道蠕动，保持大便通畅，而且其中还含有丰富的叶酸和钙，充足的叶酸能预防胎儿神经管畸形，钙可以强化母体的牙齿及骨骼。

食疗功效

小白菜是蔬菜中含矿物质和维生素最丰富的菜，所含的钙是大白菜的2倍，维生素C是大白菜的3倍，

选购保存

选购小白菜时以外表青翠、叶片完整的为佳，叶片萎烂、枯黄的则不宜选购。将小白菜包裹后冷藏只能维持2~3天；如连根一起贮藏，可延长1~2天。保存时可先将小白菜清洗干净，然后用保鲜膜封好置于冰箱中，可保存1周左右。

♥ 温馨提示

小白菜可清炒，或是与香菇、蘑菇、笋合炒。小白菜汤有利于减肥。脾胃虚寒、大便溏薄者，不宜多食小白菜，更不宜生食。用小白菜制作菜肴，炒、煮的时间不宜过长，以免营养流失。小白菜不宜生食，食用前应先用水焯一下。因小白菜营养丰富，又富含孕妇所需的维生素、叶酸等营养素，所以，除了备孕妈妈可以食用，孕妇及产妇也可以食用，可以促进消化，预防便秘。

最佳搭配	
小白菜+虾皮	可使营养更加全面
小白菜+猪肉	促进儿童生长发育

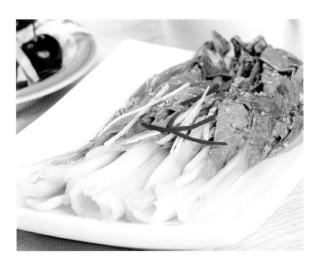

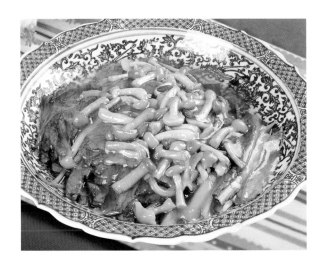

芝麻炒小白菜

原料

小白菜500克，白芝麻15克，姜丝、红甜椒丝各10克，盐5克，油适量

做法

① 放少许白芝麻到锅里，锅热了转小火，不断地炒芝麻，等到它的香味出来时盛盘。

② 将小白菜清洗干净，锅加油烧至八成热，放姜丝、红甜椒丝炝锅，再放入小白菜，猛火快炒，然后放盐调味，等菜熟时把刚准备好的白芝麻放下去，再翻炒两下，即可出锅食用。

专家点评

　　这道菜中的小白菜含有大量的膳食纤维和维生素 C，有助于促进肠道蠕动，预防便秘，增强抵抗力，搭配富含蛋白质、铁、钙、磷、维生素 A、维生素 D、维生素 E、亚油酸、卵磷脂、芝麻素、芝麻酚等营养素的芝麻食用，具有强壮身体、补脑、抗氧化的功效，尤其适合备孕父母食用。

滑子菇扒小白菜

原料

小白菜350克，滑子菇150克，枸杞子20克，盐3克，鸡精1克，高汤、蚝油、水淀粉各20毫升，油适量

做法

① 将小白菜清洗干净，切段，入沸水锅中余水至熟，装盘中备用；将滑子菇清洗干净；将枸杞子清洗干净。

② 炒锅注油烧热，放入滑子菇翻炒至熟，加少许高汤煮沸，加入枸杞子，加盐、鸡精、蚝油调味，用水淀粉勾芡。

③ 起锅倒在小白菜上即可。

专家点评

　　这道菜味道鲜美，营养丰富，对保持人体的精力和脑力大有益处。小白菜有"和中，利于大小肠"的作用，能健脾利尿。滑子菇含粗蛋白、脂肪、膳食纤维、钙、磷、铁、B 族维生素、维生素 C 和人体所必需的其他各种氨基酸，对备孕父母非常有益。

带鱼

别名： 裙带鱼、海刀鱼
性味归经： 性温，味甘；归胃经

热量： 531千焦/100克

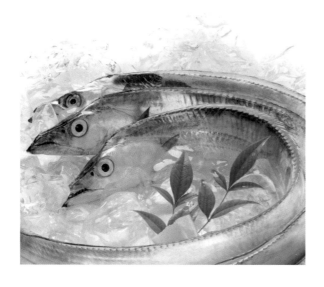

主要营养素

维生素A、卵磷脂

带鱼含有丰富的维生素A，维生素A有维护细胞功能的作用，可保持皮肤、骨骼、牙齿、毛发的健康。带鱼中卵磷脂的含量丰富，对提高智力、增强记忆力大有帮助。

食疗功效

带鱼具有强心补肾、舒筋活血、消炎化痰、消除疲劳、提精养神之功效，可治疗和预防多种疾病，对脾胃虚弱、消化不良、皮肤干燥者尤为适宜。常吃带鱼还可滋润肌肤、保持皮肤的润泽与弹性。此外，带鱼油有养肝止血的作用。多食带鱼，对脾胃虚弱、消化不良者及备孕妈妈调养身体十分有益。

选购保存

要选择银灰色或银白色、鱼体表面鱼鳞分布均匀，且鱼肚完整无破损的带鱼；如果鱼肚有破损，说明曾经在非冷冻环境下放得时间较长，不宜选购。带鱼宜冷冻保存。

♥ 温馨提示

备孕女性及孕产妇多吃带鱼对宝宝很有好处，会使宝宝更聪明。不过带鱼属发物，剖宫产的产妇最好在伤口愈合后再吃。另外，有出血性疾病的患者，如血小板减少、血友病、维生素K缺乏等病症患者要少吃或不吃带鱼。带鱼的食用量以每餐80克为宜，一次不宜多食。患有疥疮、湿疹、荨麻疹等过敏性皮肤病者要慎食，身体肥胖者不宜多食。带鱼腥气较重，不适合清蒸，以红烧、糖醋为佳，油煎亦可。

最佳搭配	
带鱼+豆腐	可补气养血、健脑补肾、滋补强身
带鱼+牛奶	促进蛋白质吸收

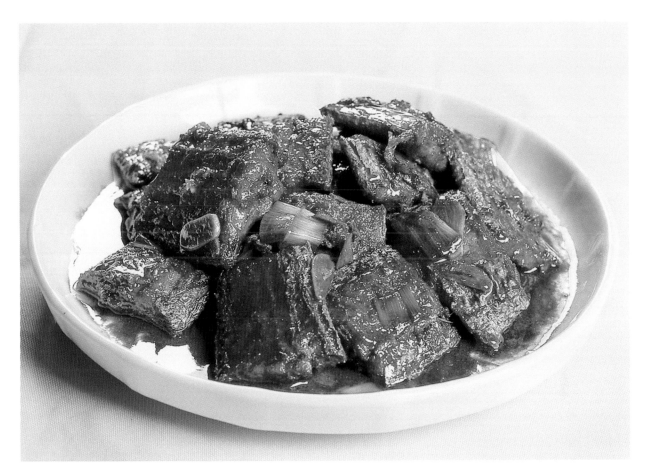

家常烧带鱼

原料

带鱼800克，盐3克，葱白10克，蒜20克，水淀粉30毫升，香油少许，油适量

做法

❶ 将带鱼清理干净，洗净后切段；将葱白清洗干净，切小段；将蒜去皮洗净，切片备用。

❷ 将带鱼加盐腌渍5分钟，再抹一些淀粉，下油锅中炸至金黄色。

❸ 添入水，烧熟后，加入葱白、蒜片炒匀，以水淀粉勾芡，淋上香油即可。

专家点评

带鱼营养丰富，脂肪含量较少。这道菜色泽深黄，味道鲜美，鱼肉软嫩，营养丰富，富含蛋白质、不饱和脂肪酸、钙、磷、镁及多种维生素。备孕妈妈吃这道菜有滋补强壮、和中开胃及养肝补血的功效。

海带

别名：昆布、江白菜　　　　　热量：55千焦/100克

性味归经：性寒，味咸；归肝、胃、肾三经

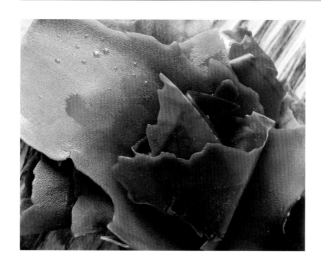

主要营养素

碘、维生素E、硒

海带中富含的碘有促进生长发育、维护中枢神经系统的作用；富含的维生素E有护肤养颜以及保胎、护胎的作用；而富含的硒，有降压消肿、提高视力、护肝的作用。

食疗功效

海带有化痰、软坚、清热、降血压、预防夜盲症、维持甲状腺的正常功能的作用。海带还有助于预防癌症，特别是能够预防乳腺癌的发生。海带中含有大量的碘。碘可以刺激垂体，使女性体内的雌激素水平降低，恢复卵巢的正常机能，调节内分泌，预防乳腺增生。另外，海带不含热量，对预防肥胖症颇有益，适合甲状腺肿大、高血压、冠心病、脑水肿等患者及备孕妈妈调养身体时食用。

选购保存

应选购肉质厚实、宽长、干燥、色浓黑褐或深绿、边缘无碎裂或黄化现象的海带。将干海带剪成长段，清洗干净，用淘米水泡上，煮30分钟，放凉后切成条，分装在保鲜袋中，放入冰箱中冷冻起来。

♥ 温馨提示

海带的食用方法多种多样，可煮汤、炒食或凉拌。因海带含有褐藻胶物质，不易被煮软，如果把成捆的干海带打开，放在蒸笼里蒸半个小时，再用清水泡上一夜，就会变得脆嫩软烂。由于水质污染，海带中很可能含有毒素——砷，所以烹制前应先用清水浸泡2~3个小时，中间换1~2次水。但浸泡时间不要过长，最多不超过6小时，以免使水溶性的营养物质损失过多。海带性寒，脾胃虚寒、痰多便溏者不宜食用。

最佳搭配	
海带+冬瓜	可降血压、降血脂
海带+紫菜	治水肿、贫血

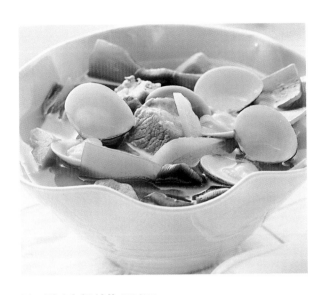

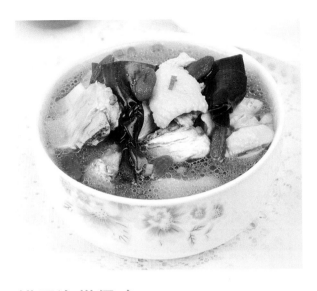

海带蛤蜊排骨汤

原料

海带结200克，蛤蜊300克，排骨250克，胡萝卜半根，姜1块，盐3克

做法

① 将蛤蜊泡在盐水中，待其吐沙后，清洗干净，沥干。

② 将排骨氽去血水，捞出冲净；将海带结清洗干净；将胡萝卜削皮，清洗干净后切块；将姜清洗干净，切片。

③ 将排骨、姜、胡萝卜先倒入锅中，加8碗水煮沸，转小火炖约30分钟，再下海带结续炖15分钟。

④ 待排骨熟烂，转大火，倒入蛤蜊，待蛤蜊开口，酌加盐调味即可。

专家点评

　　排骨中含维生素 B$_{12}$，维生素 B$_{12}$ 能使注意力集中，增强记忆力，并能消除烦躁不安的情绪，有益于备孕妈妈调养身体。

排骨海带煲鸡

原料

嫩鸡250克，猪肋排200克，海带结100克，枸杞子5克，盐少许，葱、姜各3克，油适量

做法

① 嫩鸡斩块洗净；猪肋排洗净，剁块。

② 将海带结用温水洗净，再用清水冲净；将枸杞子清洗干净备用。

③ 净锅上火，倒入油、葱、姜炒香，下入海带翻炒几下，倒入水，加入鸡块、排骨、枸杞子，调入盐，小火煲至食材熟软即可。

专家点评

　　海带含有丰富的蛋白质、碘、钙、硒等营养素；猪肋排含有丰富的蛋白质、脂肪、磷酸钙、骨胶原等营养素；鸡肉含有丰富的蛋白质、B 族维生素、钙、铁等营养素。用这些食材再配上枸杞子煲的汤，不仅营养丰富，还能增强体质，非常适合备孕妈妈食用。

大白菜

别名：白菜、黄芽菜、菘
性味归经：性平，味苦、辛、甘；归肠、胃经
热量：76千焦/100克

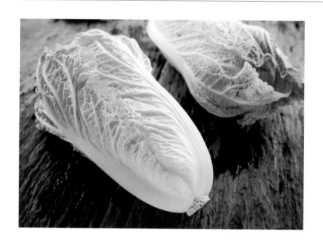

主要营养素

维生素、膳食纤维、锌

大白菜富含多种维生素、膳食纤维，不仅能增进食欲，帮助消化，还能增强人体的抗病能力。此外，大白菜中富含的锌还有助于增强造血功能，非常适合备孕父母食用。

食疗功效

传统医学认为，大白菜"性味甘、平寒无毒，清热利水，养胃解毒"，有清除体内毒素、利尿通便的作用，可用于治疗咳嗽、咽喉肿痛等症。现代医学认为，大白菜是营养极为丰富的蔬菜，具有通利肠胃、清热解毒、止咳化痰、利尿养胃的功效。常食用可以增强人体抵抗力和降低胆固醇，对伤口难愈、牙龈出血有防治作用，还有预防心血管疾病的作用。大白菜适合脾胃气虚者、大小便不利者、维生素缺乏者及备孕者食用。

选购保存

应选购包得紧实、新鲜、无虫害的大白菜为宜。若温度在0℃以上，保存时可在大白菜叶上套上塑料袋，口不用扎，根朝下截在地上即可。

♥ 温馨提示

大白菜的吃法有很多，可素炒，可荤做，可做水饺、包子的馅，亦可被制成酸菜、腌菜、酱菜、泡菜、脱水菜等，可以做出很多特色风味的菜肴。烹调时不宜用焖煮的方法，不要用铜制器皿盛放或烹调大白菜。炒大白菜时适当加醋，既能防止维生素C流失，又增添了大白菜的味道。生拌大白菜须先用开水烫一下，然后再放些醋，这样不但能防止营养流失，而且还能杀死菜中的病菌。冻大白菜勿用热水泡洗，将其放入冷水中浸泡1小时左右，使冰融化，再洗净切好。如做炖菜，应在汤煮沸时将白菜下锅。

最佳搭配	
大白菜+猪肉	可补充营养、通便，促进消化
大白菜+辣椒	润肠利尿、消食化积

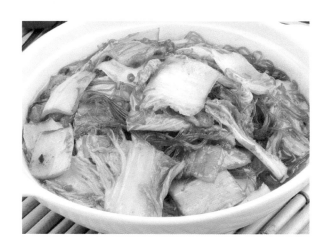

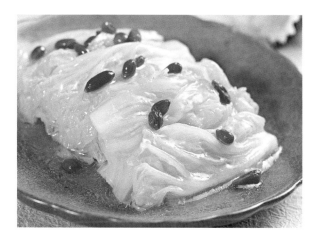

大白菜粉丝炖肉片

原料

大白菜200克，五花肉300克，粉丝50克，盐3克，酱油10毫升，葱花8克，油适量

做法

1. 将大白菜清洗干净，切大块；将粉丝用温水泡软；将五花肉用清水洗干净后切片，用盐腌10分钟。
2. 将油锅置于火上烧至八成热，先下入葱花爆香，然后下猪肉炒至变色，最后下大白菜炒匀。
3. 加入粉丝和开水，以开水没过菜为宜，加酱油、盐搅匀，先大火烧开，然后转中小火焖至汤汁浓稠即可。

专家点评

　　五花肉含有丰富的优质蛋白质和人体必需脂肪酸，并提供血红素和促进铁吸收的半胱氨酸，有助于改善缺铁性贫血症状。大白菜含有丰富的维生素C、维生素E，多吃大白菜，可以起到很好的护肤和养颜的效果。此菜醇香有营养，是备孕者不错的选择。

枸杞子大白菜

原料

大白菜500克，枸杞子20克，盐3克，鸡精3克，高汤适量，淀粉15克

做法

1. 将大白菜清洗干净，切片；将枸杞子入清水中浸泡后清洗干净。
2. 在锅中倒入高汤煮开，放入大白菜煮至软，捞出放入盘中。
3. 汤中放入枸杞子，加盐、鸡精调味，用淀粉勾芡，浇淋在大白菜上。

专家点评

　　大白菜不仅能改善胃肠道功能，延缓餐后血糖上升，增加粪便的体积，让排便的频率更快，还有助于提高人体免疫力，防止皮肤干燥，促进骨骼生长等多方面的功能。大白菜中的膳食纤维还有助于预防结肠癌。同时，枸杞子富含多种维生素，其抗氧化能力指数很高。此外，将大白菜搭配枸杞子一起炒制，具有高营养、色香味俱全、清新爽口的特点，非常适合备孕妈妈食用。

花生

别名：长生果、落花生
性味归经：性平，味甘；归脾、肺经

热量：2400千焦/100克

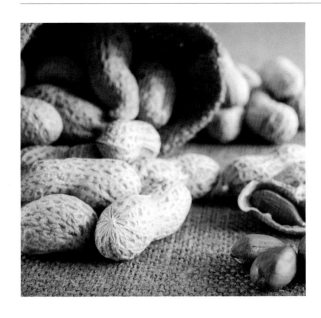

对营养不良及咳嗽等症状有一定疗效。花生有止血作用，其红色外皮的止血作用比花生更好。花生能增强记忆，抗老化，延缓脑功能衰退，滋润皮肤。花生还可防治肿瘤类疾病，它也含降低血小板聚集、预防动脉粥样硬化及心脑血管疾病的物质，有降低胆固醇的作用，有助于防治动脉硬化、高血压和冠心病。

选购保存

选购花生时，应选择外壳为土黄或白色的，果仁颜色为白浅红色，大小颗粒饱满均匀，无疤痕，且味道纯正，无任何异味的。

♥ 温馨提示

花生一般人均可食用，尤其适宜病后体虚者、手术后恢复者以及孕妇和产妇。炒熟或油炸后的花生米，性质热燥，不宜多食。伤风感冒、喉咙发炎的患者更应少吃。花生霉变后含有大量致癌物质——黄曲霉素，所以霉变的花生制品忌食。花生能增进血凝，促进血栓形成，故血黏度高或有血栓的人不宜食用；花生含油脂多，患有肠胃疾病或皮肤油脂分泌旺盛、易长青春痘的人，不宜大量食用；消化花生时需要多耗费胆汁，故胆病患者不宜食用。

主要营养素

卵磷脂、脑磷脂、脂质、蛋白质

花生富含卵磷脂和脑磷脂，能促使细胞发育和增强大脑的记忆力。花生中含丰富的脂质和蛋白质，对产后乳汁不足者，有滋补气血、养血通乳的作用。

食疗功效

花生有健脾和胃、润肺化痰、滋阴调气的功能，

最佳搭配	
花生+莲藕	滋阴调气、健脑益智
花生+猪蹄	滋润皮肤、延缓衰老

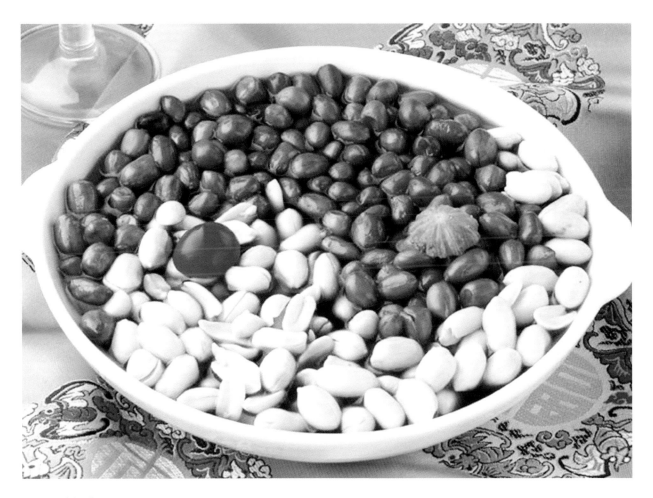

蜜汁花生

原料

花生仁500克，蜂蜜30毫升，盐3克，白糖5克，食用油适量

做法

① 将花生仁洗净。锅中加水后置于火上烧开，先将一部分花生入锅焯熟，捞出过凉水，使其脆嫩，沥干。

② 锅中油热后放入剩下的花生仁，炸至金黄色。

③ 锅中倒少量油，加入盐、白糖化开，再倒入蜂蜜搅匀。

④ 将煮花生和炸花生一起倒入，搅拌均匀后稍加热即可。

专家点评

　　本品可降压安神、养胃消食。花生还含有钙、磷、硒、卵磷脂、胆碱、维生素 K、不饱和脂肪酸等。花生的红色外皮含有大量维生素 B_1、维生素 B_2 及可以用来止泻的单宁成分。

豇豆

别名： 豆角、角豆、裙带豆
性味归经： 性平，味甘；归脾、胃经

热量： 135千焦/100克

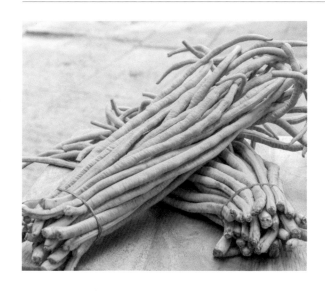

主要营养素

蛋白质、维生素C

豇豆中含有较多易于消化吸收的优质蛋白质，对增强身体免疫力很有益。豇豆中还含有大量维生素C，有促进抗体的合成、提高机体抗病毒能力的作用。

食疗功效

中医认为，豇豆有健脾补肾的功效，主治消化不良，对尿频、遗精及一些妇科疾病有辅助疗效。现代医学认为，豇豆可为机体补充充足的营养素，包括易于消化吸收的优质蛋白质、适量的碳水化合物和多种维生素、微量元素等，具有降血糖、促消化、增食欲、提高免疫力等功效。豇豆所含的B族维生素能使机体保持正常的消化腺分泌和胃肠道蠕动，平衡胆碱酶活性，可帮助消化、增进食欲，适合备孕妈妈食用。

选购保存

在选购豇豆时，一般以豆条粗细均匀、色泽鲜艳、透明有光泽、子粒饱满的为佳。豇豆通常被装在塑料袋或保鲜袋中，置于冰箱中冷藏保存，一般能保存5~7天。

♥ 温馨提示

豇豆通常用来炒食，荤素皆宜，或制成豇豆干，与猪肉共煨，味甚鲜美。素炒起锅前拍上两瓣蒜放进锅里，味道更香。豇豆还可凉拌，将豇豆洗净焯好后摊开晾凉，然后加入醋、蒜、少量糖、油，爱吃芝麻酱的，可先用凉开水或醋将芝麻酱化开，再和豇豆一起拌。在陕西、河南等地还有一种吃法，把豇豆加入少量的面粉或玉米面中，和匀后上屉蒸，熟后蘸醋、蒜汁、辣椒油吃，既可以当饭，又可以当菜。豇豆还可被制成泡菜，切碎与肉末同炒，俗称酸豆角炒肉，喝粥时当咸菜，味道也不错。

最佳搭配	
豇豆+香菇	可健胃补肾、理中益气、补虚
花生+猪蹄	养胃补虚、增进食欲

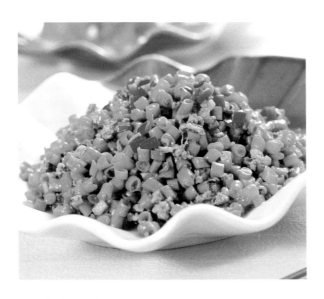

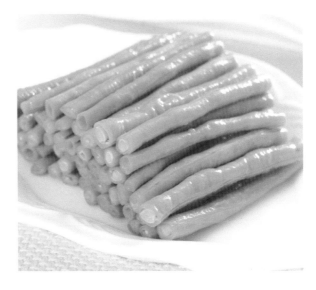

肉末豇豆

原料

豇豆300克，瘦肉100克，甜红椒50克，盐3克，姜末、蒜末各10克，油适量

做法

1 将豇豆择洗干净、切碎；将瘦肉清洗干净、切末；将甜红椒洗净、切碎备用。

2 将锅置于火上，油烧热，放入肉末炒香，加入甜红椒碎、姜末、蒜末一起炒出香味。

3 放入鲜豇豆碎，调入盐，炒匀入味即可出锅。

专家点评

豇豆炒熟时，会有一种黑色浓液被释放出来，这就是豇豆所含的铁质被分解出来的色素，有补血的作用。豇豆除了有健脾、和胃的作用外，最重要的是能够补肾。瘦肉可提供人体生理活动必需的优质蛋白质、脂肪，具有滋阴润燥、益精补血的功效，非常适宜备孕妈妈食用。

姜汁豇豆

原料

豇豆400克，老姜50克，醋15毫升，盐3克，香油10毫升，糖少许

做法

1 将豇豆清洗干净，切成约5厘米长的段，入沸水中烫熟，捞起沥干水分。

2 将老姜切细，捣烂，用纱布包好挤汁，和醋、盐、香油、糖一起调匀，浇在豇豆上，整理装盘即可。

专家点评

豇豆的营养价值很高，含蛋白质、糖类、磷、钙、铁和维生素 B_1、维生素 B_2 及烟酸、膳食纤维等，能维持正常的消化腺分泌和胃肠道蠕动，抑制胆碱酶活性，提高机体抗病毒能力，还可帮助消化，增进食欲。这道姜汁豇豆，姜汁浓郁，口感清爽，有健脾开胃的效果，备孕妈可以酌量食用。

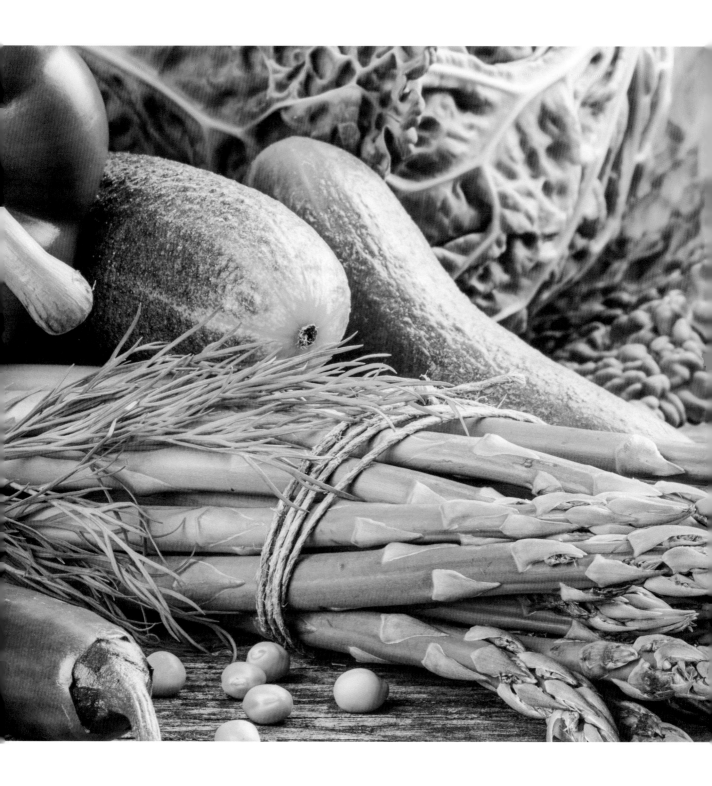

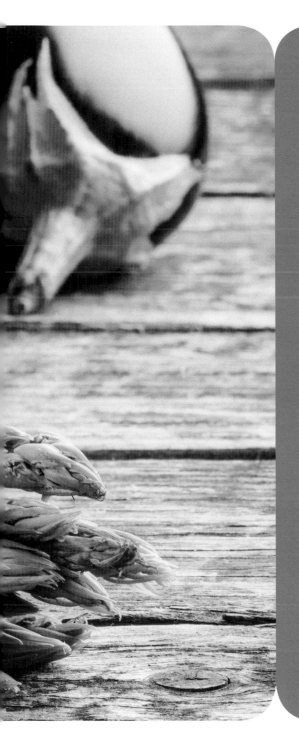

CHAPTER 03

孕早期营养饮食

　　孕早期是指女性怀孕的第1个月到第3个月的时间段。在这一阶段，胎儿真正在孕妇的身体里落户了，这是一段期待幸福与甜蜜的时刻。这个阶段的营养对孕妇和胎儿来说非常重要。为了胎儿的健康成长，孕妇应了解一些饮食常识，科学补充各种营养，把身体养得棒棒的，为胎儿提供尽可能多的营养，为孕育一个健康可爱的宝宝打下坚实的基础。

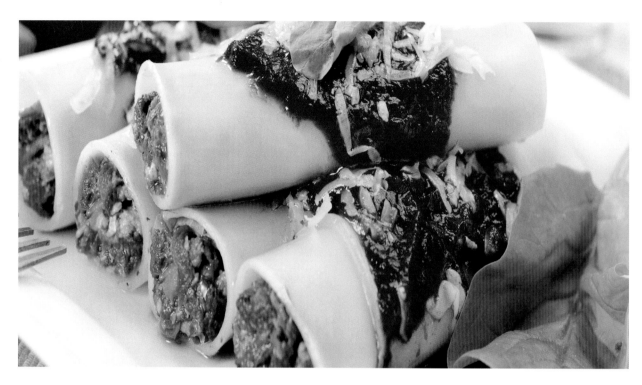

孕早期的营养指南

孕早期是胎儿细胞分化、人体器官形成的主要时期，也是母体内发生适应性生理变化的时期。这一阶段的饮食是孕妇的头等大事。

一 孕妇要继续补充叶酸

孕前要补充叶酸，孕后还要继续补充，如果孕妇在孕早期缺乏叶酸，会影响胎儿大脑和神经系统的正常发育，严重时将引发无脑儿和脊柱裂等先天畸形，也可使胎盘发育不良而造成流产、早产等。

孕早期孕妇体内的叶酸水平明显低于非孕妇女，而且孕早期是胎儿中枢神经系统生长发育的关键期，脑细胞增殖迅速，最易受到不良因素的影响。如果在这个关键期补充叶酸，可使胎儿患神经管畸形的危险性减少。

当然，叶酸也并非补得越多越好。长期过量服用叶酸，会干扰孕妇的锌代谢。锌元素不足，同样会影响胎儿的发育。所以，服用叶酸一定要在医生或保健人员的指导下进行，切忌滥用。

二 孕妇一定要吃早餐

孕妇孕期的营养很重要。早餐是一天的第一餐，它的重要性就不必多说了。如果孕妇不吃早餐，不仅自己挨饿，也会让胎儿挨饿，这对胎儿的生长发育极其不利。所以，孕妇一定要吃早餐，而且还要吃好。

有些孕妇在怀孕之前就有不吃早餐的不良习惯。为了改掉不吃早餐的习惯，孕妇可以稍微早点起床，早餐前先活动一段时间，比如散步、做简单家务等，激活器官功能，促进食欲，加速前一天晚上剩余热量的消耗，以产生饥饿感，促使产生吃早餐的欲望。

为了刺激食欲，孕妇也可以在起床后喝一杯温开水，通过温开水的刺激和冲洗作用激活器官功能。血液稀释后，可增加血液的流动性，使肠胃功能活跃起来，同时活跃其他器官功能。当然，养成早上大便一次的习惯，排出肠内废物，也有利于进食早餐。

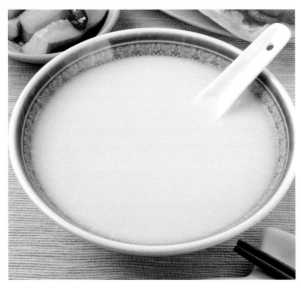

早餐宜吃一些流质食物。

三 孕妇晚餐宜吃少

有些孕妇忙碌了一整天，到了晚上空闲下来吃饭时就大吃特吃，这样对健康是不利的。晚饭既是对下午劳动消耗的补充，又是对晚上及夜间休息期间热量和营养物质需求的供应。但是，晚饭后人的活动毕竟有限，且晚间人体对热量和营养物质的需求量并不大，特别是睡眠时，只要能提供较少的热量和营养物质，使身体维持基础代谢就足够了。

如果孕妇吃得过饱，营养摄入过多，就会增加肠胃负担，睡眠时肠胃活动减弱，不利于食物的消化吸收。所以，孕妇晚餐应少吃一点，并以细软、清淡的食物为宜，这样有利于消化，也有利于睡眠，还能为胎儿的正常发育提供良好的条件。

四 不宜强迫孕妇吃东西

孕吐是孕妇保护腹中胎儿的一种本能反应。如果孕妇觉得某种食品很难吃，就不应强迫孕妇吃这种东西，而应根据孕吐的症状，对孕妇的日常饮食做出相应调整，以适应腹中胎儿生长发育的需要。

营养学家主张孕妇的饮食应以"喜纳适口"为原则，尽量满足其对饮食的嗜好，尽量避免可能会让她觉得恶心的食物或气味。如果孕妇觉得好像吃什么都会觉得恶心，不要着急，可以吃那些能提起孕妇胃口的东西，哪怕这些食物不能让孕妇达到营养均衡也没关系。总之，不管什么食物，多少吃进去一点，总比吃一大顿但全都吐出去要强很多。

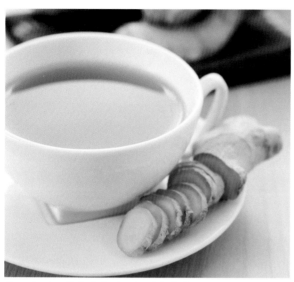

姜可止呕，早孕反应时不妨喝点姜汁。

五　缓解孕吐宜调整饮食

孕妇孕吐吃不下东西时，首先应该在饮食上进行调整，以满足孕妇和胎儿的营养需求。首先，可让孕妇多吃些富含蛋白质的清淡食物，帮助抑制恶心症状。其次，孕妇应随时吃点零食，一刻都不要让自己的胃空着，因为空腹是最容易引起恶心的。可在床头放点饼干等简单的小零食，如果半夜醒来感到恶心，也可以吃点饼干来缓解一下。除此之外，姜能够有效缓解孕吐症状。可把生姜切碎，用热水冲泡，给孕妇冲一杯姜茶，这样可以让孕妇的胃感到舒服一些。另外，姜糖也有同样的功效。

孕妇还要避免吃含高脂肪的食物，因为它们需要更长的时间才能被消化。油腻、辛辣和油炸的食物也要少吃，因为这些食物会刺激孕妇已经变得脆弱的消化系统，加重孕吐的症状。

六　孕妇不宜全吃素食

有些孕妇怕身体发胖，平时多以素食为主，不吃荤食，怀孕后加上妊娠反应比较大，就更不想吃荤腥油腻的食物，结果全吃素食了。这种做法可以理解，但是孕期长期吃素会不利于胎儿的健康生长。因为母体如果摄入营养不足，就会造成胎儿营养不良，势必会影响胎儿的健康。

孕妇全吃素食而不吃荤食，最直接的影响是会造成牛磺酸的缺乏。虽然人体自身也能合成少量的牛磺酸，但是对孕妇而言，由于牛磺酸需要的量比平时大，人体本身合成牛磺酸的能力又有限，加上全吃素食，而素食中又普遍缺乏牛磺酸。久而久之，必然会造成牛磺酸缺乏。那么，孕妇从外界摄取一定量的牛磺酸，以维持正常的生理功能就十分必要了。牛磺酸的摄取最健康、最安全的方法，就是从荤菜中来补充。

因此，为了自己的身体健康和胎儿的正常发育，吃素食的孕妇也应适量吃些荤食，注意做到荤素搭配，以避免造成孕妇、胎儿营养不良。

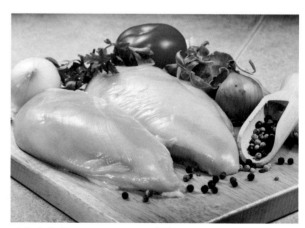

饮食要丰富全面，不宜全吃素食。

七 孕妇宜多吃绿色食品

如果经济条件允许并且买得到，应该多购买有机农产品给孕妇吃。因为现代化的农产品大多在种植的过程中会使用化学肥料、杀虫剂，这样的产品大多含化学污染的残留物，对孕妇和胎儿有一定影响。而有机农产品则多不用这些农药和化学肥料，产品更为卫生、安全，且往往更具有丰富的膳食纤维和其他营养素，也比传统种植的农产品更安全。

此外，在购买猪肉、牛肉、鸡肉等肉类菜时，也最好能挑选有机饲料饲养的家畜、家禽，这样的产品一般不含有激素和抗生素等化学物质，也很少携带如沙门菌这样的致病细菌，可以让孕妇吃得更放心。

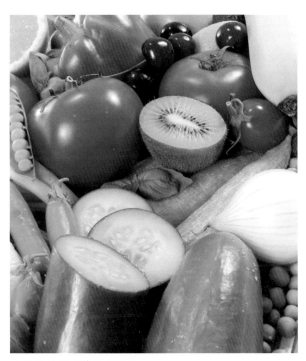

天然食品的营养价值很高。

八 孕妇不宜食用被污染的食物

食物从其原料生产、加工、包装、运输、储存、销售至食用前的整个过程中，都有可能不同程度地受到农药、金属、霉菌毒素以及放射性核素等有害物质的污染。如果孕妇食用被有害物质污染的蔬菜、水果后，极易导致基因正常控制过程中发生转向或胎儿生长迟缓，从而导致胎儿先天畸形，严重的可使胎儿停止发育，造成流产、早产或者出现死胎。

因此，孕妇在日常生活中尤其应当重视饮食卫生，防止食物污染。应尽量选用新鲜天然食品，避免食用含食品添加剂、色素、防腐剂物质的食品。食用蔬菜前要充分清洗干净，水果应去皮后再食用，以避免农药污染。

另外，在家庭炊具中应使用铁锅或不锈钢炊具，避免使用铝制品及彩色搪瓷制品，以防止铝元素、铅元素对人体细胞的伤害。

九 孕妇饮水宜选白开水

怀孕期间多饮水可以增加循环血量，促进新陈代谢，提高孕妇自身的免疫功能，对胎儿的生长发育也有积极的促进作用。但是，值得注意的是，孕妇饮水也有一定的讲究：首选白开水，其次是矿泉水，少喝茶水，最好不喝纯净水、可乐和咖啡，鲜榨纯果汁每天也不要超过 300 毫升。

白开水对人体有"内洗涤"的作用，比较容易透过细胞膜，促进新陈代谢，增加血红蛋白含量，从而提高机体的免疫功能。同时，白开水还可以降低血液中能引起孕妇呕吐的激素浓度。经过煮沸消毒后的白开水清洁卫生，能预防致病菌引发的疾病，应是孕妇补充水分的主要来源。白开水的水源只要是合格的自来水即可，但不要喝久沸或反复煮沸的开水。

如果要饮用矿泉水，应尽量选择可靠的品牌，合格的矿泉水应无异味、杂味。但孕妇尽量不要喝冷水，要稍温热后再喝，以免刺激肠道，引起子宫收缩。需要孕妇注意的是，喝饮水机上的桶装水要注意出厂日期，每桶水要在1周内喝完，以免时间过长滋生细菌。饮水机也要使用半年清洗一次内胆，达到洁净的目的。

需要提醒孕妇的是，孕期不宜喝纯净水。纯净水、太空水、蒸馏水都属于纯水。其优点是没有细菌、病毒，缺点是大量饮用时，会带走体内有用的微量元素，进而降低人体免疫力。

另外，要少喝茶水。饮茶容易提高孕妇的神经兴奋性，可能导致其睡眠不深、心跳加快、胎动增加等情况的出现。而且茶叶中所含的鞣酸可能与食物中的钙、铁元素结合，生成一种不能被机体吸收的复合物，影响人体对钙、铁的吸收，从而影响胎儿发育，导致孕妇贫血。

可乐和咖啡也会提高孕妇的神经兴奋性，而且因可乐含有咖啡因、色素、碳酸等成分，还会加重孕妇缺钙的症状。因此，为慎重起见，孕妇最好不要饮用咖啡和可乐。

✚ 孕妇禁吃霉变食物

霉菌在自然界中到处都有，其产生的霉菌素对人体的危害很大，如果孕妇吃了则危害更大。研究表明，孕妇食用霉变食品中毒而发生昏迷、剧烈呕吐等症状，或因呼吸不正常而造成缺氧，都是影响胎儿正常发育的不良因素。

在妊娠早期2~3个月时，胚胎正处在高度增殖、分化时期，由于霉菌毒素的危害，可使染色体断裂或畸变，产生遗传性疾病或畸形胎儿，如先天性心脏病、先天性愚型胎儿等，甚至导致胚胎停止发育而造成死胎或流产。

除此之外，霉菌毒素长期作用于人体，可致人体细胞癌变，如黄曲霉素可致肝癌。因此，孕妇在日常生活中要讲究饮食卫生，不吃霉变的粳米、玉米、花生、薯类、菜类以及甘蔗、柑橘等食品，以防霉菌毒素殃及胎儿。

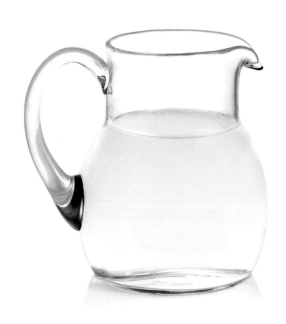

白开水是孕妇补充体液最好的饮品。

十一 孕妇不宜过度进补

怀孕期间，为了孕妇和胎儿的身体健康，良好的营养是必不可少的。但物极必反，孕期摄入太多的营养不但对母子健康不利，甚至有害。

孕妇过多摄入主食，使热量超标，会导致孕妇过胖、胎儿过大。孕妇过胖可能引起孕期血糖过高、妊娠高血压等疾病；胎儿过大会导致难产。而胎儿体重越重，难产发生率越高。如新生儿体重大于3500克，难产率可达53%；新生儿体重超过4000克，难产率高达68%。而且，由于营养过剩，体重超过4500克的巨大胎儿也时有出现。这些肥胖婴儿出生时，由于身体脂肪细胞大量增殖，将来发生肥胖、糖尿病、高血压等代谢性疾病的概率将大大增加。

判断孕妇是否营养过剩最简便、最常用的指标就是体重。怀孕期间每月称体重至少1次。孕前体重正常的女性，妊娠后的前3个月内体重可增加1.1 ~ 1.5千克；3个月后，每周增加0.35 ~ 0.4千克，至足月妊娠时，体重比孕前增加9 ~ 12.5千克。如体重增加过快、肥胖过度，应及时调整饮食结构，并去医院咨询。

十二 孕妇不宜过量食糖

如今，由于生活水平不断提高，人们的饮食结构越来越精细，摄入的细粮越来越多，其中的糖分也越来越多。

从营养成分上分析，对正常人来讲，摄入过多的糖分，可能会造成体内糖分堆积，而糖分在体内新陈代谢时，需要大量的维生素，糖分堆积过多，人体内的维生素就会因消耗过大而不足，而眼部视细胞发育同样也需要大量的维生素参与，若人体内维生素不足，就会影响其发育。

对孕妇来说更是如此，如果摄入了过多的饮料和细粮，导致体内糖分过多，就会导致眼球晶体发育环境异常，使得胎儿的晶体过早发育，更容易导致近视的发生。因此，为了胎儿的健康发育，孕妇要尽量少进食糖。

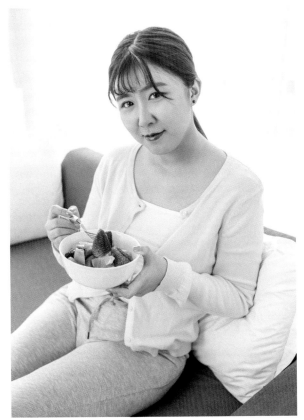

孕早期，吃水果有助于缓解早孕反应。

孕早期宜吃的食物

　　孕早期，胎儿较小，对营养物质和能量的需求较少，所以孕妇只要保证饮食的质量即可，尤适合吃以下20种食物。

核桃

别名： 胡桃仁、核仁、胡桃肉　　　　　**热量：** 2704千焦/100克
性味归经： 性温、味甘；归肾、肺、大肠经

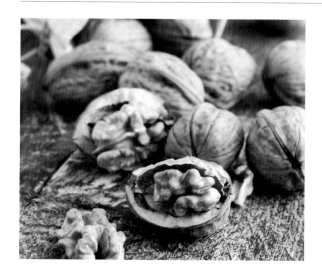

主要营养素

蛋白质、不饱和脂肪酸、碳水化合物、维生素E

　　核桃富含蛋白质和不饱和脂肪酸，能滋养脑细胞，增强脑功能；含有的碳水化合物能为孕妇提供所需的热量；含有的维生素E为生育酚，可预防早产。

食疗功效

　　核桃仁具有滋补肝肾、强健筋骨之功效，孕妇食用有助胎儿的发育。核桃油中油酸、亚油酸等不饱和脂肪酸含量高于橄榄油，饱和脂肪酸含量极微，是预防动脉硬化、冠心病的优质食用油。

选购保存

　　应选个大、外形圆整、干燥、壳薄、色泽白净、表面光洁、壳纹浅而少的核桃。带壳核桃风干后较易保存，核桃仁要用有盖的容器密封装好，放在阴凉、干燥处存放，避免潮湿生虫。

♥ 温馨提示

　　孕妇适当吃一些核桃，有利于胎儿的脑部发育。但核桃火气大，含油脂多，吃多了会令人上火和恶心，正在上火、腹泻的孕妇不宜吃。有的孕妇喜欢将核桃仁表面的褐色薄皮剥掉，这样会损失一部分营养，所以不要剥掉这层薄皮。

最佳搭配	
核桃+红枣	健脾益胃、补脑强体
核桃+黑芝麻	可美容养颜、补肝益肾、乌发润肤

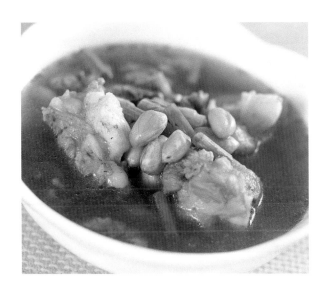

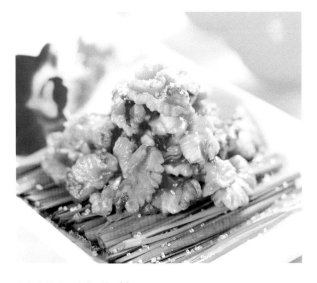

花生核桃猪骨汤

原料

花生50克，核桃仁20克，猪骨500克，盐3克，鸡精3克，葱段适量

做法

① 将猪骨用清水洗净，斩件；将核桃仁、花生泡发。

② 锅中加水烧沸，入猪骨汆透后捞出，冲洗干净。

③ 锅中加水烧开，下入猪骨、核桃仁、花生，煲1小时，调入盐、鸡精，撒上葱段，即可食用。

专家点评

这道汤对胎儿的大脑发育以及孕妇的身体很有好处。核桃仁中含有人体不可缺少的微量元素锌、锰、铬等，对人体极为有益。另外，核桃中的营养成分还有增强细胞活力、促进造血功能、增强免疫力等功效。花生含的谷氨酸和天冬氨酸可促进脑细胞发育，同时花生的红衣可补气补血。猪骨含有大量的骨钙、磷酸钙、骨胶原等。

核桃仁拌韭菜

原料

核桃仁300克，韭菜150克，白糖10克，盐5克，白醋、香油各5毫升，食用油适量

做法

① 将韭菜清洗干净，焯熟，切段。

② 在锅内放入油，待油烧至五成热，下入核桃仁炸成浅黄色捞出。

③ 将韭菜、白糖、白醋、盐、香油拌匀，和核桃仁一起装盘即成。

专家点评

这道菜有润肠通便、健脑强身之功效。核桃仁中含有丰富的磷脂和不饱和脂肪酸，孕妇经常食用，可以获得足够的亚麻酸和亚油酸。这些脂肪酸不仅可以补充孕妇身体所需的营养，还能促进胎儿的大脑发育。核桃仁中还含有大量的维生素，对缓解孕妇脑神经的紧张状态、消除大脑疲劳也有着重要的作用。

生姜

别名：姜

性味归经：性微温，味辛；归脾、胃、肺经

热量：89千焦/100克

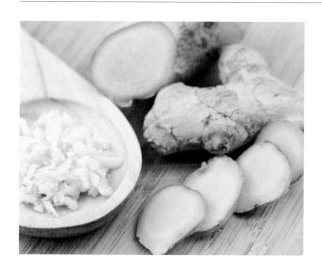

主要营养素

挥发油、姜烯、姜酮的混合物

生姜所含的挥发油能增强胃液的分泌和胃壁的蠕动，从而帮助消化。生姜中分离出来的姜烯、姜酮的混合物均有明显的止呕吐的作用。

食疗功效

生姜能增强血液循环，有刺激胃液分泌、兴奋肠管、促进消化、健胃以及增进食欲的作用，对外感风寒、胃寒呕吐、风寒咳嗽、腹痛腹泻、鱼蟹中毒等病症有食疗作用。生姜还有"呕家圣药"之称，可治疗恶心、呕吐。姜汁可用于缓解妊娠期恶心、呕吐、胃不适等症状，既安全又有效。孕早期孕妇可以适量食用。此外，生姜的提取液具有显著的抑制皮肤真菌和杀灭阴道滴虫的功效，可治疗各种痈肿疮毒。生姜还有抑制癌细胞活性的作用。

选购保存

优质生姜应完整饱满，节疏肉厚，无须根、无损伤、无烂顶、无黑心。生姜喜阴湿暖，忌干怕冷，适宜存贮温度为15℃左右。

♥ 温馨提示

生姜是一种极为重要的调味品，同时也可作为蔬菜单独食用，吃法很多。如喝姜汤、吃姜粥，炒菜油热时放点儿姜丝，炖肉或煎鱼时加姜片，制水饺馅时加点儿碎姜等。鲜嫩的姜芽可用于腌、渍、泡、酱等。有些人吃生姜喜欢削皮，这样做不能发挥姜的整体功效。将鲜姜洗干净后就可以切丝分片。一次吃生姜不宜过多。食用过多，大量的姜辣素在排泄过程中会刺激肾脏，并产生口干、咽痛、便秘等"上火"症状。在孕早期，孕妇吃生姜可以缓解孕吐，但是一次不要吃太多，否则容易加重孕期便秘。

最佳搭配	
生姜+红糖	可减缓恶心、呕吐症状
生姜+醋	有助于预防感冒

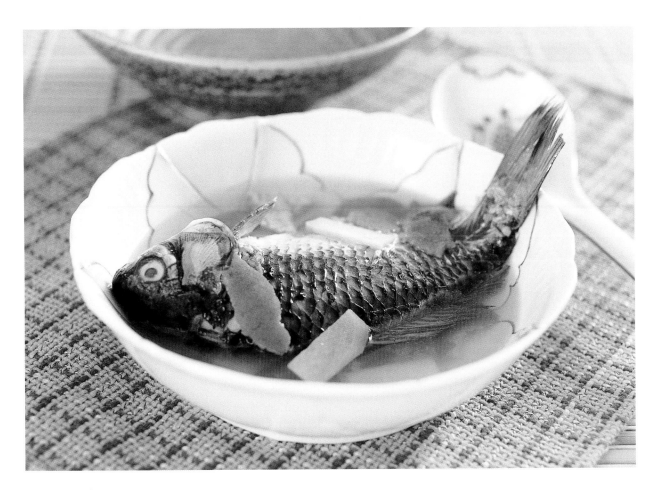

姜橘鲫鱼汤

原料

鲫鱼1条，生姜片30克，橘皮10克，胡椒、盐各3克

做法

1. 将鲫鱼宰杀，去鳞、鳃和内脏，清洗干净。
2. 锅中加适量水，放入鲫鱼，先大火烧开，再转用小火煨熟。
3. 加生姜片、橘皮，稍煨一会儿，再加胡椒、盐调味即可。

专家点评

　　生姜和橘皮有助于减轻孕妇的恶心感和呕吐症状。鲫鱼肉味鲜美，肉质细嫩，它营养全面，含丰富的蛋白质、钙、铁、磷等营养成分，食之鲜而不腻，略有甜味。将生姜、橘皮和鲫鱼煮汤，有温中散寒、补脾开胃的功效，尤其适宜有胃寒腹痛、食欲不振、消化不良、虚弱无力等症状的孕妇食用；一般的孕妇食用后则可补充营养，减轻早孕反应。

鳙鱼

别名：花鲢鱼、大头鱼

性味归经：性温，味甘；归胃经

热量：418千焦/100克

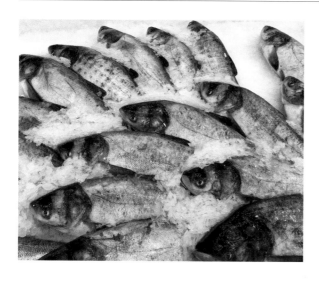

寒、益筋骨的作用，咳嗽、水肿、肝炎、眩晕、肾炎、小便不利和身体虚弱者都可用它来进行食疗。食用鳙鱼对心血管系统有保护作用。同时，鳙鱼富含磷脂，可改善记忆力，特别是其头部的脑髓含量很高，经常食用，能祛头眩、益智力、助记忆、延缓衰老。此外，孕妇经常食用还能起到润泽皮肤的美容作用。

选购保存

以鲜活、鱼体光滑、整洁、无病斑、无鱼鳞脱落的鳙鱼为佳。将鱼洗剖干净后抹少许盐腌渍4小时，春、秋季可存放一周，冬天则更长。

❤ 温馨提示

每餐食用鳙鱼以100克为宜，不宜食用过多，否则容易引发疥疮。鳙鱼的鱼胆有毒，不能食用，凡有瘙痒性皮肤病、内热、荨麻疹、癣病者应少食鳙鱼。鳙鱼头汤是一种防哮喘的良剂。汤中含有一种特别的脂肪酸，具有消炎作用，可以防止呼吸道发炎，但吃鳙鱼鱼头时要对所食鱼头的来源有所了解，比如环境受到严重污染，头大、身瘦、尾小的畸形鱼，变质鱼以及死了太久的鱼，这样的鱼头都不要吃。鳙鱼的温补效果很好，还可增乳，产妇也可以食用。

主要营养素

不饱和脂肪酸

鳙鱼中富含不饱和脂肪酸，它的主要成分就是我们所说的"脑黄金"，这是一种人类必需的营养素，主要存在于大脑的磷脂中，可以起到维持、提高、改善大脑机能的作用，孕妇食用后有助于促进胎儿的脑部发育，生出高智商的宝宝。

食疗功效

鳙鱼肉有疏肝解郁、健脾利肺、补虚弱、祛风

最佳搭配	
鳙鱼+苹果	可补钙
鳙鱼+豆腐	有助于止腹泻

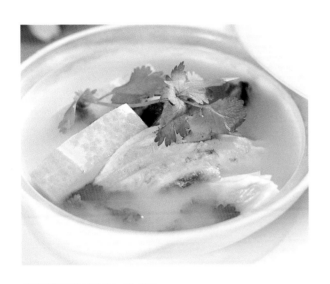

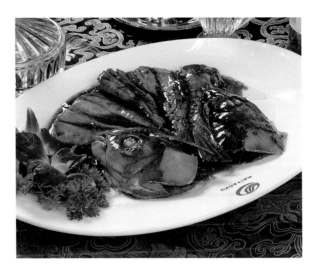

香菜豆腐鱼头汤

原料

鳙鱼头450克，豆腐250克，香菜30克，姜2片，盐、食用油各适量

做法

① 将鱼头去鳃，剖开，洗净后用盐腌2小时；将香菜清洗干净；将豆腐清洗干净，沥干水，切块。

② 油锅置于火上烧热，放入豆腐、鱼头煎炸，煎至两面金黄色即可。

③ 锅置于火上，锅中下入鱼头、姜，加入沸水，大火煮沸后，加入煎好的豆腐，煲30分钟，放入香菜，稍滚即可，不用加盐。

专家点评

这道汤中，鱼头肉质细嫩、营养丰富，含蛋白质、脂肪、钙、磷、铁、锌等营养成分。豆腐营养丰富，含有铁、钙、磷、镁等人体必需的多种元素，有增加营养、帮助消化、增进食欲的功能。

下巴划水

原料

鳙鱼1条，盐、酱油、水淀粉、糖、姜、蒜、老抽、食用油各适量

做法

① 将鳙鱼处理干净后用厨房纸抹干，鱼头对半切开，鱼肉切条，下油锅煎至半熟；将姜、蒜清洗干净，切末。

② 另起锅，爆香姜末、蒜末，加入适量酱油、糖、盐、老抽和水烧开，再加入鱼头、鱼尾和鱼肉，以中火焖烧10分钟即可。

③ 捞出鱼装盘，将锅内的汤汁加水淀粉勾芡，淋在鱼身上即可。

专家点评

在孕早期，孕妇食用这道菜，可开胃消食，保证营养摄入。鱼头肉质细嫩、营养丰富，尤其是卵磷脂含量丰富，对胎儿大脑的发育尤为重要。因此，在胎儿脑部发育的孕早期，孕妇可经常食用这道菜。

猪骨

别名： 猪脊骨、猪排骨　　　　**热量：** 1105千焦/100克

性味归经： 性温，味甘、咸；归脾、胃经

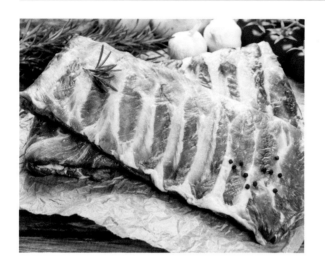

主要营养素

磷酸钙、骨胶原、骨黏蛋白

猪骨中磷酸钙、骨胶原、骨黏蛋白的含量非常丰富，尤其是丰富的钙质可维护骨骼的健康，具有滋阴润燥、益精补血的作用，是孕妇和胎儿补钙的上佳之品，有助于母体和胎儿的骨骼健康。

食疗功效

猪骨有很高的营养价值，可滋阴壮阳、益精补血，能补脾胃、生津液、丰肌体、泽皮肤，有补中益气、养血健骨、延缓衰老、延年益寿的功效。儿童经常喝猪骨汤，能及时补充人体所必需的骨胶原等物质，增强骨髓造血功能，有助于骨骼的生长发育。孕妇喝猪骨汤，有助于补钙，满足母体和胎儿对钙的需求：一方面可促进胎儿骨骼发育；另一方面，孕妇自己也可强筋健骨。

选购保存

应选购富有弹性、其肉呈红色的新鲜猪骨。用浸过醋的湿布将猪骨包起来，可保鲜一昼夜；可将猪骨放入冰箱中冷藏；将猪骨煮熟放入刚熬过的猪油里，可保存较长时间。

♥ 温馨提示

喝猪骨汤是非常有益的，孕早期孕妇还是要注意营养均衡。熬制骨头汤的时候应注意，熬骨头汤宜用冷水，并用小火慢慢熬，这样可以延长蛋白质的凝固时间，使骨肉中的新鲜物质充分渗到汤中，汤才好喝。在烧煮时，骨头中的蛋白质和脂肪逐渐解聚而溶出，于是，骨头汤便越烧越浓。因此，不要在煨烧中途加生水，否则会使蛋白质、脂肪迅速凝固变性，不再解聚；同时骨头也不易烧酥，骨髓内的营养无法大量溶出，从而影响汤味的鲜美。

最佳搭配	
猪骨+洋葱	可滋养生津、抗衰老
猪骨+萝卜	可滋阴补肾、增强体质

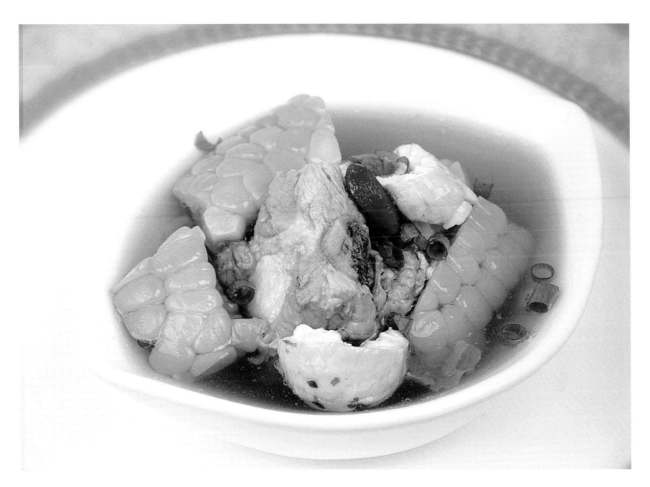

玉米板栗排骨汤

原料

猪排骨350克，玉米棒200克，板栗50克，花生油30毫升，盐3克，葱花、姜末、枸杞子各5克，高汤适量

做法

① 将猪排骨清洗干净，斩块。锅中加水后置于火上烧热，加入猪排骨氽水。

② 将玉米棒洗净切块；将板栗、枸杞子清洗干净，备用。

③ 锅置火上，倒入花生油，将葱花、姜末爆香，下入高汤、猪排骨、玉米棒、板栗、枸杞子，调入盐煲熟即可。

专家点评

猪排骨含有大量磷酸钙、骨胶原、骨黏蛋白等，可为人体提供钙质；玉米中蛋白质、维生素和矿物质含量都比较丰富；板栗中含有蛋白质、维生素等多种营养素，所以这道汤有补血养颜、开胃健脾、强筋健骨的作用，很适合孕妇食用。

小米

别名：粟米、谷子、黄粟　　　热量：1511千焦/100克
性味归经：性凉，味甘、咸；归脾、肾经

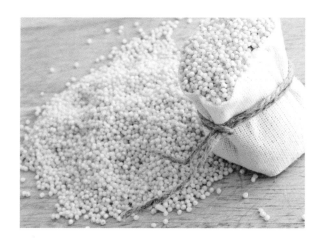

主要营养素

钙、铁、锌、硒、镁、磷、维生素B₁

小米含有丰富的矿物质，如钙、铁、锌、硒、镁、磷等，能有效调节血糖。小米含有维生素B₁，对糖尿病患者的手、足、视觉神经有保护作用。小米还可缓解精神压力、紧张情绪等。

食疗功效

小米能滋养肾气、和胃安眠、清虚热，小米含有大量的碳水化合物，对缓解精神压力、紧张情绪等很有功效，小米富含维生素B₁、维生素B₁₂等，能防止消化不良及口角生疮。发芽的小米和麦芽一样，含有大量的酶，是一味中药，有健胃消食的作用，食欲不振的孕妇可以多吃。小米具有滋阴养血的功效，可以使产妇虚寒的体质得到调养，帮助她们恢复体力，因此产妇也适合吃小米。另外，小米还可以有效地防止血管硬化。

选购保存

宜选购米粒大小一致，颜色均匀，呈乳白色、黄色或金黄色，有光泽，无虫、无杂质的小米。贮存于低温干燥避光处即可，也可在小米中加入几瓣大蒜，有防虫的作用。

♥ 温馨提示

小米是老人、产妇宜用的滋补品，民间还有给产妇吃红糖小米粥、给婴儿喂小米粥的习惯。小米熬成粥后黄香柔滑、回味悠长，喝之满口泛香，营养价值丰富，有"代参汤"之美誉，较适合没胃口的孕妇吃。小米与粳米同食可提高其营养价值，发挥互补作用。将小米与动物性食品或豆类搭配，可以提供给孕妇更完善、更全面的营养。但不能食用变质或劣质的小米，变质的小米用手捻易成粉状，易碎，碎米多，有异味。

最佳搭配	
小米+洋葱	可生津止渴、降脂降糖
小米+黄豆	可健脾和胃、益气宽中

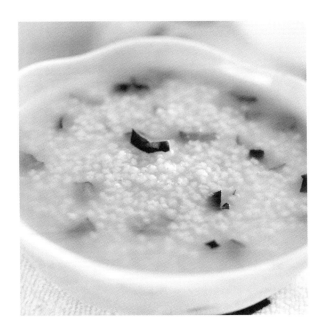

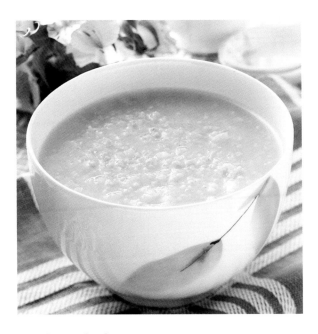

小米红枣粥

原料

小米100克，红枣20枚，蜂蜜20毫升，白糖适量

做法

❶ 将红枣洗净，去核，切成碎末。

❷ 将小米入清水中清洗干净。

❸ 将小米加水煮开，加入红枣末熬煮成粥，关火后放至温热，根据口味，调入蜂蜜和白糖即可食用。

专家点评

　　小米能开胃又能养胃，具有健胃消食、防止反胃和呕吐的功效。小米含有蛋白质、钙、胡萝卜素和B族维生素；红枣含维生素C，二者互补，是一种具有较高营养价值的滋补粥品，是孕妇缓解孕吐、滋养身体的较佳选择。此外，这道粥含铁量高，所以对产妇产后滋阴养血也大有功效。

小米玉米粥

原料

小米、玉米各50克，糯米20克，白糖少许

做法

❶ 将小米、玉米、糯米清洗干净。

❷ 将洗好的原材料放入电饭煲内，加清水后开始煲粥，煲至粥黏稠时倒出盛入碗内。

❸ 加白糖调味即可。

专家点评

　　小米含有多种维生素、氨基酸、脂肪、纤维素和碳水化合物，一般粮食中不含的胡萝卜素，小米中也有，特别是它的维生素 B_1 的含量居所有粮食之首，含铁量很高，含磷也很丰富，有补血、健脑的作用。将小米搭配玉米和糯米一同熬煮，营养更加全面且更加丰富，非常适合孕早期孕妇滋补身体，还能预防缺铁性贫血。

番茄

别名： 西红柿、番李子、洋柿子　　**热量：** 85千焦/100克

性味归经： 性凉，味甘、酸；归肺、肝、胃经

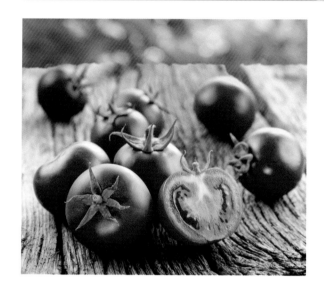

主要营养素

番茄红素、苹果酸、柠檬酸

番茄特有的番茄红素有保护血管内壁的作用，可预防妊娠高血压；所含的苹果酸和柠檬酸，有助于胃液对脂肪及蛋白质的消化，可以增强孕妇的食欲。

食疗功效

中医认为，番茄可养颜美容、消除疲劳、增进食欲。现代医学认为，番茄含有番茄红素，能够保护心血管，具有抗氧化、抑制突变、降低核酸损伤等多种功能。番茄红素能清除自由基，保护细胞，并能减少心脏病的发作。综合来看，番茄具有止血、降压、利尿、健胃消食、生津止渴、清热解毒的功效，可以预防妊娠高血压、宫颈癌、胰腺癌等疾病。适合食欲不振、习惯性牙龈出血、高血压、急慢性肾炎者或孕妇等食用。

选购保存

要选择颜色粉红、蒂的部位圆润的番茄，如果蒂部再带着淡淡的青色，就是最沙最甜的了。保存时可以将番茄放入食品袋中，扎紧口，放在阴凉通风处，每隔一天打开口袋透透气，擦干水珠后再扎紧。

♥ 温馨提示

番茄可以生吃、煮食或加工用。但不管是哪一种，都有令人难忘的鲜甜滋味。要想多摄取番茄红素，可以将番茄做菜食用，如将番茄切碎和橄榄油一起烹调。把番茄煮熟吃，有益于心脏健康并可提高防癌效果。青色的番茄不宜生食。因为未成熟的番茄含有大量的毒番茄碱，孕妇食用后，可能出现恶心、呕吐、全身乏力等中毒症状，对胎儿发育有害。备孕期、孕早期、孕中期、孕晚期者都宜吃番茄。

最佳搭配	
番茄+芹菜	可降压、健胃消食
番茄+蜂蜜	可补血养颜

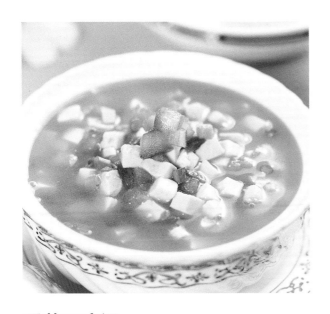

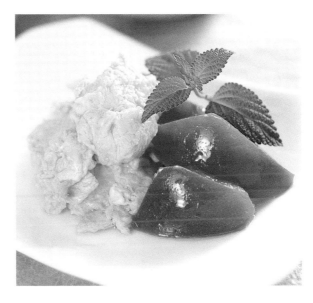

番茄豆腐汤

原料

番茄250克，豆腐2块，盐3克，胡椒粉1克，淀粉15克，香油5毫升，植物油50毫升，葱花25克

做法

1. 将豆腐洗净切成小粒；将番茄洗净入沸水烫后，剖开，切成粒；将豆腐入碗，加番茄、胡椒粉、盐、淀粉、少许葱花一起拌匀。
2. 炒锅置中火上，下油烧至六成热，倒入豆腐、番茄，翻炒至香，加入适量清水。
3. 约5分钟后，撒上剩余葱花，调入盐，淋上香油即可。

专家点评

番茄富含的胡萝卜素在人体内可转化为维生素 A，能促进胎儿的生长发育。同时，番茄有增加胃液酸度、帮助消化、调节胃肠功能的作用。

番茄炒鸡蛋

原料

番茄500克，鸡蛋2个，白糖10克，盐适量，淀粉5克，食用油适量

做法

1. 将番茄清洗干净，去蒂，切成块；将鸡蛋打入碗内，加入少许盐，搅匀。
2. 炒锅烧热放油，先将鸡蛋倒入，炒成散块，盛出。
3. 炒锅中再放些油，油烧热后放入番茄翻炒几下，再放入炒好的鸡蛋，搅炒均匀，加入白糖、盐，再翻炒几下，用淀粉勾芡即成。

专家点评

本品营养丰富，对孕妇的身体极为有利，还对胎儿的神经系统发育有利，有健脑的功效。番茄营养丰富，人称"蔬菜中的冠军"，在被孕吐困扰的孕初期，番茄可是孕妇的得力助手。

莲藕

别名： 莲根、藕丝菜

热量： 304千焦/100克

性味归经： 性凉，味辛、甘；归肺、胃经

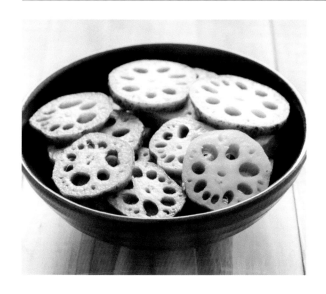

主要营养素

淀粉、蛋白质、维生素C、碳水化合物、维生素B₆

莲藕含有丰富的淀粉、蛋白质、维生素C及碳水化合物，能为孕妇提供热量，预防牙龈出血，有助于胎儿的健康发育。而其所含的维生素B_6是妊娠呕吐的克星。

食疗功效

莲藕具有滋阴养血的功效，可以补五脏之虚、强壮筋骨、补血养血。生食能清热润肺、凉血行淤，熟食可健脾开胃、止泄固精。对淤血、吐血、衄血、尿血、便血者或孕妇、白血病患者极为适宜。在根茎类食物中，莲藕含铁量较高，孕妇食用后有助于补铁，预防孕期贫血。另外，莲藕含有大量的膳食纤维，可减轻孕妇便秘的症状。

选购保存

要选择两端的节很细、藕身圆而笔直、用手轻敲声音厚实、皮的颜色为淡茶色、没有伤痕，且藕节之间的间距长的莲藕。没有湿泥的莲藕通常已经过处理，不耐保存，尽量现买现食；有湿泥的莲藕较好保存，可置于阴凉处保存约1周。

♥ 温馨提示

藕的食法较多，炒、烹、炸、拌，样样都行，酸甜苦辣咸俱有，如北京的"挂霜藕片"，四川的"酸辣脆藕"，广东的"蛋煎藕饺"，湖北的"椒盐酥藕夹""香酥藕盒"，山东的"炸藕盒"，杭州的"桂花藕羹"，南京的"糯米糖藕"等。藕还可以制成藕原汁、藕蜜汁、藕生姜汁、藕葡萄汁、藕梨子汁等清凉消暑的饮料。因此，孕妇在整个孕期可变着花样吃莲藕。

最佳搭配	
莲藕+猪肉	可滋阴血、健脾胃
莲藕+生姜	可止呕

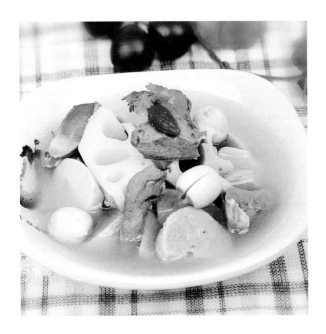

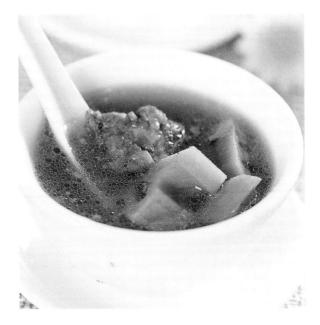

莲藕猪心煲莲子

原料

猪心350克，莲藕100克，火腿30克，莲子10克，色拉油10毫升，盐4克，葱、姜、蒜、枸杞子各3克

做法

❶ 将猪心清洗干净，切块，汆水；将莲藕去皮，清洗干净，切块；将火腿切块；莲子、枸杞子清洗干净，备用。

❷ 煲锅上火倒入色拉油，将葱、姜、蒜爆香，下入猪心、莲藕、火腿、莲子煸炒，倒入水，放入枸杞子，调入盐煲至熟，即可食用。

专家点评

用猪心、莲藕、莲子等煲出的汤，汤醇肉嫩，味道鲜美，有健脾益胃、补虚益气、镇静养心的作用，孕妇食用，有益身体健康。

莲藕排骨汤

原料

莲藕350克，排骨250克，盐3克，高汤适量，鸡精3克

做法

❶ 将莲藕清洗干净，切块；将排骨清洗干净，斩块。

❷ 将排骨入沸水中汆透。

❸ 在瓦罐中加入高汤、莲藕、排骨、盐、鸡精，用锡纸封口，放入煨缸，用木炭煨制4小时即可。

专家点评

这道汤味道鲜美，能增强脾胃的吸收能力，并可缓解恶心和胃痛的症状。莲藕富含淀粉、蛋白质和 B 族维生素、维生素 C、矿物质等，熟吃则可消除恶心、下痢和胃痛的症状。排骨可提供人体生理活动必需的优质蛋白质、脂肪，尤其是丰富的钙质可维护骨骼健康，有滋阴润燥、益精补血的功效。

鳜鱼

别名： 桂鱼

性味归经： 性平，味甘；归脾、胃经

热量： 490千焦/100克

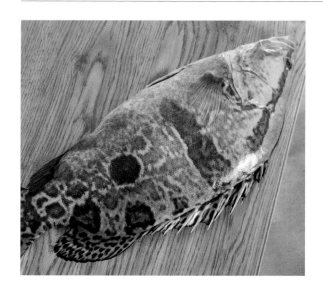

主要营养素

蛋白质、多种矿物质、维生素

鳜鱼含有丰富的蛋白质、钙、磷、锌、维生素A等多种营养素，不仅能增强孕妇的免疫能力，还有开胃消食的作用，可帮助孕吐厉害的孕妇改善胃口。

食疗功效

鳜鱼肉质细嫩、厚实、少刺，营养丰富，具有补气血、健脾胃之功效，可以促进人体气血旺盛、精力充沛、滋阴壮阳，有养心安神补气之功效。鳜鱼的肉和胆等还具有一定的药用价值，可以补充气血、益脾健胃等。常食鳜鱼，可起到补五脏、益精血、健体的作用，为补益强壮的保健佳品。孕早期孕妇常吃鳜鱼，还可预防蛋白质的缺乏。

选购保存

优质的鳜鱼眼球凸出，角膜透明，鱼鳃色泽鲜红，腮丝清晰，鳞片完整有光泽、不易脱落，鱼肉坚实、有弹性。将鱼处理干净后，放入冰箱冷藏即可。

♥ 温馨提示

鳜鱼以肉质细嫩丰满、肥厚鲜美、内部无胆、少刺而著称，故为鱼中之上品。明代医学家李时珍将鳜鱼誉为"水豚"，意指鳜鱼的味鲜美如河豚。因此，孕妇、老人、幼儿、脾胃虚弱者特别适合食用。因为鳜鱼既能补气，又易于消化，所以食用鳜鱼后既能补虚，又不必担心消化困难。另外，鳜鱼对贪恋美味又怕肥胖的女士来说是极佳的选择，因为鳜鱼的热量不高，而且富含抗氧化成分，有助于减肥和美容养颜。

最佳搭配	
鳜鱼+白菜	可增强造血功能
鳜鱼+马蹄	有利尿通便的作用

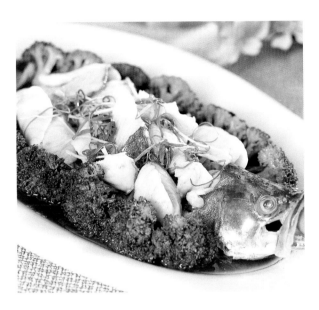

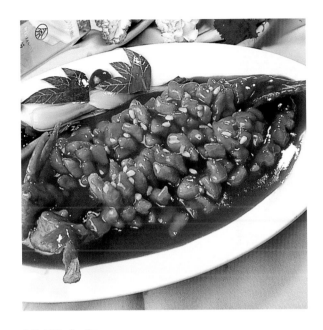

吉祥鳜鱼

原料

鳜鱼1条，西蓝花适量，葱丝、姜丝、红甜椒丝各5克，盐、酱油、淀粉各适量

做法

1. 将鳜鱼处理干净，切成片（保留头尾），以盐、淀粉上浆备用。

2. 将西蓝花掰成小朵，清洗干净，焯水备用；将鳜鱼头、尾入蒸锅，撒上葱丝、姜丝、红甜椒丝蒸熟。

3. 将鱼片下入沸水锅中汆熟，装入盘中，以西蓝花围边，调入酱油。

专家点评

　　孕妇食用鳜鱼，既可以补气血又可以益虚劳。再加上富含维生素的西蓝花，颜色丰富、鲜艳，十分诱人，在营养方面有滋补之功，有助于孕妇补充营养。

松鼠全鱼

原料

鳜鱼1条，盐、高汤、松仁、面粉、淀粉、葱姜末、番茄酱、醋、生抽、白糖、食用油各适量

做法

1. 将鳜鱼处理干净，打花刀，用盐腌渍入味，并将其周身裹匀面粉。

2. 锅内加油烧热，将处理好的鱼放入油锅内炸至金黄色，起锅装盘。

3. 锅留底油，用葱姜末炝锅，加入高汤、番茄酱、醋、生抽、白糖，烧开后用淀粉勾芡，浇在鱼身上，撒上松仁即可食用。

专家点评

　　这道菜酸甜可口，味道极佳，是适合孕早期孕妇的一道好菜。鳜鱼肉质细嫩，易消化，适于脾胃消化功能不佳的孕妇食用。

豆腐

别名：无
性味归经：性凉，味甘；归脾、胃、大肠经

热量：342千焦/100克

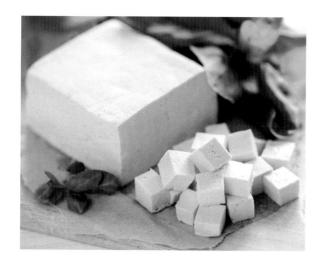

主要营养素

大豆蛋白

豆腐含有的大豆蛋白属于完全蛋白，不但含有人体必需的8种氨基酸，而且比例也接近人体需要，是孕妇补充营养的上佳食物，有增强免疫力的作用。

食疗功效

豆腐具有益气和中、生津润燥、清热解毒的功效。现代医学研究发现，豆腐可降低血铅浓度、保护肝脏、促进机体代谢。豆腐还有抗氧化的功效，所含的植物雌激素能保护血管内皮细胞，使其不被氧化破坏。如果经常食用，可有效地降低血管系统被氧化破坏的概率。豆腐中的大豆蛋白可以显著降低血浆胆固醇、甘油三酯和低密度脂蛋白。所以，大豆蛋白恰到好处地起到了降低血脂的作用，保护了血管细胞，有助于预防心血管疾病。

选购保存

水豆腐宜选购内无水纹、无杂质、晶白细嫩的；老豆腐宜选购有气泡、微黄色、断面光滑的。将豆腐直接放入冰箱，水分会溢出，风味大减，应泡在水中存放。

♥ 温馨提示

丰富的大豆卵磷脂有益于神经、血管、大脑的发育生长，比起吃动物性食品或鸡蛋来补养、健脑，豆腐都有极大的优势，因为豆腐在健脑的同时，所含的豆固醇还抑制了胆固醇的摄入。因此，豆腐是老人和孕产妇的理想食品，对更年期女性、病后调养者、肥胖者和皮肤粗糙者也有好处。脑力工作者、经常上夜班者也很适合食用。但注意一次食用不宜太多，否则会阻碍人体对铁的吸收，而且容易引起蛋白质消化不良，出现腹胀、腹泻等不适症状。

最佳搭配	
豆腐+鱼	有补钙的功效
豆腐+番茄	可补脾健胃

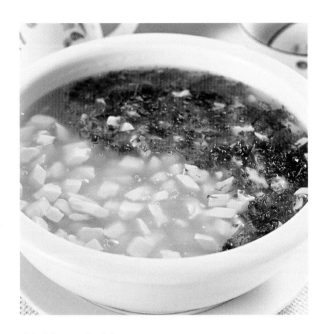

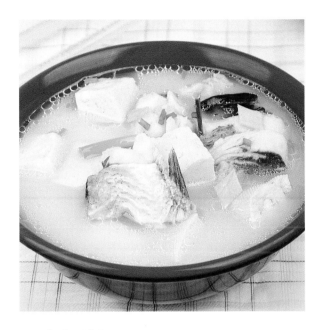

荠菜豆腐羹

原料

内酯豆腐1盒，猪肉50克，荠菜150克，清鸡汤250毫升，盐3克，鸡精3克，淀粉10克，香油、胡椒粉各适量

做法

1. 将豆腐洗净，切小粒；将猪肉洗净，切丝；将荠菜洗净，切碎。
2. 把原材料过沸水后捞出备用。
3. 将清鸡汤、盐、鸡精、香油、胡椒粉下锅煮开，再把原料放入锅内煮10分钟后，用淀粉勾芡即可。

专家点评

本品可营养滋补、降低血脂、排毒养颜、补脾益肾。其中的豆腐味甘性凉，归脾、胃、大肠经，具有益气和中、生津润燥、清热解毒的功效，可用以改善赤眼、消渴症状。

豆腐鱼头汤

原料

鲢鱼头半个，豆腐200克，清汤适量，盐4克，葱段2克，姜片2克，香菜末少许，香油适量

做法

1. 先将鲢鱼头洗净，斩大块；将豆腐洗净，切块备用。
2. 然后净锅上火倒入清汤，调入盐、葱段、姜片，下入鲢鱼头、豆腐，以大火烧开之后，转小火煲至熟。
3. 在煲熟的汤中淋入香油，撒入少许香菜末即可出锅。

专家点评

豆腐和鱼头都是高蛋白、低脂肪和多维生素的食品，二者均含有丰富的健脑物质，特别是鱼头，营养丰富，含有鱼肉中所缺乏的卵磷脂，有助于胎儿的大脑发育。

板栗

别名：毛栗、瑰栗、栗子

性味归经：性温，味甘、平；归脾、胃、肾经

热量：789千焦/100克

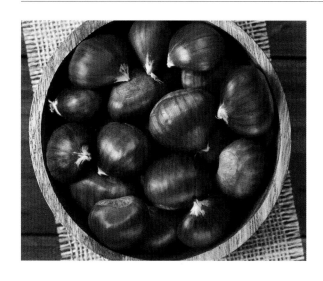

主要营养素

叶酸、蛋白质

板栗含有大量的叶酸，特别适合怀孕初期的孕妇食用。板栗含有蛋白质和氨基酸，胎儿对蛋白质的需求量较大，适量吃一些板栗不但可提高孕妇的免疫力，还有利于胎儿的发育。

食疗功效

板栗具有养胃健脾、补肾强腰之功效，适合肾虚引起的腰膝酸软、小便增多，以及脾胃虚寒引起的慢性腹泻者食用。孕妇食用有助于滋补身体。板栗中所含的丰富的不饱和脂肪酸和维生素、矿物质，能防治高血压、冠心病、动脉硬化、骨质疏松等疾病，是抗衰老、延年益寿的滋补佳品。常吃板栗，还可以有效治疗日久难愈的小儿口舌生疮和成人口腔溃疡。

选购保存

购买板栗时应选果壳老结、无虫眼、无黑斑、无瘪印，较为干燥，果实饱满，颗粒均匀，用手捏果实感到坚实、沉甸甸，咬开肉质嫩黄的。板栗风干或晒干后带壳保存比较方便，放干燥处防霉变即可。

♥ 温馨提示

板栗素有"干果之王"的美称，食用方法很多，生熟皆可，还可以烹调多种名菜。但要注意，板栗虽养人，又好吃，不过吃多了容易引起腹胀，孕妇每一次不可进食过多。另外要注意，板栗生吃难被消化，熟食又易气滞，所以一次不宜多食。脾胃虚弱、消化不良或患有风湿病者不宜食用。新鲜板栗容易变质霉烂，吃了发霉的板栗可引起食物中毒，因此变质的板栗不能吃。

最佳搭配	
板栗+粳米	可健脾补肾
板栗+鸡肉	可补肾虚、益脾胃

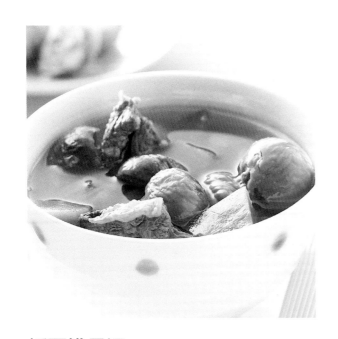

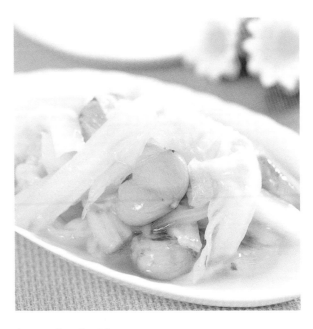

板栗排骨汤

原料

鲜板栗250克，排骨500克，胡萝卜1根，盐3克

做法

❶ 将板栗入沸水中用小火煮约5分钟，捞起剥掉壳、膜。

❷ 将排骨放入沸水中氽烫，捞起，洗净；将胡萝卜削皮，清洗干净，切块。

❸ 将以上材料放入锅中，加水盖过材料，以大火煮开，转小火续煮30分钟，加盐调味即可。

专家点评

这道菜含有丰富的蛋白质、脂肪和钙、锌及维生素 B_1、维生素 B_2、维生素 C、叶酸等营养成分。板栗可养胃健脾、补肾强筋，与具有补血益气、强筋健骨的排骨，以及有补肝明目、润肠通便的胡萝卜相配，补而不腻，可以缓解孕妇的不适症状。

板栗煨白菜

原料

白菜200克，生板栗50克，姜、盐、鸡汤、水淀粉、食用油各适量

做法

❶ 将白菜洗净，切段，用开水煮透，捞出；将姜清洗干净切成末；将板栗煮熟，剥去壳、膜。

❷ 锅上火，放油烧热，将姜末爆香，下白菜、板栗炒匀，加入鸡汤，煨入味后用水淀粉勾芡，加入盐，炒匀即可出锅。

专家点评

板栗含有大量的叶酸。叶酸能参与血细胞的生成，促进胎儿神经系统的发育。板栗吃多了容易发生便秘，所以这道菜加了富含纤维素的白菜，既可以避免孕妇便秘，又可为胎儿补充发育所需的营养。

包菜

别名：圆白菜、结球甘蓝

性味归经：性平，味甘；归脾、胃经

热量：101千焦/100克

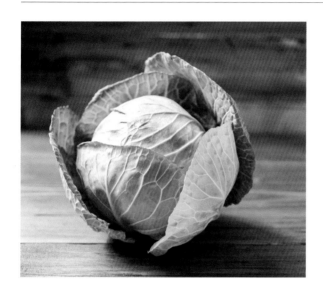

主要营养素

叶酸、维生素C、维生素E、B族维生素等

包菜富含叶酸，这是甘蓝类蔬菜的一个优点。叶酸是胎儿神经发育的关键营养素，所以孕妇应当多吃些包菜。包菜还富含多种维生素，有调节新陈代谢的作用，对保证胚胎器官的健康发育有重要作用。

食疗功效

包菜有补骨髓、润脏腑、益心力、壮筋骨、祛结气、清热止痛、增强食欲、促进消化、预防便秘的功效，对睡眠不佳、失眠多梦、耳目不聪、皮肤粗糙、皮肤过敏、关节屈伸不利、胃脘疼痛等病症患者有食疗作用。新鲜的包菜含有植物杀菌素，有抑菌消炎作用。因此，包菜特别适合动脉硬化患者、肥胖患者、孕妇及有消化道溃疡的人食用。

选购保存

选购包菜以结球紧实，修整良好，无老帮、焦边、侧芽萌发，无病虫害损伤的包菜为佳。包菜可置于阴凉通风处保存2周左右。

♥ 温馨提示

包菜能抑制癌细胞，通常秋天种植的包菜抑制率较高，因此秋冬时期的包菜可以多吃。不过购买时不宜多，以免搁放几天后，造成营养流失。包菜营养丰富，除了于孕早期食用外，其他孕期或产期也可以食用。包菜的食用方法有很多，切丝凉拌、制作色拉或绞汁饮用，能较好地保存所含的营养成分，特别是各种维生素。需要注意的是，包菜属于爱"招惹"害虫的蔬菜，要注意其表面农药残留是否超标，清洗包菜是非常重要的环节。其烹炒时间不宜过长。

最佳搭配	
包菜+番茄	可益气生津
包菜+猪肉	补充营养、通便

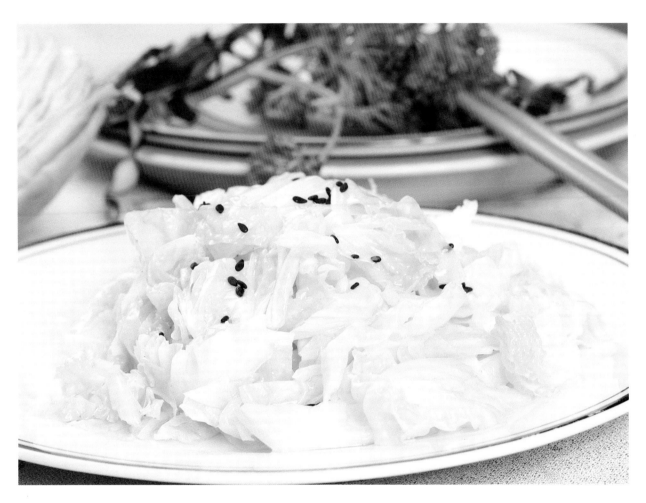

芝麻炒包菜

原料

黑芝麻10克，包菜嫩心500克，盐、花生油各适量

做法

❶ 将黑芝麻洗净，入锅内小火慢炒，当炒至芝麻发香时盛出晾凉，碾压成粉状；将包菜嫩心清洗干净，切小片。

❷ 炒锅上火，烧热花生油，投入包菜心炒1分钟后加盐，用旺火炒至包菜熟透发软，起锅装盘，撒上芝麻屑拌匀即成。

专家点评

包菜富含叶酸，这是甘蓝类蔬菜的一个优点，所以孕妇应当多吃些包菜。同时，包菜含有大量人体必需的营养素，如多种氨基酸、胡萝卜素等，其维生素C的含量尤多，有提高人体免疫力的作用。

芥蓝

别名：白花芥蓝

性味归经：性平，味甘；归肝、胃经

热量：92千焦/100克

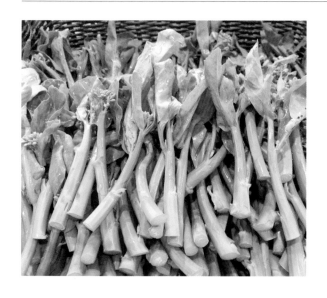

主要营养素

膳食纤维、维生素A、镁

芥蓝中含有的可溶性膳食纤维可以润肠通便，减缓餐后血糖的上升速度。芥蓝还富含维生素A和镁元素，不仅能保护胎儿皮肤、胃肠道和肺部的健康，还有助于胎儿骨骼的正常发育。

食疗功效

芥蓝具有除邪热、解劳乏、清心明目、利尿化痰、解毒祛风、清心明目、降低胆固醇、软化血管、预防心脏病的作用，不过多食久食也会抑制性激素的分泌。芥蓝中含有有机碱，这使它带有一定的苦味，能刺激人的味觉神经，增进食欲，还可加快胃肠蠕动，有助消化。此外，芥蓝含有大量膳食纤维，能防止便秘。非常适合食欲不振、便秘、高胆固醇患者以及孕妇食用。

选购保存

以叶色翠绿、柔软，薹茎新嫩的芥蓝为佳，茎部太粗或中间有白点的芥蓝质地较老，含纤维多，咀嚼有渣，不够脆嫩。芥蓝不宜保存太久，建议购买新鲜的芥蓝后尽快食用。

♥ 温馨提示

芥蓝的食用部分为带叶的菜薹，因为芥蓝含淀粉多，所以口感不如菜心柔软，但十分爽脆，别有风味。芥蓝属于平性蔬菜，孕产妇都可以吃，但尽量不要生吃。另外，长期过量吃芥蓝会抑制性激素的分泌。在烹调的时候需要注意，芥蓝有苦涩味，炒时加入少量糖，可以改善口感。同时，加入的汤水要比一般菜多一些，炒的时间要长些，因为芥蓝梗粗，不易熟透，烹制时挥发的水分必然要多些。

最佳搭配	
芥蓝+番茄	有防癌的功效
芥蓝+山药	有消暑的功效

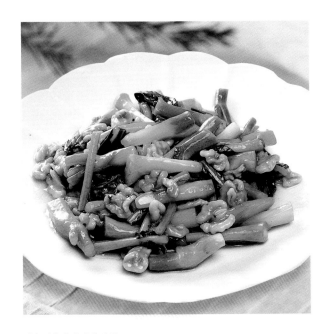

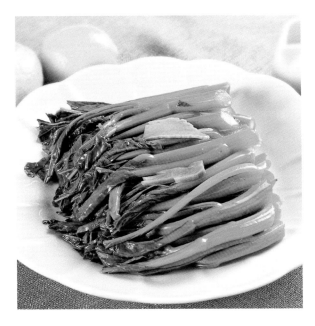

芥蓝炒核桃

原料

芥蓝350克，核桃仁200克，盐3克，鸡精1克，油适量

做法

1. 将芥蓝清洗干净，切段；将核桃仁清洗干净，入沸水锅中汆水，捞出沥干待用。
2. 锅注油烧热，下入芥蓝爆炒，再倒入核桃仁一起翻炒片刻。
3. 加入盐和鸡精调味，装盘即可。

专家点评

核桃仁含有较多的蛋白质以及人体必需的不饱和脂肪酸，这些成分皆为大脑组织细胞代谢的重要物质，能滋养脑细胞、增强脑的功能；将核桃与有增进食欲作用的芥蓝共同烹调，不仅能有效缓解孕吐，还有助于孕妇补充多种营养，这对胎儿的发育极为有益。

清炒芥蓝

原料

芥蓝400克，胡萝卜30克，盐3克，鸡精1克，油适量

做法

1. 将芥蓝清洗干净，沥干水分待用；将胡萝卜清洗干净，切片。
2. 锅置于火上，倒入油烧至八成热，再放入芥蓝快速翻炒，再加入胡萝卜片一起炒至熟。
3. 加盐和鸡精调味，装盘即可。

专家点评

芥蓝中有一种独特的苦味成分——奎宁，它能抑制过度兴奋的体温中枢，起到消暑解热的作用。芥蓝还含有大量膳食纤维，能防止便秘。清炒芥蓝鲜嫩清脆，能激发孕妇的食欲，非常适于妊娠呕吐、食欲不振的孕早期孕妇食用。

口蘑

别名：白蘑、云盘蘑、银盘

热量：1157千焦/100克

性味归经：性平，味甘；归肺、心经

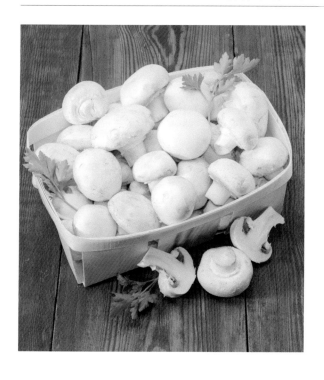

食疗功效

口蘑能够防止过氧化物损害机体，预防因缺硒引起的血压升高和血黏度增加，调节甲状腺的功能，提高免疫力。口蘑可抑制血清和肝脏中胆固醇上升，对肝脏起到良好的保护作用。它还含有多种抗病毒成分，对病毒性肝炎有一定食疗效果。口蘑是一种较好的减肥美容食品。口蘑所含的大量膳食纤维，具有防止便秘、促进排毒、预防糖尿病及大肠癌的作用。而且口蘑又属于低热量食物，可以防止发胖。

选购保存

市面上的口蘑有散装和袋装两种，散装的口蘑宜选购淡黄色、表面没有斑点的。

♥ 温馨提示

口蘑是极其名贵的菌类蔬菜，因主要产于河北张家口，因此得名，目前口蘑已有三百年的加工史。口蘑形状规整好看，口感细腻软滑，味道鲜美，且营养丰富，是人们喜爱的蘑菇之一。口蘑既可炒食，又可焯水凉拌。选购时，最好选择鲜蘑，市场上有泡在液体中的袋装口蘑，食用前一定要多漂洗几遍，以去掉某些化学添加剂。口蘑宜配肉、菜食用。用口蘑制作菜肴时，不宜放味精或鸡精，以免损失原有的鲜味。

主要营养素

膳食纤维、烟酸

口蘑含有大量的膳食纤维，有润肠通便、排毒的功效，还可促进胆固醇的排泄，降低体内胆固醇含量。口蘑还含有大量的硒，可调节甲状腺的功能，提高免疫力。

最佳搭配	
口蘑+鸡肉	可补中益气
口蘑+鹌鹑蛋	可防治肝炎

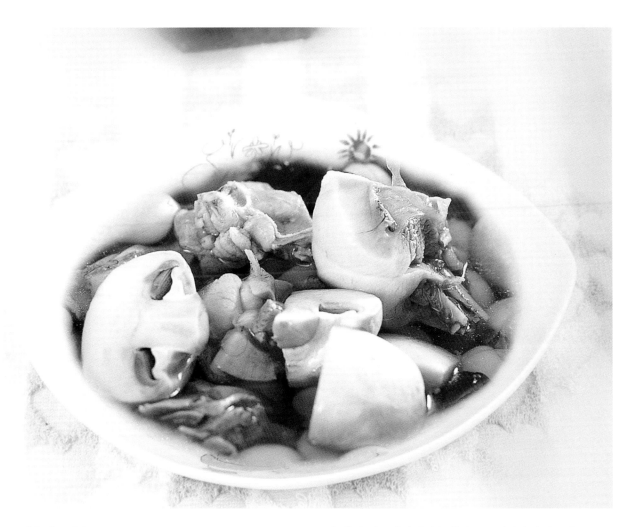

口蘑土鸡汤

原料

口蘑20克，土鸡400克，红枣30克，莲子50克，姜3片，盐适量

做法

❶ 将口蘑清洗干净，切块；将土鸡处理干净，剁块；将红枣、莲子泡发，清洗干净。

❷ 将土鸡入沸水中汆透捞出，入冷水中清洗干净。

❸ 待煲中水烧开，下入姜片、鸡块、口蘑、红枣、莲子一同煲炖90分钟，调入适量盐即可。

专家点评

　　这道汤有滋补强身、增进食欲、预防便秘的效果，特别适合孕早期的孕妇食用。

鸭肉

别名：鹜肉、家凫肉、白鸭肉　　热量：1004千焦/100克

性味归经：性寒，味甘；归脾、胃、肺、肾经

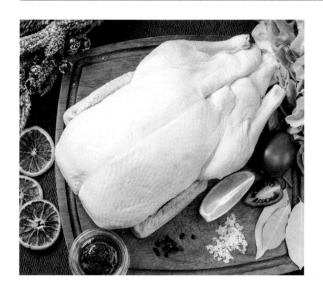

主要营养素

蛋白质、多种矿物质、B族维生素、维生素E

鸭肉所含的B族维生素和维生素E比较多，B族维生素是抗脚气病、抗神经炎和抗多种炎症的维生素，处在生长期、妊娠期及哺乳期的人比一般人的需求量更大。维生素E在抗衰老过程中起着重要的作用。此外，鸭肉内含有丰富的蛋白质以及磷、锌、铜等多种矿物质，可开胃消食、增强免疫力，是孕妇补充营养的健康食材。

食疗功效

鸭肉具有养胃滋阴、清肺解热、大补虚劳、利水消肿之功效，用于辅助治疗咳嗽痰少、咽喉干燥、阴虚阳亢之头晕头痛、水肿、小便不利。鸭肉不仅脂肪含量低，且所含脂肪主要是不饱和脂肪酸，能起到保护心脏的作用，非常适合孕妇食用。

选购保存

鸭的体表光滑，呈乳白色，切开后切面呈玫瑰色，表明是优质鸭；如果鸭皮表面渗出轻微油脂，可以看到浅红或浅黄颜色，同时内切面为暗红色，则表明鸭的质量较差。保存鸭肉的方法很多，我国农村用熏、腊、风、腌等方法保存。

♥ 温馨提示

人们常言"鸡鸭鱼肉"四大荤，鸭肉的蛋白质含量比畜肉的含量高得多，脂肪含量适中且分布较均匀，而且容易被人体吸收。鸭肉不仅适合孕早期孕妇用来补身体，还有助于产妇的身体恢复。鸭屁股上端长尾羽的腔上囊是淋巴结集中的地方，鸭子吞食病菌和病毒，即使是致癌物质也能吞食，但不能分解，故此处是个藏污纳垢的"仓库"，绝对不能吃。

最佳搭配	
鸭肉+白菜	可促进血液中胆固醇的代谢
鸭肉+山药	可滋阴润肺

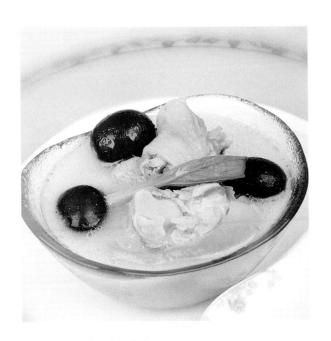

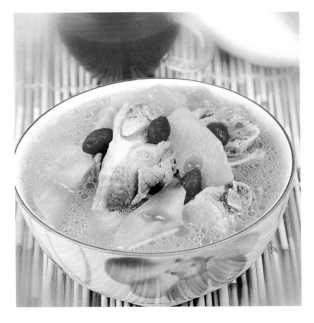

老鸭红枣猪蹄煲

原料

老鸭250克，猪蹄1个，红枣4颗，小白菜30克，盐少许

做法

❶ 将老鸭处理干净后洗净，斩块汆水；猪蹄清洗干净，斩块汆水备用；将红枣清洗干净；小白菜洗净切好。

❷ 净锅上火倒入水，调入盐，下入老鸭、猪蹄、红枣煲至熟，再放小白菜焖5分钟即可。

专家点评

这道汤是清补佳品，它不仅营养丰富，而且因老鸭常年在水中生活，性偏凉，有滋五脏之阳、清虚劳之热、补血行水、养胃生津的功效。再放入富含钙、铁、维生素C、维生素E等的红枣和富含胶原蛋白、脂肪等的猪蹄，可起到营养互补的效果，有助于孕妇开胃健脾，预防缺铁性贫血。

老鸭莴笋枸杞子煲

原料

莴笋250克，老鸭150克，枸杞子10克，盐少许，胡椒粉3克，姜丝5克，蒜片2克

做法

❶ 将莴笋去皮，清洗干净，切块；将老鸭清洗干净，斩块，汆水；将枸杞子清洗干净，备用。

❷ 煲锅上火倒入水，调入盐、姜、蒜，下入莴笋、老鸭、枸杞子煲至熟，调入胡椒粉即可。

专家点评

鸭肉脂肪含量高而不腻，富含蛋白质、铁、钾等多种营养素，有祛病健身之效，孕妇食用后能增强免疫力，有利于孕妇保健。莴笋含丰富的叶酸，有流产史和贫血倾向的孕妇可多吃。此外，芦笋还含有丰富的维生素和膳食纤维，可以预防孕妇便秘。

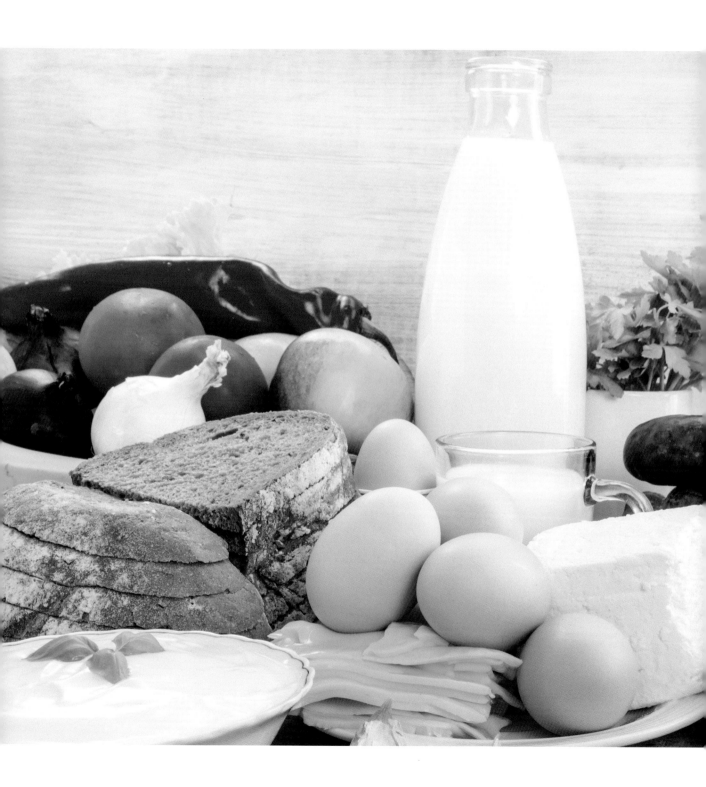

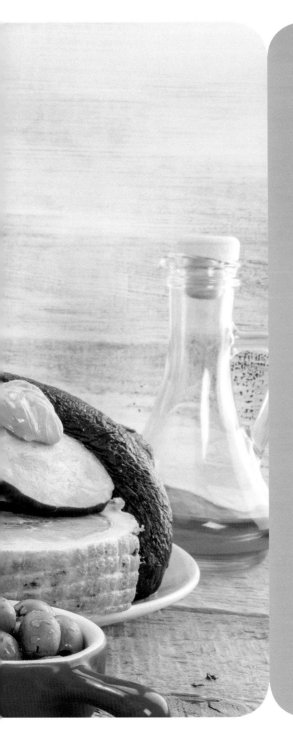

孕中期营养饮食

孕中期（即女性怀孕的第4个月到第7个月），胎儿逐渐趋于稳定，孕妇也逐渐适应了怀孕的生活状态，而且妊娠反应已逐渐减轻，食欲开始增加。这个时期，孕妇应增加各种营养的摄入量，尽量满足胎儿迅速生长及母体营养的需要。

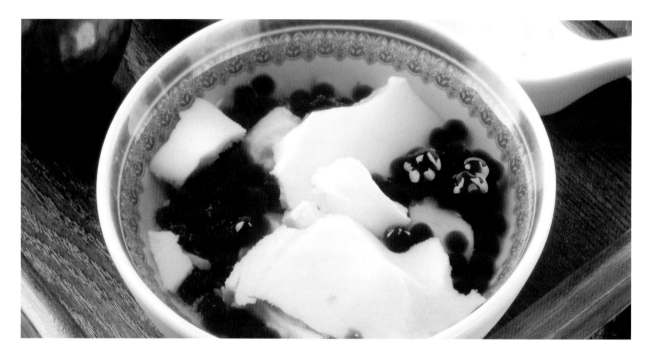

孕中期的营养指南

随着早孕反应的消失，很多孕妇的食量明显增加，但在增加食量的同时也要注意合理摄取均衡的营养。

一 孕中期的饮食安排

孕中期胎儿的生长速度逐渐加快，体重每天约增加10克，胎儿的骨骼开始钙化，脑发育也处于高峰期。此时，孕妇的胃口开始好转，孕妇本身的生理变化使皮下脂肪的储存量增加，子宫和乳房明显增大，孕妇的基础代谢也增加了10%~20%。

因此，这一阶段的日常膳食应强调食物品种的多样化，主食（粳米、面）350~400克；杂粮（小米、玉米、豆类等）50克左右；蛋类50克；牛乳220~250毫升；动物类食品100~150克；动物肝脏50克，且每周宜食用2~3次；蔬菜400~500克（绿叶菜占2/3）；经常食用菌藻类食物；水果100~200克；植物油25~40毫升。

由于孕中期子宫逐渐增大，常会压迫胃部，使餐后出现饱胀感，因此每日的膳食可分4~5次，但每次食量要适度，不能盲目地吃得过多而造成营养过剩。如孕妇体重增加过多或胎儿超重，无论对孕妇还是对胎儿都会产生不利的影响。另外，还要注意不能过量服用补药和维生素等制剂，以免引起中毒。

二 孕妇不宜进食过多

因为孕妇每天需要满足自身和胎儿的双重营养需求，所以一些人就片面地理解为孕妇是"一人吃两人的饭"，更有一些孕妇以"填鸭式"进食，其实这是不正确的。

有些孕妇认为蛋白质的摄取十分重要，于是在均衡膳食的基础上盲目补充蛋白质粉。结果，过多的蛋白质被摄入后容易转换成脂肪，造成孕妇肥胖，而且蛋白质的过度分解和排出也会加重孕妇的肾脏负担。

有些孕妇在怀孕期间猛吃水果，以为可以补充各种维生素、纤维素，还能让宝宝的皮肤变白，实际上这会使孕妇过胖，而且影响其他食物的吸收，造成营养不良。

孕妇应在营养充足但不过剩的前提下保持膳食的平衡。而且孕妇的膳食要多样化，尽可能食用天然食品，少食高盐、高糖及刺激性食物。另外，孕妇应适当多吃富含维生素和叶酸的新鲜果蔬，不仅可满足自身和胎儿营养所需，而且可预防新生儿神经管畸形。

在合理膳食的基础上，孕妇要适当运动，也可以做一些强度不大的家务活，以促进体内的新陈代谢，消耗多余的脂肪，维持营养均衡，这样才有益于孕妇和胎儿的健康。

三 孕妇不宜节食

通常情况下，女性怀孕后都需要增加饮食，以供给母子的营养所需。但也有少数孕妇怕身体肥胖会影响自己的体形或担心在胎儿出生后较难减肥，就尽量减少进食，这种做法是非常错误的。

女性怀孕以后，为了胎儿的生长和产后哺乳的需要，在孕期要比孕前增加 9 ~ 12.5 千克的体重，这些增重是必要的，否则胎儿不能正常生长发育。如果孕妇盲目节食，就会使胎儿先天营养不良，俗话说"先天不足，后天难养"。孕期常节食的孕妇生出的婴儿身体虚弱，甚至会发生多种疾病。

另外，孕妇盲目节食还会影响胎儿的大脑发育。胎儿的脑细胞发育最关键的一段时期是在孕期的最后3个月至出生后6个月，在这段时期如果孕妇节食，胎儿的脑细胞发育不完善，就极易使胎儿的智力发育受限。

盲目节食造成的营养不良，对孕妇本身的危害也很严重，会发生难产、贫血、软骨症等疾患，甚至给后半生带来痛苦和麻烦。

所以，孕妇不能盲目节食，只有在达到满足孕妇本身和胎儿营养所需的情况下，才能适当控制饮食。

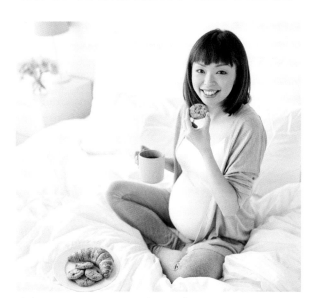

孕中期不宜为了体形美而控制饮食。

四 孕妇饮食宜粗细搭配

现代人生活水平提高了，食物也变得越来越精细。于是，很多孕妇都以精细加工的米面为主食。但是，如果长期只吃这些精细的食物，非常容易造成孕妇和胎儿的营养缺乏。人体必需的微量元素对孕妇和胎儿来说更为重要，若孕妇缺乏微量元素，会引起严重后果，如早产、流产、死胎、畸胎等。因此，孕妇更需要食用"完整食品"。

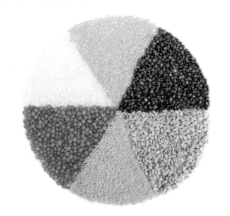

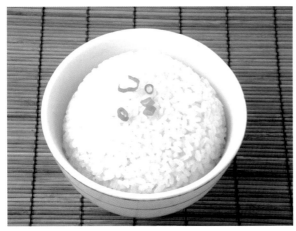

细粮通常指精米白面，粗粮包括五谷杂粮和干豆。

"完整食品"是指未经过细加工的食品或经过部分加工的食品，其所含营养尤其是微量元素更丰富，多吃这些食品可保证孕妇和胎儿的营养供应。相反，一些经过细加工的精米、精面中，微量元素和维生素常常已流失。而且只吃精米、精面的人，往往缺乏人体所需的微量元素和维生素。

由此来看，孕妇不宜只吃精米、精面，从长远来看，适宜粗细搭配，尤其不要因为刻意追求精致而使得某些营养素摄入不足。要知道，粗粮里反而含有更多的营养素。另外，有些粗粮还有意想不到的食疗作用，能有效降低孕妇流产和早产的发生率。

五 孕妇饮食不宜过咸

孕妇在孕中期容易产生水肿和高血压，这时应该注意，饮食不宜太咸。如果孕妇饮食太咸，可导致体内水、钠潴留，容易引起浮肿，影响胎儿的正常发育。另外，孕妇要定期产检，监测血压、体重和尿蛋白的情况，注意有无贫血和营养不良。

当然，建议不要吃太咸的食物，也不是说一点儿咸都不吃，那样对母胎也是不好的，只有适当食用才是正确的。专家指出，中等量的食盐摄取量是每日4~6克。这其中1~2克的食盐应该来自含有钠的食品，另一部分则靠我们做饭做菜时添加进去。对孕妇来说，每日食盐量不超过5克即可。

此外，如果出现以下这些情况，孕妇要注意忌盐：①患有某些与妊娠有关的疾病（心脏病或肾脏病）。②孕妇体重增加过度，特别是同时还有水肿、血压增高、妊娠中毒等症状。

六 孕妇不宜食用过多的鱼肝油

鱼肝油的主要成分是维生素A和维生素D，有利于视觉发育、强壮骨骼，并预防、治疗佝偻病，而且对胎儿的骨骼发育有很多好处。所以，孕妇可以适量吃些鱼肝油。但切勿滥食鱼肝油。研究表明，滥用鱼肝油的孕妇产下的畸形儿的概率较高。

如果孕妇体内维生素D的含量过多，会引起胎儿主动脉硬化，对其智力发育造成不良的影响，导致肾损伤及骨骼发育异常，使胎儿出现牙滤泡移位，出生不久就有可能长出牙齿，导致婴儿早熟。

同时，资料表明，孕妇过量服用维生素A，会出现食欲减退、皮肤发痒、头痛、烦躁等症状，这对胎儿的发育是极为不利的。

因此，孕妇不宜过量食用鱼肝油，而应多吃些肉类、蛋类、鱼类和骨头汤等富含矿物质的食物。同时，常到户外晒晒太阳，这样自身制造的维生素D就可以保证胎儿的正常发育，而且健康又自然。

七 孕妇进食忌狼吞虎咽

孕妇进食是为了充分吸收营养，保证自身和胎儿的营养需要。狼吞虎咽会使食物不经过咀嚼就进入胃肠道，而将食物的大分子结构变成小分子结构才有利于人体消化吸收。这种变化过程是靠消化液中的各种消化酶来完成的。

如果吃得过快、食物咀嚼得不精细，进入胃肠道后，食物与消化液接触的面积就会大大缩小，会影响食物与消化液的混合，有相当一部分食物中的营养成分不能被人体吸收，这就降低了食物的营养价值，对

孕妇和胎儿并没有多大的好处。此外，有时食物咀嚼不够，还会加大胃的消化负担或损伤消化道黏膜，使消化液分泌减少，易患肠胃方面的疾病。

所以，孕妇在进食时，慢慢咀嚼食物可以使消化液的分泌增多，这对孕妇摄取食物营养非常有利。对此，建议孕妇细嚼慢咽，增加对食物的咀嚼次数，从而满足自身及胎儿需要的多种营养。

八 孕妇不宜食用冷饮

有的妇女怀孕后由于内热而喜欢进食冷饮，这对身体健康不利。孕妇在怀孕期，胃肠道对冷热的刺激极其敏感。食用冷饮能使胃肠血管突然收缩、胃液分泌减少、消化功能下降，从而引起食欲不振、消化不良、腹泻，甚至引起胃部痉挛，出现剧烈腹痛的现象。

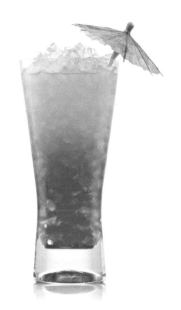

孕妇在夏季尽量不要吃冷饮、冰冻食品。

孕妇的鼻、咽、气管等呼吸道黏膜通常充血并有水肿，倘若贪食大量冷饮，充血的血管突然收缩，血流减少，易导致局部抵抗力下降，令潜伏在咽喉、气管、鼻腔、口腔里的细菌与病毒乘虚而入，引起咽痛、咳嗽、头痛等，严重时还会引起上呼吸道感染或者导致扁桃体炎等。

贪食冷饮除引起以上病症外，胎儿也会受到一定影响，相关研究表明，腹中胎儿对冷的刺激也很敏感。当孕妇喝冷水或者冷饮时，胎儿会在子宫内躁动不安，胎动会变得频繁。因此，孕妇喝冷饮一定要有节制，切不可因贪吃冷食，而影响自身的健康和引起胎儿的不适。

孕妇也不可以吃太多的冰冻食品。因为凉食进入体内会使血管收缩，减少胎盘给胎儿的血液供应，对胎儿的发育有一定影响。

九 孕妇工作餐饮食原则

由于职业的原因，有些孕妇无法保证正常上下班或按时吃工作餐等，饮食比较没有规律。即使工作不定时，孕妇的工作餐也应按时吃，不要贪图方便，吃泡面、饼干、薯片等一些没有什么营养的食物。因为，规律的饮食对孕妇自身的健康和胎儿的健康发育非常重要。

虽然工作餐只能在公司里打发，但即使这样也不能草草了事。工作餐也要讲究卫生健康，也要精心选择，这样孕妇才能有精力工作，还能让胎儿吸收足够的营养。

所以，孕妇吃工作餐的时候应该坚持"挑三拣四"和降低口味要求的原则。一顿工作餐里要米饭、鱼、

肉、蔬菜都有，同类食物尽量种类丰富，并拒绝口味重的食物。

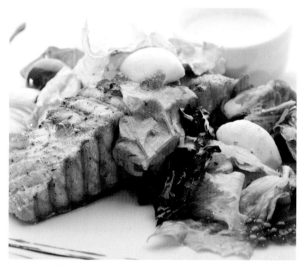

孕妇工作餐宜营养全面，不宜应付了事。

十 孕妇晚餐注意事项

孕妇的饮食至关重要，睡眠也不容忽视。所以，吃晚餐的时候要注意以下几点。

一是不宜进食太晚。如果晚餐后不久就上床睡觉，不但会加重胃肠道的负担，还会导致难以入睡。

二是不宜进食过多。晚餐暴食，会使胃机械性扩大，导致消化不良及胃疼等现象。而孕妇一旦生病，对胎儿的影响很大。

三是不宜厚味。晚餐进食大量蛋、肉、鱼等，在消化过程中会加重肠、胃、肝、胆和胰的工作负担，刺激神经中枢，让其一直处于工作状态，导致睡眠时间推迟。而且饭后活动量减少及血液循环放慢，胰岛素能将血脂转化为脂肪，积存在皮下、心膜和血管壁

上，会使人逐渐胖起来，容易导致心血管系统疾病。

因此，孕妇不应过晚就餐，晚餐也应以清淡、稀软为好。

十一 孕妇宜多吃预防水肿的食物

孕中期，孕妇的子宫已经增大到一定的程度，有可能会压迫静脉回流，静脉回流不畅的孕妇，此阶段容易出现下肢水肿的现象。随着怀孕周数的增加，孕妇的水肿现象会日益明显。因此，从孕中期开始，孕妇要多吃些预防水肿的食物。

通过饮食预防水肿，可从以下几方面着手。

首先，要按照"高蛋白、低盐"的原则饮食。孕妇每天都应该摄入优质的蛋白质，比如肉、鱼、海鲜、蛋类、奶类及奶制品、黄豆制品等，可以有效预防营养不良引起的水肿。日常饮食时，除了要减少盐的食用量，还要避免各种高盐食物，如方便面、香肠、咸菜、咸鸭蛋等。

其次，要进食足量的蔬菜和水果。蔬菜和水果中含有人体必需的各种微量元素和维生素，多食蔬菜水果有助于提高机体抵抗力，增强新陈代谢，促进血液循环，预防水肿。还要多吃具有利尿作用的食物，如冬瓜、红豆、番茄、西瓜等，以加强水分代谢，减轻肾脏负担，防治孕期水肿。

少吃或不吃不易消化、易胀气的食物，如土豆、年糕等。这类食物容易引起孕妇腹胀，影响血液的回流，加重水肿现象。

如果水肿比较严重，孕妇尽量不要喝太多水，一次饮水不宜太多，否则也会加重水肿。

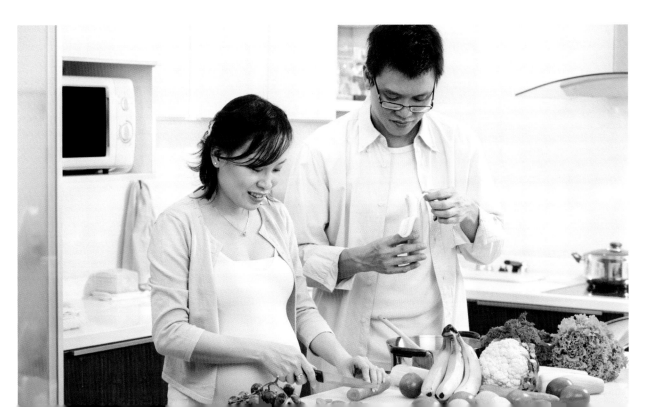

孕中期宜吃的食物

孕中期是妊娠的黄金期，孕妇胃口大开，有助于吸收营养，胎儿发育较快，需要多种营养，这就决定了孕中期孕妇的饮食应丰富多样。

鸡肉

别名：家鸡肉、母鸡肉　　　　　热量：699千焦/100克

性味归经：性平、温，味甘；归脾、胃经

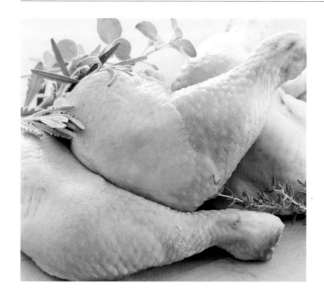

食疗功效

鸡肉具有温中益气、补精添髓、益五脏、补虚损、强筋骨的功效。孕妇多喝鸡汤可提高自身免疫力，流感患者多喝鸡汤有助于缓解感冒引起的鼻塞、咳嗽等症状。鸡皮中含有大量胶原蛋白，能补充人体所缺少的水分和保持皮肤弹性，延缓皮肤衰老。

选购保存

新鲜的鸡肉肉质紧密，颜色呈干净的粉红色且有光泽，鸡皮呈米色，并有光泽和张力，毛囊凸出。鸡肉易变质，购买后要马上放进冰箱。如一时吃不完，最好将剩下的鸡肉煮熟后再保存。

♥ 温馨提示

公鸡肉温补的作用较强，较适合阳虚气弱的患者食用；母鸡肉较适合产妇、年老体弱及久病体虚者食用。注过水的鸡，翅膀下一般有红针点或乌黑色，其皮层有打滑现象，用手轻轻拍一下，会发出"噗噗"的声音。

主要营养素

蛋白质、锌

鸡肉含有丰富的优质蛋白质，且容易被人体吸收，是孕妇良好的蛋白质来源。鸡肉还含有丰富的锌，可提高孕妇的食欲，预防胎儿发育不良。

最佳搭配	
鸡肉+柠檬	可增强食欲
鸡肉+板栗	增强造血功能

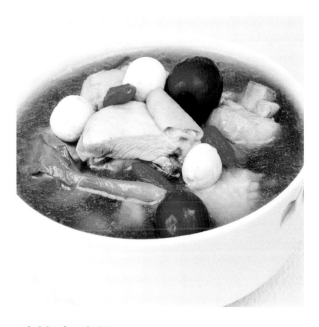

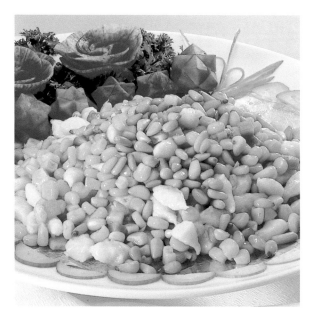

鸡块多味煲

原料

鸡肉350克，小白菜30克，枸杞子10克，红枣5颗，水发莲子8颗，盐3克、姜片、色拉油各适量

做法

❶ 将鸡肉清洗干净，斩块焯水；将小白菜洗净切好；将枸杞子、红枣、水发莲子清洗干净备用。

❷ 净锅上火倒入色拉油，下姜炝香，下入鸡块煸炒，倒入水，调入盐烧沸，下入枸杞子、红枣、水发莲子煲至熟，放入小白菜焖5分钟即可。

专家点评

　　将鸡肉与枸杞子、红枣、莲子一同煲汤，汤中含有的蛋白质、脂肪、铁和多种维生素，可以提高孕妇的免疫力，以及预防缺铁性贫血。鸡肉蛋白质的含量较高，种类多，很容易被人体吸收利用。

松仁鸡肉炒玉米

原料

玉米粒200克，松仁、黄瓜、胡萝卜各50克，鸡肉150克，盐3克，鸡精2克，水淀粉、油各适量

做法

❶ 将玉米粒、松仁清洗干净备用；将鸡肉清洗干净，切丁；将黄瓜清洗干净，一半切丁，一半切片；将胡萝卜清洗干净，切丁。

❷ 锅下油烧热，放入鸡肉、松仁略炒，再放入玉米粒、黄瓜丁、胡萝卜丁翻炒片刻，加盐、鸡精调味，待熟后用水淀粉勾芡，装盘，将黄瓜片摆在四周即可。

专家点评

　　这道菜的蛋白质含量相对较高，孕妇吃了容易消化且还很容易被人体吸收利用，常食有增强体力的作用，能满足身体对多种营养的需求。

鸡蛋

别名：鸡卵、鸡子
性味归经：性平，味甘；归心、肾经

热量：602千焦/100克

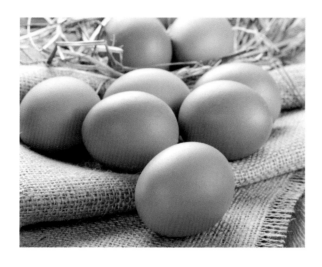

主要营养素

蛋白质、不饱和脂肪酸、维生素A、维生素B$_2$

鸡蛋富含蛋白质和不饱和脂肪酸，可提高机体抵抗力，保证胎儿大脑和视网膜的正常发育。同时，鸡蛋中所含的维生素A能维护胎儿皮肤、胃肠道和肺部的健康。鸡蛋含有较多的维生素B$_2$，维生素B$_2$可以分解和氧化人体内的致癌物质。

食疗功效

鸡蛋清性微寒而气清，能益精补气、润肺利咽、清热解毒，还具有护肤美肤的作用，有助于延缓衰老；蛋黄性温而气浑，能滋阴润燥、养血息风。体质虚弱、营养不良、贫血者及儿童、孕妇、产妇、病后体虚者等都可以食用鸡蛋。蛋黄中的卵磷脂、甘油三酯、胆固醇和卵黄素，对神经系统和大脑发育有很大的作用。

选购保存

优质鲜蛋的蛋壳清洁、完整、无光泽，壳上有一层白霜。可用拇指、食指和中指捏住鸡蛋摇晃，好的蛋没有声音。在20℃左右时，鸡蛋大概能放一周，如果放在冰箱里保存，最多保鲜半个月。

♥ 温馨提示

鸡蛋几乎含有人体需要的所有营养素，所以被人们誉为"理想的营养库"。鸡蛋含大量蛋白质、DHA、卵磷脂、卵黄素等营养素，能给孕妇补充营养，对胎儿的大脑发育很有好处。有些孕妇为了加强营养，一天吃四五个鸡蛋，这对身体并无好处，会增加肾脏的负担。生鸡蛋千万不能食用，因生蛋中含有沙门菌，抵抗力差的人，如婴儿、孕妇、老人等，进食半生半熟的鸡蛋或生鸡蛋后，容易引发肠胃不适。

最佳搭配	
鸡蛋+番茄	预防心血管疾病
鸡蛋+豆腐	有利于钙的吸收

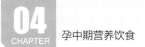

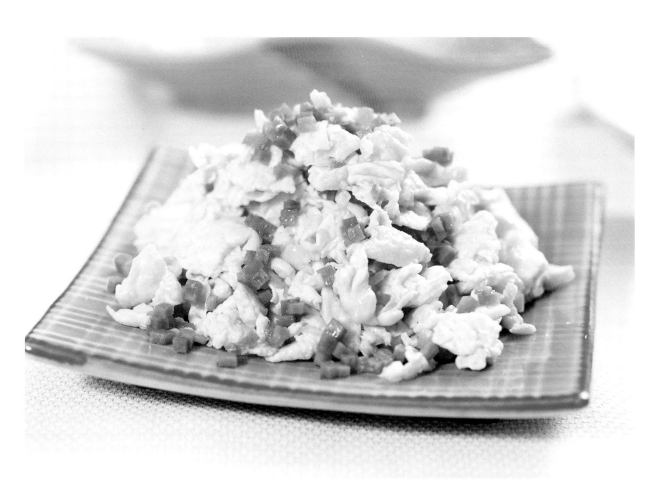

胡萝卜炒蛋

原料

鸡蛋2个，胡萝卜100克，盐3克，香油20毫升

做法

① 将胡萝卜清洗干净，削皮切细末；将鸡蛋磕入碗中，搅拌均匀备用。

② 香油入锅烧热，放入胡萝卜末炒约1分钟。

③ 加入蛋液，炒至半凝固时转小火炒熟，加盐调味即可。

专家点评

　　这道菜不但鲜香适口，而且营养丰富，非常适合孕妇食用。胡萝卜搭配鸡蛋，可使胡萝卜中的胡萝卜素更容易被人体吸收，也增加了菜肴中优质蛋白、多种脂肪酸、胆固醇的含量，满足了孕妇对蛋白质、脂肪、卵磷脂、胆固醇以及多种维生素的需要。

青鱼

别名：螺狮鱼、乌青鱼

性味归经：性平，味甘；归脾、胃经

热量：494千焦/100克

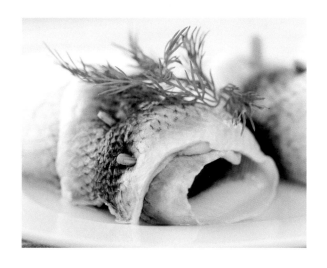

好的食疗作用。由于青鱼富含锌元素和硒元素，能帮助维护细胞的正常复制，强化免疫功能，有延缓衰老、抑制肿瘤的作用。吃青鱼能够防止记忆力衰退。营养学家发现，大脑最需补充的营养是一种特殊的脂肪——多不饱和脂肪酸，它是形成大脑细胞的必需成分，在青鱼中的含量丰富。因此，青鱼非常适合孕妇食用。

选购保存

青鱼的鳃盖紧闭、不易打开，鳃片鲜红，鳃丝清晰，表明鱼新鲜。可将鱼切成小块，放入冰箱冷藏，也可做成鱼干保存。

♥ 温馨提示

青鱼肉嫩味美，含蛋白质、脂肪、钙、磷、铁、B族维生素及微量元素锌、硒等，具有补益肝肾、益气化湿之功效，可防妊娠水肿，不仅为孕中期孕妇食补常用品，处于其他孕期的孕妇及产妇均可食用。青鱼清蒸、红烧、糖醋、红焖、花酿、油煎、熘片、熏制均可，尤以清蒸为佳。青鱼配以虾仁肉片，味感更丰富，营养更全面，是一道营养丰富、味道鲜美的菜肴。青鱼除鲜食外，尤适宜被制作成鱼干，浙江绍兴的菜油青鱼干素负盛名。

主要营养素

磷脂、钾、硒、钙、Ω-3-脂肪酸

青鱼中含有磷脂和Ω-3-脂肪酸，有助于降低甘油三酯浓度，能有效预防糖尿病并发的高脂血症。青鱼中还含有丰富的钾、硒、钙，可促进胰岛素的分泌，调节血糖水平。

食疗功效

青鱼具有补气、健脾、养胃、化湿、祛风、利水等功效，对脚气湿痹、烦闷、疟疾、血淋等病症有较

最佳搭配	
青鱼+银耳	可滋补身体
青鱼+苹果	可辅助治疗腹泻

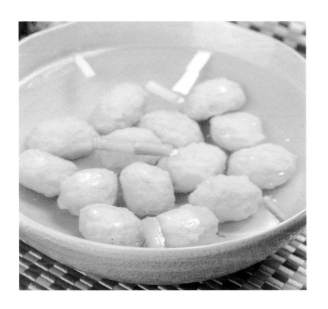

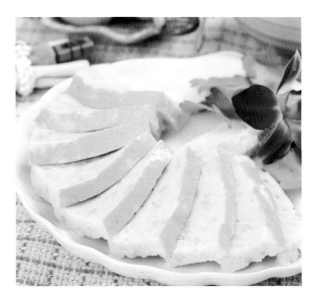

美味鱼丸

原料

青鱼1条，鸡蛋4个，姜15克，葱10克，盐4克，鸡精3克，胡椒粉2克

做法

① 将青鱼宰杀后去鳞、内脏、鳃，再清洗干净。

② 将整鱼去头和骨，剔去鱼刺和鱼皮后取肉；将姜、葱清洗干净，取葱白。

③ 将鱼肉入水中浸泡40分钟，放入搅拌机中，再加入鸡蛋清、生姜、葱白，搅打成蓉；再将打好的鱼蓉放入盆中，加入盐、鸡精和胡椒粉后搅打上劲。

④ 将搅打好的鱼蓉挤成丸子，放入开水中煮，待鱼丸浮起时即可盛出装碗。

专家点评

　　这道菜道道鲜美，多吃不腻，能滋补健胃、利水消肿，其富含的镁元素有利于预防妊娠高血压。

荆沙鱼糕

原料

青鱼1条，鸡蛋4个，肥肉200克，姜10克，葱20克，盐4克，鸡精5克，胡椒粉3克，淀粉80克

做法

① 将青鱼宰杀，去除内脏，去骨和刺，用清水洗净后将鱼肉放入搅拌机中搅打成蓉。

② 将肥肉切成丝，姜切末，葱取葱白待用。

③ 鸡蛋取蛋清，下入肥肉、鱼蓉、调味料一起搅打上劲，入蒸锅蒸40分钟，抹上鸡蛋黄，再蒸10分钟，取出改刀。

④ 将改刀的鱼糕切成片，摆成扇形，再蒸5分钟即可。

专家点评

　　这道鱼糕晶莹洁白，鱼香味浓郁，营养丰富，可以帮助孕妇养胃、预防妊娠水肿。

黑豆

别名：乌豆、黑大豆、马料豆　　　　适热量：1678千焦/100克

性味归经：性平，味甘；归心、肝、肾经

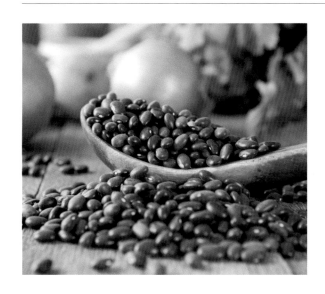

中下气、活血、解毒、利尿、明目等功效。黑豆含有丰富的维生素E，能清除体内的自由基，减少皮肤皱纹，达到养颜美容的目的。此外，其丰富的膳食纤维可促进肠胃蠕动，预防便秘。黑豆还可促进胆固醇的代谢、降低血脂、预防心血管疾病，孕妇食用黑豆有益身体健康。以黑豆制成的豆浆、豆腐等，还是肾虚导致的须发早白、脱发患者的食疗佳品。

选购保存

黑豆以豆粒完整、大小均匀、颜色乌黑、没有被虫蛀过者为佳，褪色的黑豆不要挑选。黑豆宜存放在密封罐中，置于阴凉处保存，不要让阳光直射。

♥ 温馨提示

黑豆富含优质蛋白质，含有多种人体自身不能合成的氨基酸，不饱和脂肪酸的含量也很高，宜适量食用。食用黑豆时不应去皮，因为黑豆皮含有花青素，是很好的抗氧化剂，能帮助清除人体内的自由基。黑豆可直接煮熟食用，也可将黑豆制成黑豆浆、豆腐、黑豆面条、黑豆奶，还可制成黑豆咖啡、黑豆香肠、黑豆冰激凌等食品。黑豆用水浸泡，捣碎成糊状，冲汤调服可解毒，外敷可散痈肿。黑豆煮熟食用利肠，炒熟食用闭气，生食易造成肠道阻塞。

主要营养素

膳食纤维、维生素E、钙、锌、硒

黑豆富含膳食纤维，有助于预防便秘。含有的维生素E可清除人体内自由基，起到驻颜、明目、乌发的作用，还可使皮肤白嫩、改善妊娠纹。黑豆中含有的钙、锌等矿物质，有助于胎儿发育。

食疗功效

黑豆有"豆中之王"的美称，具有祛风除湿、调

最佳搭配	
黑豆+牛奶	有利于维生素B$_{12}$的吸收
黑豆+谷类	营养丰富

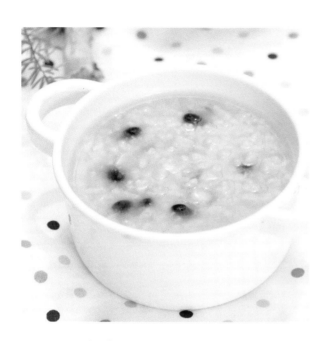

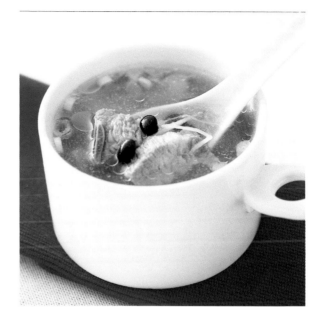

黑豆玉米粥

原料

黑豆、玉米粒各30克，粳米70克，白糖3克

做法

① 将粳米、黑豆均泡发清洗干净；将玉米粒清洗干净。

② 锅置火上，倒入清水，放入粳米、黑豆煮至水开。

④ 加入玉米粒同煮至浓稠状，调入白糖搅拌均匀即可。

专家点评

　　黑豆含有丰富的维生素A、叶酸，有补肾强身、活血利水、解毒、润肤的功效，特别适合肾虚体弱的孕妇。孕妇常食用黑豆，对肾虚体弱、腰痛膝软、身面浮肿、风湿痹病、关节不利、痈肿疮毒等问题有良好的防治作用。玉米中的维生素含量比较多，有利于胎儿的智力发育。

黑豆排骨汤

原料

黑豆10克，猪小排100克，葱花、姜丝、盐各少许

做法

① 将黑豆、猪小排清洗干净。

② 将适量的水放入锅中，开中火，待水开后放入黑豆及猪小排、姜丝熬煮。

③ 待食材煮软至熟后，加入盐调味，撒上葱花即可。

专家点评

　　这道汤能够补充孕妇所需的铁质、胡萝卜素、维生素A、叶酸、蛋白质。黑豆是一种有效的补肾佳品，根据中医理论，豆属肾之谷，黑色属水，水走肾，所以肾虚的人食用黑豆是有益处的。黑豆祛风除热、调中下气、解毒利尿，可以有效地缓解孕妇尿频、腰酸及下腹部阴冷等症状。

茶树菇

别名： 茶新菇　　　　**热量：** 1167千焦/100克

性味归经： 性平，味甘，无毒；入脾、胃经

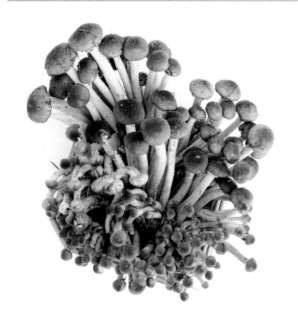

主要营养素

蛋白质、钙、铁

茶树菇富含蛋白质、钙和铁，可为人体提供18种必需氨基酸，有增强免疫力、促进胎儿骨骼和牙齿的发育、防止缺铁性贫血的作用，非常适合孕妇食用。

食疗功效

茶树菇富含18种氨基酸（特别是人体不能合成的

8种氨基酸）和10多种矿物质与抗癌多糖成分，其药用保健疗效高于其他食用菌，有滋阴壮阳、强身保健之功效，对肾虚、尿频、水肿、风湿有独特疗效，对抗癌、降压、防衰有较理想的辅助治疗功能，民间称之为"神菇"。而且，茶树菇中的核酸能明显控制细胞突变成癌细胞或其他病变细胞，从而避免肿瘤的发生。孕妇可以放心食用。

选购保存

以菇形基本完整、菌盖有弹性、无严重畸形、菌柄脆嫩、同一次购买的菌柄长短一致的茶树菇为佳。茶树菇剪去根部及附着的杂质可烘干保存，也可进行速冻保鲜，但速冻保鲜的时间不宜过长。

♥ 温馨提示

茶树菇对孕妇水肿有较好的食疗作用，建议孕妇将茶树菇煲汤食用。同时，茶树菇有补肾滋阴、健脾胃、提高人体免疫力、增强人体防病能力的功效。所以，除了孕中期的孕妇可以食用茶树菇外，其他孕期的孕妇及产妇都可以食用。肥胖和"三高"患者尤其适合吃茶树菇，因为茶树菇低脂低糖，且含有多种矿物质，能有效降低血糖和血脂，对糖尿病和高脂血症患者有利。

最佳搭配	
茶树菇+猪骨	可增强免疫力
茶树菇+鸡肉	可增强免疫力

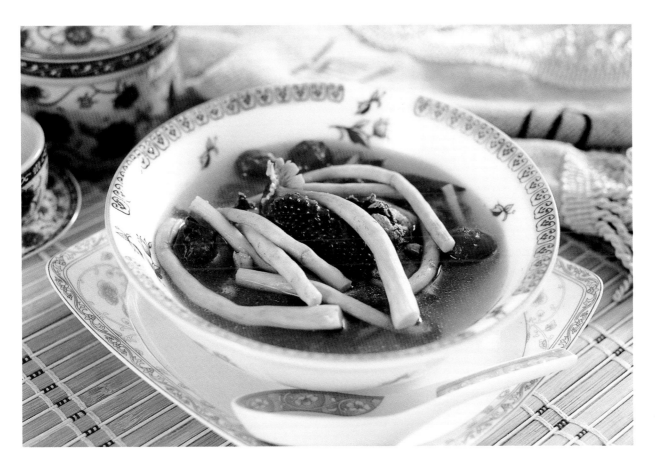

茶树菇红枣乌鸡汤

原料

乌鸡半只，茶树菇150克，红枣10颗，姜2片，盐适量

做法

① 将乌鸡清洗干净，放入开水中氽烫3分钟；捞出，对半剖开备用。

② 将茶树菇浸泡10分钟，清洗干净；将红枣、姜清洗干净，红枣去核。

③ 将所有材料放入煲中，倒入2 000毫升水煮开，用中火煲2小时，再加盐调味即可。

专家点评

此汤是一道营养美食，主要食材是乌鸡、茶树菇，是一款适合孕妇食用的健康汤品。乌鸡补益肝肾，滋阴补血，清热补虚。茶树菇中的氨基酸和微量元素含量多，能够益气和胃、消除水肿。这道汤可以增强孕妇的免疫力，防治缺铁性贫血。

玉米

别名：苞谷、包谷、珍珠米

性味归经：性平，味甘；归脾、肺经

热量：469千焦/100克

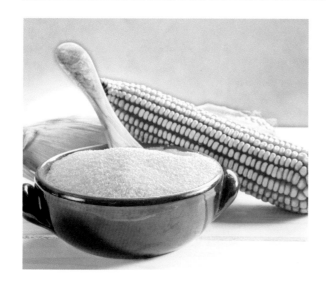

主要营养素

蛋白质、膳食纤维、镁

玉米富含丰富的不饱和脂肪酸，有利于母胎的健康。玉米富含的膳食纤维可预防便秘，有利于肠道的健康。此外，玉米富含的镁对胎儿肌肉的健康至关重要。

食疗功效

玉米有开胃益智、宁心活血、调理中气等功效，还能降低血脂，可延缓人体衰老、预防脑功能退化、增强记忆力。玉米富含的天然维生素E有保护皮肤、促进血液循环、降低血清胆固醇、防止皮肤病变、延缓衰老的功效，同时还能防治动脉硬化和脑功能衰退。适合糖尿病、水肿、脚气病、小便不利、腹泻、动脉粥样硬化、冠心病、习惯性流产等患者食用，特别适合孕妇食用。此外，食用玉米对眼睛有保护作用。

选购保存

选购以整齐、饱满、无缝隙、色泽金黄、无霉变、表面光亮者为佳。保存时宜去除外皮和毛须，清洗干净擦干后用保鲜膜包裹置冰箱中冷藏。

♥ 温馨提示

玉米粒可用来做菜、做汤，玉米熟吃更佳，烹调尽管使玉米损失了部分维生素C，却获得了更有营养价值的抗氧化剂。玉米粒可用来煮粥、炒菜或加工成副食品，煮粥时添加少量碱可使玉米中的烟酸较多地释放出来，还可防止营养素的流失。孕妇应适当在饮食中补充玉米，以利胎儿健脑。注意，吃玉米时应把玉米粒的胚尖全部吃掉，因为玉米的许多营养都集中在这部分。皮肤病患者忌食玉米。玉米蛋白质中缺乏色氨酸，单单食用玉米易发生癞皮病。所以，以玉米为主食者应多吃豆类食品。

最佳搭配	
玉米+木瓜	可预防冠心病和糖尿病
玉米+鸡蛋	可预防胆固醇过高

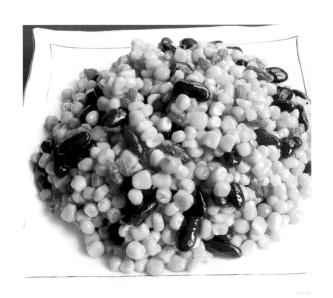

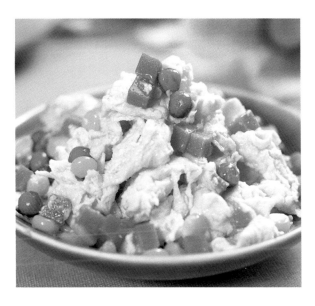

红豆玉米葡萄干

原料

红豆、青豆各100克，玉米粒200克，葡萄干50克

做法

① 锅中加入清水，将红豆、青豆和玉米粒一起放入锅中煮熟。

② 等锅中基本无水的时候放入葡萄干，再添加少量清水。小火煮至水分被食材吸收即可。

专家点评

　　本品色泽鲜亮、鲜甜爽口，可令人胃口大开，有开胃健脾、除湿利尿的功效。其中的玉米含有脂肪、卵磷脂、谷物醇、维生素E、胡萝卜素及B族维生素等营养保健物质，所含的脂肪中50%以上是亚油酸。还含有抗癌因子谷胱甘肽以及有益心脏的维生素。因此，常食该菜可预防妊娠合并心脏病。

玉米炒蛋

原料

玉米粒、胡萝卜各100克，鸡蛋2个，青豆10克，植物油10毫升，盐、水淀粉、葱各适量

做法

① 将玉米粒、青豆清洗干净；将胡萝卜清洗干净、切粒，与玉米粒、青豆同入沸水中煮熟，捞出沥干水分；将鸡蛋入碗中打散，并加入盐和水淀粉调匀；将葱清洗干净，葱白切段，葱叶切葱花。

② 锅内注入植物油，倒入蛋液，见其凝固时盛出，锅内再放油炒葱白。

③ 接着放玉米粒、胡萝卜粒、青豆，炒香时再放蛋块，并加盐调味，炒匀盛出时撒入葱花即成。

专家点评

　　这道菜不仅美味营养，还具有健脾养胃的功效，可以增进孕妇的食欲。

樱桃

别名：含桃、荆桃、车厘子
性味归经：性热，味甘；归脾、胃经

热量：194千焦/100克

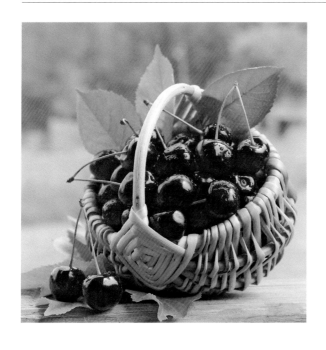

主要营养素

维生素A、胡萝卜素、维生素C、铁

樱桃含维生素A、胡萝卜素、维生素C，可提高免疫力，让皮肤更加光滑润泽。樱桃的含铁量在水果中较高，是橘子、梨的20倍以上，有助于预防孕妇缺铁性贫血。

食疗功效

樱桃具有益气、健脾、和胃、祛风湿的功效。孕妇常食樱桃可补充铁元素，促进血红蛋白再生，既可预防缺铁性贫血，又可增强体质。樱桃中的胡萝卜素及维生素C的含量也相当丰富，可使皮肤细腻、有弹性，能养颜驻容、祛皱消斑。

选购保存

应选颜色鲜艳、果粒饱满、表面有光泽和弹性的樱桃。樱桃不宜久存，放入冰箱中可储存3天，但是樱桃冷藏容易破裂，而且存储时间较短；冷冻处理后，虽能延长保存时间，但解冻后其质地会有较大变化，所以建议现买现吃。

♥ 温馨提示

樱桃不仅是孕妇的理想水果，也是哺乳期妇女的理想水果，因为在哺乳期，妇女对铁的需要量高，而樱桃对预防哺乳期妇女出现缺铁性贫血有良好的效果，又可增强体质、健脑益智。樱桃一次不宜过量，因其含铁多，再加上含有一定量的氰苷，食用过多会引起铁中毒或氰化物中毒。樱桃性温热，热性病及虚热咳嗽者要忌食。

最佳搭配	
樱桃+枸杞子	能补肝益气
樱桃+银耳	能美容养颜

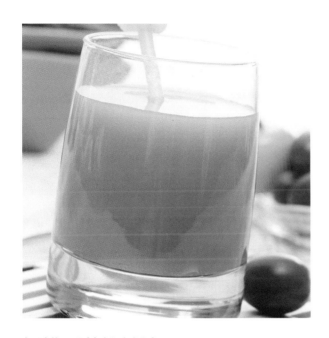

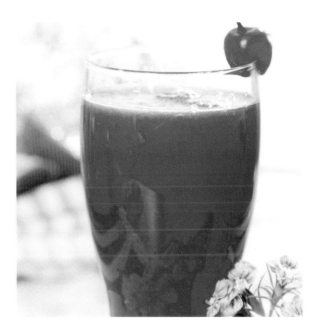

樱桃番茄柳橙汁

原料

樱桃300克，番茄、柳橙各1个

做法

①将柳橙清洗干净，对切，榨汁。

②将樱桃洗净；将番茄洗净，切小块，和樱桃一起放入榨汁机榨汁，用滤网去残渣。

③将做法1及做法2的果汁混合，搅拌均匀即可。

专家点评

这款饮品可为孕妇补血、强身，让孕妇健康又美丽。樱桃含铁量高，具有促进血红蛋白再生的功效，对贫血的孕妇有一定的补益作用。番茄富含丰富的胡萝卜素、B族维生素、维生素C、维生素P，对心血管具有保护作用。烟酸可维持胃液的正常分泌，促进红细胞的形成，利于保持血管壁的弹性和保护皮肤。

樱桃草莓汁

原料

樱桃150克，草莓200克，红葡萄250克

做法

①将红葡萄、樱桃、草莓清洗干净；将葡萄对切，把大颗草莓切块，然后与樱桃一起放入榨汁机中榨汁。

②把成品倒入玻璃杯中，加樱桃装饰即可。

专家点评

这款饮品味道酸甜，不仅能促进食欲，还能增强孕妇的抵抗力，预防贫血。樱桃含有丰富的铁元素，有利生血，并含有磷、镁、钾，其维生素A的含量比苹果高出4~5倍，是孕妇的理想水果。草莓含有丰富的维生素C，这对孕妇也大有好处。孕妇适量吃草莓，可以预防牙龈出血等因为缺少维生素C而出现的症状。

银鱼

别名：银条鱼、大银鱼
性味归经：性平，味甘；归脾、胃经

热量：439千焦/100克

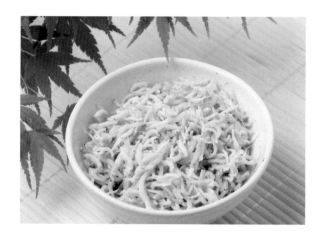

主要营养素

蛋白质、钙

银鱼含丰富的蛋白质和钙，是孕妇的滋补佳品，有强身健体、提高免疫力的作用，其所含的钙可以促进胎儿骨骼和牙齿的发育。所以，银鱼非常适合孕妇食用。此外，银鱼含有磷、铁、碳水化合物、多种维生素及多种氨基酸等营养成分，有助于促进胎儿的发育。

食疗功效

银鱼无论干、鲜品，都具有益脾、润肺、补肾、壮阳的功效，是孕妇的上等滋补品，对脾胃虚弱、肺虚咳嗽、虚劳诸疾、营养不足、消化不良患者也有较好的食疗作用。银鱼还是结肠癌患者的首选辅助治疗食品。银鱼属于高蛋白、低脂肪食品，高脂血症患者食之亦佳。

选购保存

新鲜银鱼以洁白如银、透明且体长2.5~4厘米的为佳，用手从水中捞起银鱼后将鱼放在手指上，鱼体软且下垂，略显挺拔，鱼体无黏液的为佳。新鲜银鱼不适合放在冰箱长时间保存，最好用清水盛放。

♥ 温馨提示

银鱼身圆如筋，洁白如银，体柔无鳞。银鱼的可食率为100％，为营养学家所确认的长寿食品之一，被誉为"鱼参"。它出水即死，如果不立刻加工暴晒，很快就会化成乳汁一样的水浆，因此除了新鲜银鱼，最常见的就是银鱼干。银鱼基本没有大鱼刺，因此，除了适合孕妇食用，也非常适宜孩子食用。加上银鱼可以不去鳍、骨直接食用，属"整体性食物"，营养完全，有增进免疫和延寿的功能，也非常适合老年人食用。

最佳搭配	
银鱼+冬瓜	可清热利尿
银鱼+木耳	能保护血管、益胃润肠

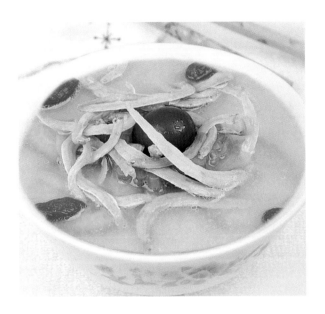

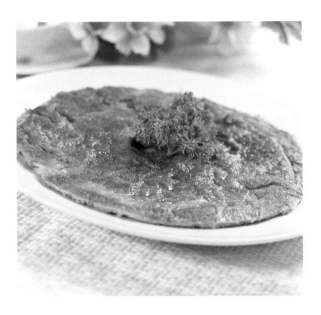

银鱼枸杞子苦瓜汤

原料

银鱼150克，苦瓜125克，枸杞子10克，红枣5颗，高汤适量，盐少许，姜末3克

做法

❶ 将银鱼清洗干净；将苦瓜清洗干净，然后去子切圈；将枸杞子、红枣清洗干净，备用。

❷ 汤锅上火倒入高汤，调入盐、姜末，下入银鱼、苦瓜、枸杞子、红枣，煲至熟即可。

专家点评

　　孕妇食用这道菜既能补充优质蛋白、增强体力，又能补钙，确实称得上是理想的营养食品。银鱼不仅是钙的好来源，还是蛋白质的良好来源，它所含的是完全蛋白质，其组织结构松软，容易被人体消化吸收，消化吸收率可达90%。

银鱼煎蛋

原料

银鱼150克，鸡蛋4个，盐3克，陈醋、欧芹叶各少许，油适量

做法

❶ 将银鱼用清水漂洗干净，沥干水分备用。

❷ 取碗将鸡蛋打散，放入备好的银鱼，调入盐，用筷子搅拌均匀。

❸ 锅置火上，放入少许油烧至五成热，放银鱼鸡蛋煎至两面金黄，烹入陈醋，用欧芹叶装饰即可。

专家点评

　　这道煎蛋软润香鲜，孕妇食用能补脾润肺。银鱼含有丰富的蛋白质、脂肪、碳水化合物、多种维生素和矿物质等，堪称河鲜之首，善补脾胃，且可宣肺、利水。鸡蛋富含蛋白质、脂肪、维生素和铁、钙、钾等人体所需要的矿物质，有助于补血益气。

黄豆芽

别名：如意菜

热量：198千焦/100克

性味归经：性凉，味甘；归脾、大肠经

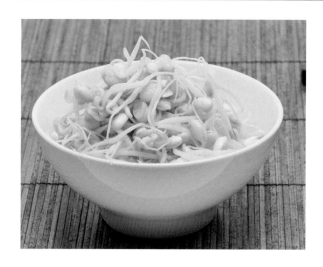

主要营养素

维生素E、钙、铁

黄豆芽中所含的维生素E能保护皮肤和毛细血管，多食对缓解妊娠性高血压有一定效果。黄豆芽能够补钙、补铁，有益智、护眼、排毒、促进胎儿发育的功效。

食疗功效

黄豆芽具有清热明目、补气养血、消肿除痹、祛黑痣、治疣赘、防止牙龈出血及心血管硬化、降低胆固醇等功效，对脾胃湿热、大便秘结、寻常疣、高脂血症等病症有食疗作用。适合妇女妊娠及胃中积热、高血压、便秘、肥胖、痔疮患者食用。另外，黄豆芽还是美容食品，常吃黄豆芽能营养毛发，使头发保持乌黑光亮，对面部雀斑有较好的淡化效果，非常适合爱美女士食用。吃黄豆芽对青少年的生长发育、预防贫血等大有好处。

选购保存

宜选购顶芽大、茎长、有须根的豆芽。豆芽质地娇嫩，含水量大，一般保存有两种方法，一种是用水浸泡保存，另一种是放入冰箱冷藏。

♥ 温馨提示

常吃黄豆芽，除了能营养毛发、淡化面部雀斑、抗疲劳、抗癌外，还对产后便秘有一定效果，所以产妇也可适量食用。由于黄豆芽性凉，慢性腹泻及脾胃虚寒、尿多的孕产妇则应忌食。但要注意，目前，市场上出售的无根豆芽多是以激素和化肥生发的，含有一种氮化合物，它能在肠道细菌的作用下转化为亚硝胺，长期食用会使人患癌症。在烹饪的时候，注意烹调黄豆芽时，切不可加碱，要加少量食醋，这样才能更好地保护维生素B_2不受损害。

最佳搭配	
黄豆芽+牛肉	可预防感冒、防止中暑
黄豆芽+榨菜	可增进食欲

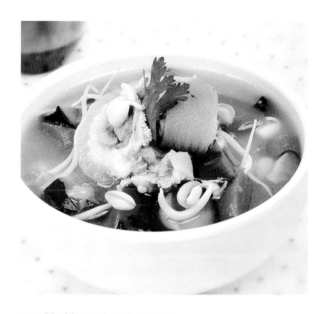

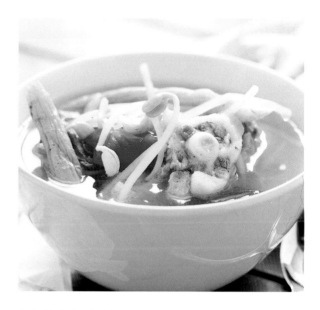

香菇黄豆芽猪尾汤

原料

猪尾220克，水发香菇100克，胡萝卜35克，黄豆芽30克，盐3克

做法

1. 将猪尾清洗干净，斩段汆水；将水发香菇清洗干净、切片；将胡萝卜去皮，清洗干净，切块；将黄豆芽清洗干净备用。

2. 净锅上火倒入水，调入盐，下入猪尾、水发香菇、胡萝卜、黄豆芽煲至熟即可。

专家点评

这道汤是孕妇的一道营养汤，能补血养颜，有助于预防腹胀、肢肿。黄豆芽含有丰富的维生素，孕妇春天多吃些黄豆芽可以有效地预防维生素B_2缺乏症。另外，黄豆芽含有维生素C，可使孕妇的头发保持乌黑光亮，对面部雀斑也有较好的淡化效果。

党参豆芽骶骨汤

原料

党参15克，黄豆芽200克，猪骶骨1副，番茄1个，盐4克

做法

1. 将猪骶骨切段，汆烫后捞出，用清水冲洗净。

2. 将黄豆芽冲洗干净；将番茄清洗干净，切块。

3. 将猪骶骨、黄豆芽、番茄和党参放入锅中，加适量水以大火煮开，转用小火炖30分钟，加盐调味即可。

专家点评

这道汤对神经系统有兴奋刺激作用，能增强活力，提高抗病能力，又能促进红细胞的增生，预防贫血和血小板的减少，适合血气不足、身体虚弱的孕妇食用。黄豆芽由黄豆加工而成，可预防孕妇发生缺铁性贫血。

腰果

别名：肾果、鸡腰果　　　　热量：2338千焦/100克
性味归经：性平，味甘；归脾、胃、肾经

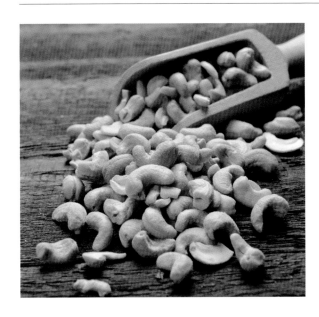

主要营养素

膳食纤维、钙、镁、铁

腰果富含膳食纤维以及镁、铁，有降低血糖和胆固醇的作用。腰果可保护血管，维持正常血压水平。又因富含钙，能防治糖尿病性骨质疏松症。

食疗功效

腰果对食欲不振、心衰、下肢水肿及多种炎症有显著功效，非常适合下肢水肿的孕妇食用。另外，有酒糟鼻的人更应多食。腰果中的脂肪成分主要是不饱和脂肪酸，有很好的软化血管的作用，对保护血管、防治心血管疾病大有益处。孕妇食用之后，还可促进胎儿的大脑发育。另外，腰果对夜盲症、干眼病及皮肤角化有预防作用，能增强人体抗病能力。腰果还含有丰富的油脂，可以润肠通便、润肤美容、延缓衰老。

选购保存

挑选腰果时以外观呈完整月牙形、色泽白、饱满、气味香、油脂丰富、无蛀虫、无斑点者为佳。腰果不宜久存。应存放于密封罐中，放入冰箱冷藏保存，或放在阴凉通风处，避免阳光直射。

♥ 温馨提示

腰果有补充体力和消除疲劳的良好功效，还能使干燥的皮肤得到润泽，同时还可以为孕妇补充铁、锌等。但是，腰果含有多种过敏原，对过敏体质的人来说，可能会造成过敏，孕妇一定要谨慎。况且，腰果含热量较高，多吃易致身体发胖。腰果果壳中含苛性油脂，不小心接触生的果壳油脂，会引起皮肤起疱，如误食则会造成嘴唇和脸部发炎。

最佳搭配	
腰果+莲子	可养心安神、降压降糖
腰果+茯苓	可补润五脏、安神

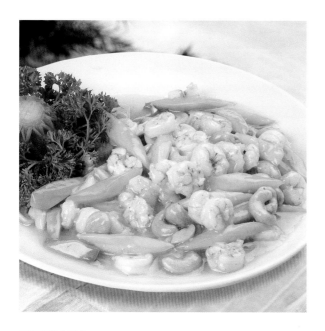

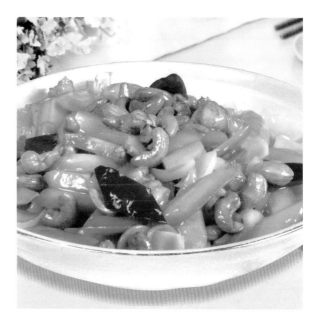

腰果虾仁

原料

鲜虾200克，腰果150克，黄瓜150克，胡萝卜100克，鸡精2克，盐3克，水淀粉、油各适量，欧芹叶少许

做法

1 将鲜虾洗净；将黄瓜清洗干净，切块；将胡萝卜去皮，清洗干净切块。

2 热锅下油烧热，先放入腰果炒香，再放入虾仁翻炒片刻，再放入黄瓜、胡萝卜同炒。

3 加鸡精、盐调味，炒熟后用水淀粉勾芡，装盘，用欧芹叶装饰即可。

专家点评

腰果中的脂肪成分主要是不饱和脂肪酸，有软化血管的作用，对保护血管、预防心血管疾病大有益处。常食用腰果有强身健体、提高机体抗病能力等作用。

腰果炒西芹

原料

西芹200克，百合100克，腰果100克，红甜椒50克，盐3克，鸡精2克，糖3克，水淀粉、油各适量

做法

1 将西芹清洗干净，切段；将百合清洗干净，切片；将红甜椒去蒂清洗干净，切片；将腰果清洗干净。

2 锅下油烧热，放入腰果略炸一会儿，再放入西芹、百合、红甜椒一起炒，加盐、鸡精、糖炒匀，待熟用水淀粉勾芡，装盘即可。

专家点评

西芹百合搭配腰果，蔬菜的爽脆和腰果的清香让孕妇百吃不厌。腰果含有丰富的油脂，可以润肠通便、润肤美容、延缓衰老。

蒜薹

别名：蒜苔、蒜毫、青蒜
性味归经：性平，味甘；归肺、脾经

热量：274千焦/100克

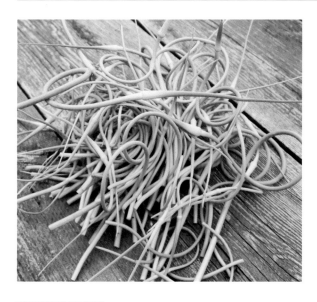

主要营养素

大蒜素、维生素C

蒜薹中所含的大蒜素可以增强孕妇的机体免疫力。蒜薹还含有丰富的维生素C，不仅有明显降血脂的作用，还能促进铁元素的吸收。

食疗功效

蒜薹中含有丰富的纤维素，可刺激大肠排便，防治孕期便秘。食用蒜薹，能预防痔疮的发生，降低痔疮的复发次数，并对轻中度痔疮有一定的辅助治疗效果。蒜薹含有辣素，其杀菌能力可以达到青霉素的1/10，对病原菌和寄生虫都有良好的杀灭作用，可以起到预防流感、防止伤口感染、防治感染性疾病和驱虫的功效。尤其是蒜薹中的大蒜素、大蒜新素，可以抑制金黄色葡萄球菌、链球菌、痢疾杆菌、大肠杆菌、霍乱弧菌等细菌的生长繁殖。

选购保存

蒜薹应挑选长条脆嫩、枝条浓绿、茎部白嫩者。根部发黄、顶端开花、纤维粗的则不宜购买。在0℃的低温中，可以保存两个月。

♥ 温馨提示

蒜薹的辛辣味比大蒜轻，所具有的独特蒜香能增加菜肴香味，更易被孕妇接受。但由于蒜薹不易被消化，孕妇不要过量食用，而消化能力不佳的孕妇最好少食蒜薹。同时，过量食用蒜薹可能会影响视力；蒜薹有保护肝脏的作用，但过多食用反而会损害肝脏，可能造成肝功能障碍，使肝病加重。因此肝病患者过量食用，有可能造成肝功能障碍，导致肝病加重。在烹饪蒜薹的过程中，注意不宜烹制得过烂，以免辣素被破坏，杀菌消毒作用降低。

最佳搭配	
蒜薹+莴笋	可预防高血压
蒜薹+香干	有助于营养均衡

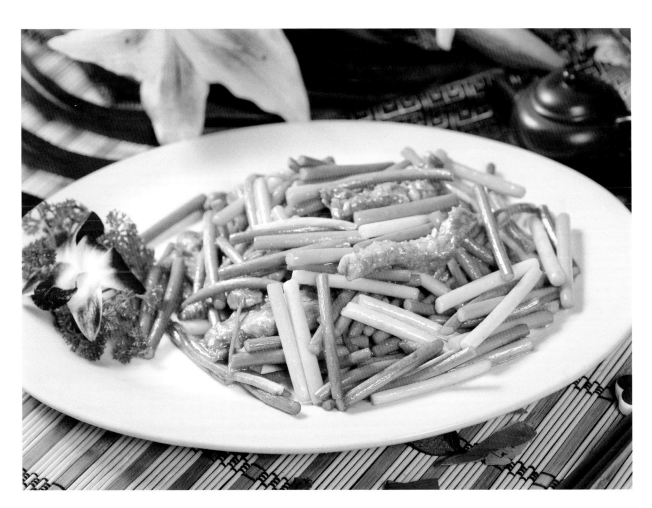

牛柳炒蒜薹

原料

牛柳250克，蒜薹250克，胡萝卜100克，欧芹叶少许，新鲜小花1朵，淀粉20克，酱油20毫升，盐3克，油适量

做法

① 将牛柳清洗干净，切成丝，加入酱油、料酒、淀粉上浆。

② 将蒜薹清洗干净、切段；将胡萝卜清洗干净、切丝。

③ 锅烧热入油，然后加入牛柳、蒜薹、胡萝卜丝翻炒至熟，加盐炒匀，出锅用欧芹叶和新鲜小花装饰即可。

专家点评

这是一道清爽开胃和降血脂的孕期佳肴。蒜薹含有一种辣素，有杀菌、抑菌的作用，常食还可以预防流感、肠炎等疾病。此外，蒜薹还含有粗纤维、维生素A、维生素C、钙、磷等成分，其中含有的粗纤维可预防便秘。

竹笋

别名：笋、闽笋　　　　　　　热量：96千焦/100克
性味归经：性微寒，味甘；归胃、大肠经

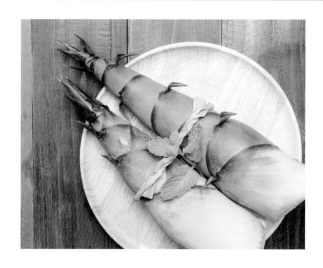

效，适用于热痰咳嗽、胸膈不利、心胃实热等症状。另外，竹笋含脂肪、淀粉很少，属天然低脂、低热量食品，可以吸附大量的油脂，每餐进食的油脂就会被它所吸附，降低了胃肠黏膜对脂肪的吸收和积蓄，从而达到减肥的目的，因此是肥胖者减肥的佳品。适合习惯性便秘者、糖尿病患者、孕妇等食用。

主要营养素

蛋白质、维生素、膳食纤维

竹笋中植物蛋白、维生素的含量均较高，能增强机体免疫力、提高防病抗病能力。竹笋中所含的膳食纤维有促进肠道蠕动的功用，对预防便秘有一定的功效。

食疗功效

竹笋具有清热化痰、益气和胃、治消渴、利水道、利膈爽胃、帮助消化、去食积、预防便秘等功

选购保存

选购竹笋首先看色泽，黄白色或棕黄色，具有光泽的为上品，宜选购。竹笋适宜在低温条件下保存，但不宜保存过久，否则质地变老，影响口感，建议保存1周左右。

♥ 温馨提示

竹笋一年四季皆有，但唯有春笋、冬笋的味道最佳。竹笋的食用方法很多，炒、烧、煮、煨、炖等均可，可荤、可素，做法不同，风味也各异。如江苏的"春笋烧鲫鱼"，浙江的"南肉春笋"，安徽的"问政山笋"，上海的"竹笋腌鲜"，福建的"鸡茸金丝笋"等，色香味俱全，令人称绝。竹笋对怀孕引起的水肿，以及产后虚热、心烦、手足心热都有一定的防治效果。所以，除了孕妇可以食用，产妇也可以食用。竹笋不易被消化，注意不能多吃。

最佳搭配	
竹笋+鸡肉	可暖胃益气、补精填髓
竹笋+莴笋	可辅助治疗肺热痰火

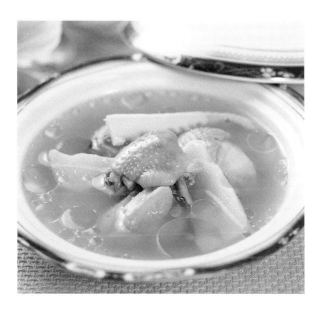

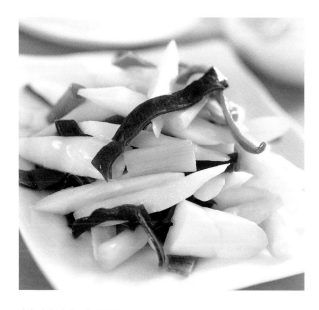

竹笋鸡汤

原料

鸡半只，竹笋3根，姜2片，盐4克

做法

① 将鸡清洗干净，剁块，放入锅内汆烫，去除血水后捞出冲净。

② 另起锅放水烧开，下鸡块和姜片，改小火烧15分钟。

③ 竹笋去壳，清洗干净后切成厚片，放入鸡汤内同煮至熟软（约10分钟），然后加盐调味，即可熄火盛出食用。

专家点评

竹笋的纤维素含量很高，常食有帮助消化、防止便秘的功能。鸡肉的蛋白质含量较高，且易被人体吸收利用，有增强体力、强壮身体的作用。用竹笋和鸡煲汤，既滋补又不油腻，有助于增强机体的免疫功能，提高防病抗病能力。

竹笋炒木耳

原料

竹笋200克，黑木耳150克，盐3克，葱段少许，油适量

做法

① 将竹笋洗净，切成滚刀块；将黑木耳泡发洗净，切成粗丝。

② 将竹笋入沸水中焯水，取出控干水分，备用。

③ 锅中放油，爆香葱段，下入竹笋、黑木耳炒熟，调入盐，炒至入味即可。

专家点评

竹笋中含有大量的优质蛋白以及人体所必需的8种氨基酸，适合孕妇食用。竹笋具有开胃、促进消化、增强食欲的作用，可辅助治疗消化不良。竹笋还具有低糖、低脂的特点，富含膳食纤维，可降低体内多余脂肪，消痰化淤滞，有助于预防高血压、高脂血症，对妊娠高血压也有一定的预防作用。

豆浆

别名： 豆腐浆　　　　　　　　　　**热量：** 66千焦/100克

性味归经： 性平，味甘；归心、脾、肾经

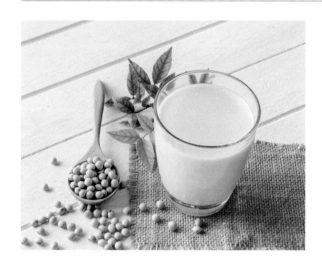

主要营养素

蛋白质、矿物质、维生素

豆浆含有丰富的植物蛋白，还含有维生素B$_1$、维生素B$_2$和烟酸。此外，豆浆还含有铁、钙、硒等矿物质，尤其是其所含的钙较多，对孕妇大有益处。

食疗功效

豆浆具有平补肝肾、防老抗癌、降脂降糖、增强免疫力的功效。常饮鲜豆浆对高血压、糖尿病、便秘、动脉硬化及骨质疏松等疾病的患者大有益处。科学研究发现，豆浆能抗癌。豆浆易于消化吸收，价廉物美，对养生十分有益。豆浆还有助于维持营养均衡，全面调节内分泌系统，降低血压、血脂，减轻心血管负担，增强心脏活力，优化血液循环，保护心血管，并有平补肝肾、增强免疫力等功效，是心血管的保护神。

选购保存

好豆浆应有股浓浓的豆香味，浓度高，略凉时表面有一层油皮，口感滑爽。豆浆不能在保温瓶里存放，否则会滋生细菌，使豆浆里的蛋白质变质，影响人体健康。

♥ 温馨提示

孕妇喝豆浆是预防贫血以及低血压等多种病症的行之有效的措施之一，还有助于胎儿的正常发育。但豆浆性平偏寒而滑利，故平素胃寒、易腹泻及腹胀的人不宜饮用豆浆。另外，如果产妇产后有胃病或产前就有胃部不适、慢性胃炎等疾病，最好不要喝豆浆，否则会使胃酸分泌过多而刺激肠胃，加重疼痛感。孕妇切忌用豆浆冲鸡蛋。因为鸡蛋中的黏液性蛋白容易和豆浆中的胰蛋白酶结合，产生不易被人体吸收的物质而削弱营养价值。

最佳搭配	
豆浆+核桃	可增强免疫力
豆浆+莲子	滋阴益气、清热安神、降糖降压

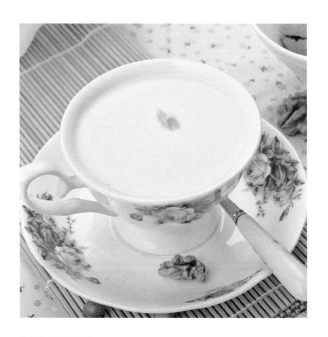

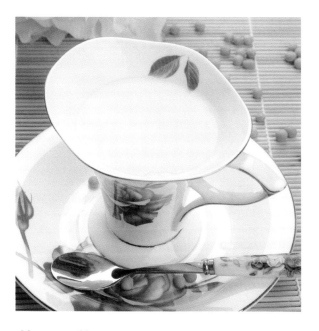

核桃豆浆

原料

黄豆100克，核桃仁30克，白糖适量

做法

① 将黄豆泡软，清洗干净；核桃仁清洗干净。

② 将黄豆、核桃仁放入豆浆机中，添水搅打成豆浆，烧沸后滤出豆浆，加入白糖搅拌均匀即可。

专家点评

　　黄豆是所有豆类中营养价值最高的，其所富含的钙能促进胎儿骨骼的发育，卵磷脂能促进胎儿脑部的发育。核桃仁中含有较多的蛋白质及人体必需的不饱和脂肪酸，能滋养脑细胞、增强脑功能。核桃豆浆有助于孕妇补充营养，还可为胎儿提供大脑及身体发育所需的营养。

黄豆豆浆

原料

黄豆75克，白糖适量

做法

① 将黄豆加水浸泡6~16个小时，清洗干净备用。

② 将泡好的黄豆装入豆浆机中，加适量清水，搅打成豆浆，煮熟。

③ 将煮好的豆浆过滤，加入白糖调匀即可。

专家点评

　　黄豆富含的优质蛋白质是植物中唯一类似于动物蛋白质的完全蛋白质，并且大豆蛋白不含胆固醇，可降低人体血清中的胆固醇。而且大豆蛋白中人体必需的8种氨基酸配比均衡，非常适合人体需要。因此，孕妇每天喝一杯豆浆（不要超过500毫升）不失为摄取优质蛋白的一个有效方法。

芹菜

别名：蒲芹、香芹　　　热量：93千焦/100克

性味归经：性凉，味甘、辛；归肺、胃、经

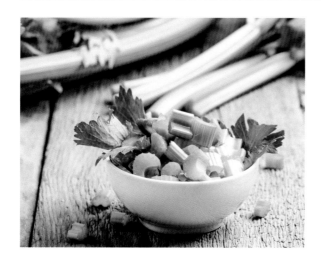

腮等病症有食疗作用。适合孕妇、高血压患者、动脉硬化患者及缺铁性贫血者食用。另外，芹菜还含有丰富的膳食纤维，有较强的清肠作用，能吸走肠内水分和杂质，把对人体有害的物质，甚至是致癌成分排出体外。所以，芹菜是减肥、美容的佳品。

主要营养素

膳食纤维、芹菜碱、甘露醇

芹菜含有丰富的膳食纤维，能促进胃肠蠕动，预防便秘。芹菜中所含的芹菜碱和甘露醇等活性成分，有降低血糖的作用，对妊娠高血压有食疗作用。

食疗功效

芹菜具有清热除烦、平肝、利水消肿、凉血止血的作用，对高血压、头痛、头晕、躁热烦渴、黄疸、水肿、小便热涩不利、妇女月经不调、赤白带下、痄

选购保存

芹菜新鲜与否要看其叶身是否平直，新鲜的芹菜是平直的；存放时间较长的芹菜，叶子尖端就会翘起，叶子软，甚至发黄起锈斑。因此，要选色泽鲜绿、叶柄厚、茎部稍呈圆形、内侧微向内凹的芹菜。保存时，用保鲜膜将茎叶包严，根部朝下，竖直放入水中，水没过芹菜根部5厘米，可保持芹菜一周内不老不焉。

♥ 温馨提示

芹菜的做法很多，可炒、可拌、可熬、可煲，还可做成饮品。但很多人在吃芹菜时都习惯把芹菜叶丢掉，只吃芹菜梗，这种吃法是不科学的。芹菜叶中所含的胡萝卜素和维生素C比茎多，含铁量也十分丰富。芹菜中含有利尿的有效成分，能改善体内水钠潴留的情况，利尿消肿，适合孕妇食用，尤其适合孕中期孕妇。

最佳搭配	
芹菜+番茄	可降低血压
芹菜+牛肉	可增强免疫力

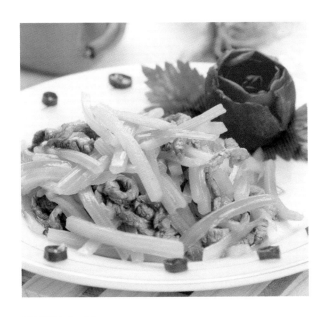

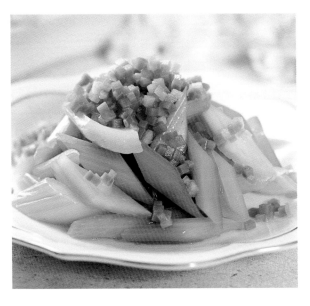

芹菜肉丝

原料

猪肉、芹菜各200克，红辣椒15克，盐3克，鸡精2克，油适量

做法

1. 将猪肉清洗干净，切丝；将芹菜清洗干净，切段；将红辣椒去蒂后用清水洗干净，切圈。

2. 锅下油烧热，放入肉丝略炒片刻，再放入芹菜，加盐、鸡精调味，炒熟装盘，用红辣椒圈装饰即可。

专家点评

　　这道菜可以预防妊娠高血压。芹菜是常食蔬菜之一，含有丰富的铁、锌等微量元素，有平肝降压、抗癌防癌、利尿消肿、增进食欲的作用。猪肉含有丰富的优质蛋白质和必需的脂肪酸，并能提供血红素和促进铁吸收的半胱氨酸，能改善缺铁性贫血，具有补肾养血、滋阴润燥的功效。

芹菜炒胡萝卜粒

原料

芹菜250克，胡萝卜150克，香油10毫升，盐3克，鸡精1克，油适量

做法

1. 将芹菜洗净，切菱形块，入沸水锅中焯水；将胡萝卜洗净，切成粒。

2. 锅注油烧热，放入芹菜爆炒，再加入胡萝卜粒一起炒至熟。

3. 加入香油、盐和鸡精调味，炒匀即可出锅。

专家点评

　　芹菜含有挥发性芳香油，因而具有特殊的香味，能增进食欲。孕妇对铁的需求量大，若供给不足，极易导致缺铁性贫血，对母体和胎儿都十分不利。芹菜还富含膳食纤维，能促进肠道蠕动，防治孕妇便秘。同时，适量食用芹菜还有助于预防孕妇患妊娠高血压。

毛豆

别名：菜用大豆　　　　　　热量：1667千焦/100克
性味归经：性平、味甘；归脾、大肠经

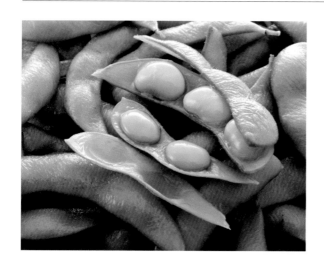

主要营养素

卵磷脂、钙、铁、锌

　　毛豆中的卵磷脂是大脑发育不可缺少的营养素，能保证胎儿大脑和视网膜的正常发育，还能使细胞保持年轻。毛豆还富含钙、铁、锌，这些矿物质易被人体吸收，是保证胎儿健康发育的必需营养素。

食疗功效

　　毛豆具有降血脂、抗癌、润肺、强筋健骨等功效，非常适合孕妇食用。所含植物性蛋白质有降低胆固醇的功能；富含的油脂多为不饱和脂肪酸，能清除积存在血管壁上的胆固醇，可预防多种老年性疾病。毛豆还可以促进胃肠蠕动，防止脂肪在动脉血管中的堆积，减少血液中过高的甘油三酯含量，延缓人体内细胞的衰老，使皮肤保持弹性、红润。

选购保存

　　购买毛豆时，以豆荚为青绿色、上面有细密的绒毛的毛豆为佳，已经发黄干瘪的不宜选购。选购之前也要注意观察，最好以粒粒饱满的毛豆为佳，否则煮完之后剥了壳也吃不到什么东西。毛豆在剥壳后不宜保存太久，要尽快食用。

♥ 温馨提示

　　若想把毛豆烫成翠绿色，可将毛豆快速洗净后放入竹箩中，抓把粗盐搓一搓，以除去细毛、增加口感。然后将毛豆放入加了盐的沸水中煮，水量须为毛豆的1倍以上，别煮得太久。这样煮出的毛豆色泽鲜丽，口感佳。因为盐能使叶绿素趋于安定而防止被破坏。由于毛豆中钾的含量较多，能与食盐中的钠保持平衡，因此可消除盐分的不利作用。需要注意的是，对黄豆过敏的孕妇，不宜多食毛豆。

最佳搭配	
毛豆+香菇	可益气补虚、健脾和胃
毛豆+花生	可健脑益智

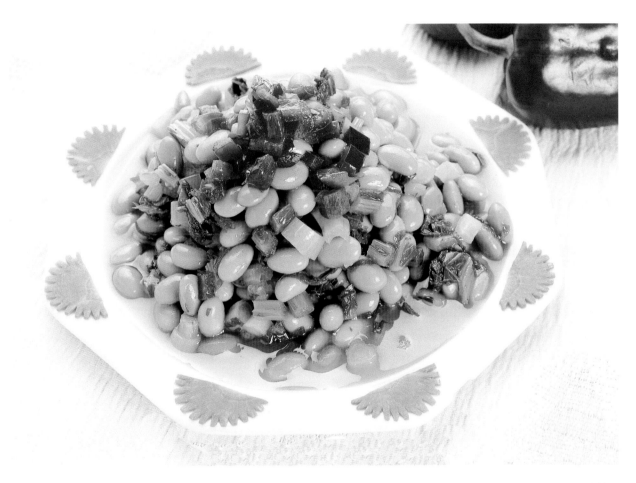

芥菜毛豆

原料

芥菜100克，毛豆300克，红甜椒少许，香油20毫升，盐3克，白醋5毫升，油适量

做法

① 将芥菜择洗干净，过沸水后切成末；将甜红椒去蒂、籽，切粒。

② 将毛豆剥壳取出豆粒，洗干净，放入沸水中煮熟，捞出装入盘中备用。

③ 取锅入油烧热后，加入红甜椒、芥菜末，入调味料和毛豆粒炒匀即可。

专家点评

　　芥菜有解毒消肿之功效，能抗感染和预防疾病的发生。毛豆中的卵磷脂是胎儿大脑发育不可缺少的营养之一，有助于胎儿的大脑发育。此外，毛豆还含有丰富的膳食纤维、钙和铁，不仅能改善便秘、降低血压和胆固醇，还有利于孕妇补钙、补铁。

豌豆

别名：雪豆、寒豆、麦豆
性味归经：性温，味甘；归脾、胃、大肠经

热量：334千焦/100克

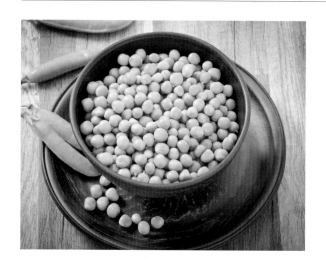

主要营养素

蛋白质、维生素A原、维生素C

豌豆的蛋白质不仅含量丰富，且包括了人体所必需的8种氨基酸，可以提高机体的抗病能力。豌豆含有丰富的维生素A原，可在体内转化为维生素A，而后者具有润泽皮肤的作用。豌豆含有丰富的维生素C，可提高机体免疫力。

食疗功效

豌豆具有和中益气、解疮毒、通乳及消肿的功效，可以增强人体的新陈代谢功能，可帮助预防心脏病及多种癌症（如结肠癌或直肠癌），能使皮肤柔腻润泽，并能抑制黑色素的生成，是脱肛、慢性腹泻、子宫脱垂等中气不足所致疾病的食疗佳品。现代医学研究还发现，豌豆所含的止权酸、赤霉素和植物凝集素等物质，具有抗菌消炎、增强新陈代谢的功效。

选购保存

选购豌豆的时候，扁圆形表示成熟度最佳，若荚果正圆形就表示已经过老，筋凹陷也表示过老。豌豆上市的早期，要选择饱满的；后期要选择较嫩的。用保鲜袋装好，扎口，装入有盖容器，置于阴凉、干燥、通风处保存。

♥ 温馨提示

荚用豌豆均供清炒，也可做汤，粮用豌豆可与米煮粥。由于豌豆富含赖氨酸，粳米又缺赖氨酸，豆谷共煮食，可起到蛋白质互补的作用。但豌豆粒多食会发生腹胀，故不宜长期大量食用，慢性胰腺炎、糖尿病患者慎食。豌豆适合与富含氨基酸的食物一起烹调，可以明显提高豌豆的营养价值。为防止叶酸缺乏，豌豆是孕中期孕妇不可忽视的食物。因豌豆有通乳的作用，产妇也适宜食用豌豆。

最佳搭配	
豌豆+虾仁	可提高营养价值
豌豆+蘑菇	可增进食欲

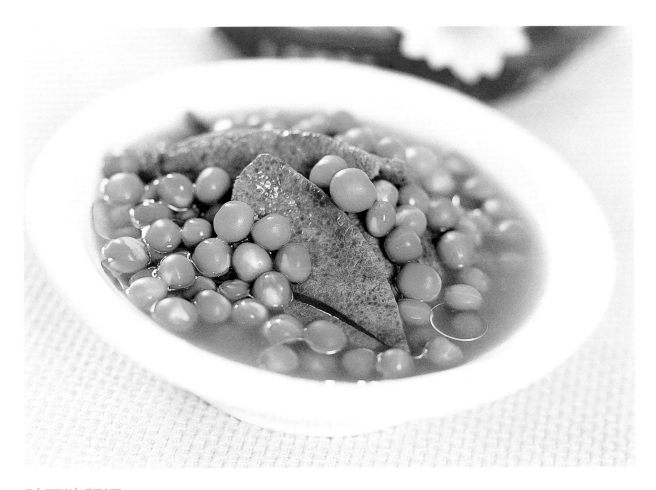

豌豆猪肝汤

原料

豌豆300克，猪肝250克，姜少许，盐3克

做法

① 将猪肝清洗干净，切成片；将豌豆在凉水中泡发，姜洗净切片。

② 锅中加适量水烧开，下入猪肝、姜片、豌豆一起煮半个小时。

③ 待熟后，调入盐煮至入味，即可食用。

专家点评

　　这道汤清香爽口，有养血明目、利水消肿之功效。豌豆含有的膳食纤维，能促进大肠蠕动，预防孕妇便秘。猪肝富含维生素A、维生素B_2、铁和硒，所含的维生素A有维持机体正常生长的作用，还能保护眼睛、维持正常视力，防止眼睛干涩、疲劳；所含的铁可调节和改善贫血孕妇的造血系统生理功能，有助于补血。

冬瓜

别名：白瓜、白冬瓜、枕瓜　　　　热量：52千焦/100克
性味归经：性凉，味甘；归肺、大肠、小肠、膀胱经

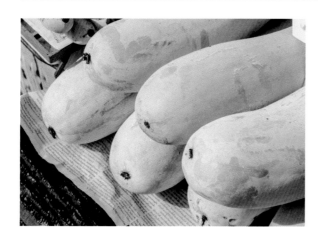

主要营养素

维生素C、钾、铜

冬瓜含丰富的维生素C和钾，可达到消肿而不伤正气的作用。冬瓜还富含铜，铜对于血液、中枢神经、免疫系统、脑、肝、心等内脏的发育和功能有重要影响。

食疗功效

冬瓜具有清热解毒、利水消肿、减肥美容的功效，能减少体内脂肪，有利于减肥，适用于治疗水肿、胀满、痰喘、痈疽、痔疮等病症，孕妇可适量食用。常吃冬瓜，还可以使皮肤光洁。另外，对慢性支气管炎、肠炎、肺炎等感染性疾病有一定的辅助治疗效果。冬瓜所含的丙醇二酸能抑制碳水化合物在体内转化为脂肪，有一定的减肥功效。此外，冬瓜中的膳食纤维能促进肠道蠕动，使肠道里积存的"废物"尽快排泄出去。

选购保存

挑选时用手指掐一下，皮较硬、肉质密、种子成熟变成黄褐色的冬瓜口感较好。买回来的冬瓜如果吃不完，可用一块比较大的保鲜膜贴在冬瓜的切面上，用手抹平贴紧，可保存3~5天。

♥ 温馨提示

孕妇吃冬瓜可有效防治孕期水肿，还有利尿解闷、解毒化痰、生津止渴之功效。肥胖者，维生素C缺乏者，妊娠浮肿、肾脏病水肿、肝硬化、腹水、脚气、糖尿病、高血压、冠心病、癌症患者尤为适用。现代科学认为，产妇适当喝冬瓜汤也是可以的。同时，吃冬瓜对产妇也有减肥和消肿的功效，还能提高奶水的质量。所以，孕产妇都可以食用冬瓜。因冬瓜性寒，故久病不愈者与阴虚火旺、脾胃虚寒、易腹泻者慎食。

最佳搭配	
冬瓜+海带	可降低血压
冬瓜+鲢鱼	对产后血虚有食疗作用

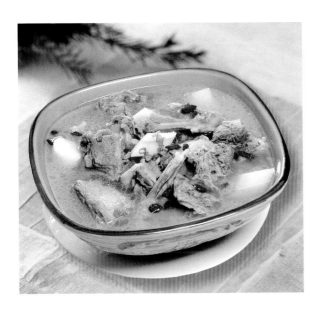

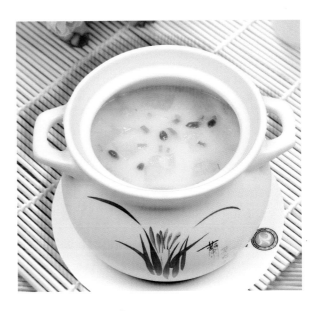

冬瓜山药炖鸭

原料

鸭肉500克，山药100克，枸杞子25克，冬瓜10克，葱5克，姜2克，盐3克

做法

1. 将鸭肉清洗干净，剁成块，然后放入沸水中焯一下，捞出沥干备用。
2. 将山药、冬瓜去皮，清洗干净后切成块；将葱清洗干净、切碎；将枸杞子清洗干净；将姜清洗干净、切片。
3. 锅加水烧热，倒入鸭块、山药、枸杞子、冬瓜、姜煮至鸭肉熟。
4. 加入盐调味，盛盘撒上葱花即可。

专家点评

将冬瓜、山药和鸭肉同煮，荤素搭配可起到营养互补的效果，又有助于提高免疫力、预防妊娠高血压、降低胆固醇、利尿。

百合龙骨煲冬瓜

原料

百合100克，龙骨300克，冬瓜300克，枸杞子10克，香葱2克，盐3克

做法

1. 将百合、枸杞子分别清洗干净；将冬瓜去皮清洗干净，切块备用；将龙骨清洗干净，剁成块；将葱清洗干净，切碎。
2. 锅中注水，下入龙骨，加盐，以大火煮开。
3. 倒入百合、冬瓜和枸杞子，转小火熬煮约2小时，至汤色变白即可停火，撒上葱末即可。

专家点评

冬瓜利尿，且含钠极少，所以是慢性肾炎水肿患者、营养不良性水肿患者及水肿孕妇的消肿佳品。将其与龙骨、百合、枸杞子一起熬汤，可预防孕妇水肿，并为胎儿发育提供多种营养。

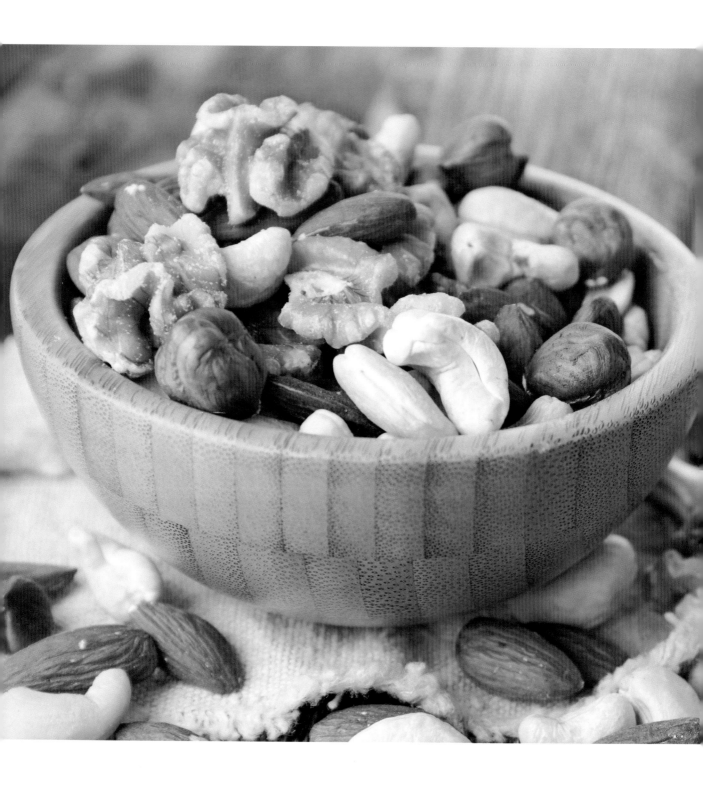

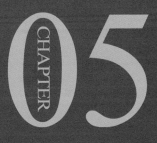

孕晚期营养饮食

　　孕晚期（即女性怀孕的第8个月到第10个月），是胎儿加足马力、快速成长的阶段。此时期的胎儿生长迅速，体重增加较快，对能量的需求也达到高峰。在这期间，孕妇会出现下肢水肿的现象，有些孕妇在临近分娩时，会产生心情忧虑紧张、食欲不佳等不适症状，不利于胎儿的发育和分娩。为了做好分娩和哺乳的准备，孕晚期孕妇适合吃哪些食物呢？请看本章内容。

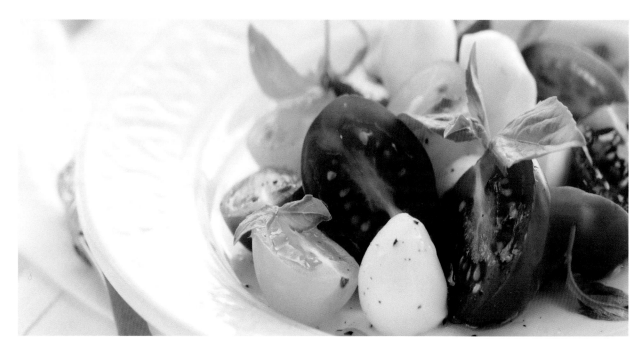

孕晚期的营养指南

　　孕晚期营养的贮存对孕妇来说显得尤为重要。健康、合理的饮食，是胎儿健康出生的必要前提。那么，孕晚期孕妇饮食应注意什么呢?

一 孕晚期饮食原则

　　宜添加零食和夜餐：孕晚期除正餐外，孕妇还要添加零食和夜餐，如牛奶、饼干、核桃仁、水果等食品，夜餐应选择容易消化的食品。

　　宜摄入充足的维生素：孕妇在孕晚期需要充足的维生素，尤其是维生素B_1。如果缺乏，则容易引起呕吐、倦怠，并在分娩时子宫收缩乏力，导致产程延长。

　　忌食过咸、过甜或油腻的食物：过咸的食物可引起或加重水肿；过甜或过于油腻的食物可致肥胖。孕妇食用的菜和汤中一定要少加盐，并且注意限制摄入含盐分较多的食品。

　　忌食刺激性食物：刺激性的食物包括浓茶、咖啡、酒及辛辣调味品等。这些刺激性食物是整个孕期都不宜食用的食物，特别是在怀孕8个月以后。这些刺激性食物易导致大便干燥，会导致或加重痔疮。

二 孕晚期摄入脂肪类食物需注意

进入孕晚期后，孕妇不宜多吃动物性脂肪。即使进食肉食，也要多吃瘦肉少吃肥肉。这是因为现在的牲畜和家禽大多是用饲料饲养而成的，而饲料中往往含有一些对孕妇和胎儿有害的化学物质，牲畜摄取的这些化学物质最容易集中在动物脂肪中，所以孕妇在食用肉类时，应该去掉脂肪和皮，以减少对化学物质的摄入。肥肉为高能量和高脂肪的食物，孕妇摄入过多往往会引起肥胖。怀孕后，孕妇由于活动量减少，如果一次摄取过多的热量，很容易造成体重在短时间内突然过多地增加。孕妇过胖还很容易引起妊娠毒血症，因此孕妇应少吃高热量、低营养的肥肉，并将每周增加的体重控制在 350 克左右，以不超过 500 克为宜。

另外，要注意增加植物油的摄入。此时，胎儿机体和大脑发育速度加快，对脂质及必需脂肪酸的需要增加，必须及时补充。因此，增加烹调所用植物油，即豆油、花生油、菜油等的摄入量，既可保证孕晚期所需的脂质供给，又能提供丰富的人体必需脂肪酸。孕妇还可吃些花生仁、核桃仁、葵花子、芝麻等油脂含量较高的食物。

三 孕妇不宜暴饮暴食

孕期要加强营养，并不是说吃得越多越好。过多地进食反而会导致孕妇体重大增，营养过剩，结果对孕妇和胎儿都没有好处。因为吃得过多会使孕妇体内脂肪蓄积过量，导致组织弹性减弱，分娩时易造成滞产或大出血，并且过于肥胖的孕妇有发生妊娠高血压综合征、妊娠合并糖尿病的可能。

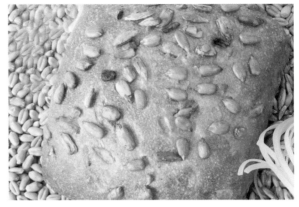

孕晚期不宜食用体积大、营养价值不高的食物。

吃得过多也会使胎儿受到伤害。一是容易发生难产，胎儿体重越重，难产率越高。二是容易出现巨大胎儿，分娩时使产程延长，易影响胎儿心跳而发生窒息。胎儿出生后，由于胎儿期脂肪细胞的大量增加，易造成终身肥胖。三是围产期胎儿的死亡率高。因此，孕妇要合理安排饮食，每餐最好只吃七八分饱，并可由三餐改为五餐，实行少吃多餐的进食方式。

四 孕晚期孕妇宜少食多餐

孕晚期胎儿的生长发育速度最快，细胞体积迅速增大，大脑生长到达高峰，也是胎儿体内需储存大量营养的时期。这时，孕妇的营养摄取非常重要，不然对胎儿的大脑发育影响很大。

然而此时增大的子宫向上顶着胃和膈肌，使孕妇胃肠部受到压迫，胃的容量也因此受到限制，按照孕前平时的食量也会使胃部过于饱胀，尤其是在进食后。这就需孕妇在饮食方式上做出调整，可采用少食多餐的进食方式。

五 孕晚期孕妇宜多吃鱼

随着妊娠时间越来越长，胎儿也即将分娩，抓紧时间做最后的冲刺，为胎儿多补充一点营养是每个家庭的愿望。

专家介绍，鱼体内富含 Ω-3 脂肪酸，这是一种对胎儿脑部发育非常有利的成分，如果孕妇可以在孕后期多食用鱼类，尤其是深海鱼类，就可以增加 Ω-3 脂肪酸的摄入，促进胎儿脑部的发育，使生出来的宝宝更加聪明健康。

英国的一项调查已经证实，孕后期吃鱼对胎儿的大脑发育有着很好的帮助，此外还可以避免新生儿体重不足。英国研究人员是对英国西南部的 1.15 万名孕妇进行了追踪调查后得出以上结论的。他们从孕妇怀孕 32 个星期开始详细记录她们吃鱼的数量，结果发现吃鱼越多的孕妇，相对于孕期吃鱼少或没吃鱼的孕妇，她们的新生儿体重不足的概率更低。

通过专家的介绍，我们知道孕晚期吃鱼更有益于胎儿的发育。所以，为了胎儿的健康，所有的孕妇都应该调整饮食结构，将鱼类搬上您家的餐桌。

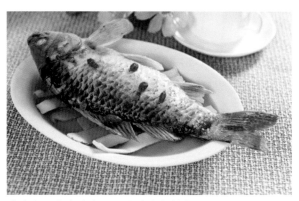

孕晚期适宜多吃鱼，且尽量吃新鲜鱼。

但是现在环境污染严重，一不小心就可能买到污染鱼，反而危害了孕妇的身体健康。下面我们介绍一些辨别污染鱼的小技巧，以避免买到污染鱼。

看鱼体：污染严重的鱼，鱼体不整齐，头大尾小，皮肤发黄，尾部发青。

看鱼眼：正常的鱼鱼眼部稍微凸出，富有弹性，透明且有光泽；受污染的鱼眼珠浑浊，失去光泽，有时有明显外凸。

看鱼鳃：鳃部是鱼的呼吸器官，相当于人的肺，是大量的毒物积聚之地。正常的鱼鳃红且排列整齐；受污染的鱼，鳃部粗糙且呈暗红色。

闻气味：正常的鱼有明显的腥味；受污染的鱼因污染物的不同可分别呈大蒜味、煤油味、氨味等不正常的气味，含酚量高的鱼鳃还可能被点燃。

六 孕晚期孕妇不宜再大量进补

为了孕妇的健康，亲友们总是不忘提醒孕妇多进补。不过，孕妇补得过火会造成营养过多，同时因活动较少，反而会使分娩不易。

到了孕晚期，由于胎儿的压迫等负担，孕妇往往出现高血压、水肿症状，此时如进食大补之品，不仅对胎儿和孕妇无益，反而会火上加油，加重孕妇呕吐、水肿、高血压等症状，也可引发阴道出血、流产、死产或胎儿窘迫等现象。

孕期大量进补，还容易导致孕妇过度肥胖和巨大儿的发生，对母子双方的健康都不利。如前所述，孕妇在怀孕期的体重以最多增加 12 千克为正常，否则体重超标极易引起妊娠期糖尿病。

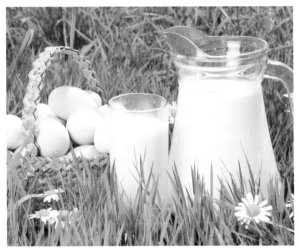

习惯素食的孕妇可多饮牛奶、吃鸡蛋。

所以说，孕妇加强营养是必要的，但营养应适当，并非多多益善。

七 孕晚期营养一定要合理

有些女性怀孕前就吃素，而有些女性怀孕后一见到肉就恶心，对于这些孕妇，只要选择营养搭配合理、丰富的食品，是完全可行的。

不过，孕晚期因为面临生产的需要，孕妇对热量的需求旺盛，这时蔬菜素食型和水果素食型食物是不能满足孕晚期孕妇和胎儿的营养需要的，这一点一定要引起注意。因为素食所能提供的热量明显要比肉类少。如果热量摄入不足，身体就会分解自身的蛋白质，从而影响孕妇自身及胎儿的生长发育。因此，孕晚期素食孕妇不一定要吃肉，但一定要多补充富含能量的食物，如牛奶、鸡蛋等。同时，孕妇还应注意食物的营养价值，多吃富含维生素、矿物质的新鲜蔬菜、豆类、干果等。

八 临产时宜吃能量高、易消化食物

临产相当于一次重体力劳动，产妇必须有足够的能量供给，才能有良好的子宫收缩力，宫颈口开全才有体力把孩子排出。不好好进食、饮水，就会造成脱水而引起全身循环血容量不足，当然供给胎盘的血量也会减少，引起胎儿在宫内缺氧。

因此，临产时产妇应进食高能量、易被消化的食物，如牛奶、巧克力糖等。如果实在因宫缩太频繁，很不舒服而不能进食时，也可通过输入葡萄糖、维生素来补充能量。初产妇从规律性宫缩开始到宫口开全，大约需要12个小时。如果是初产妇，无高危妊娠因素，准备自然分娩，可准备易被消化吸收、少渣、可口、味鲜的食物，如面条鸡蛋汤、面条排骨汤、牛奶、酸奶、巧克力等食物，让临产产妇吃饱吃好，为分娩准备足够的能量。否则，吃不好睡不好，紧张焦虑，容易导致产妇疲劳，可能引起宫缩乏力、难产、产后出血等危险情况。

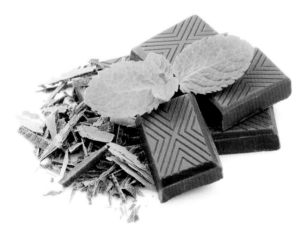

临产时吃巧克力有助于补充能量。

孕晚期宜吃的食物

孕晚期，胎儿需要一定量的营养物质，又不宜进补太多以防出现巨大儿，还要兼顾对水肿、妊娠高血压综合征等的预防。

红豆

别名： 赤小豆、红小豆　　　　　　　**热量：** 1357千焦/100克
性味归经： 性平，味甘、酸；归心、小肠经

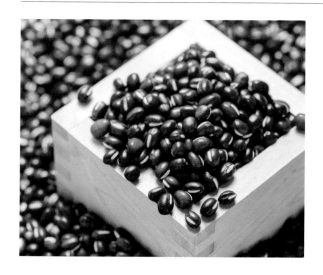

主要营养素

膳食纤维、碳水化合物、维生素E、铁、锌

红豆含有丰富的膳食纤维，可以促进排便，防治便秘。红豆还含有大量的碳水化合物、维生素E、铁、锌等营养素，有提供热量、降低胆固醇、预防贫血等作用。

食疗功效

红豆有消肿、通乳、健脾养胃、清热利尿、抗菌消炎、排出毒素等功效，还能增进食欲，促进胃肠消化吸收，具有良好的润肠通便、降血压、降血脂、调节血糖、防癌抗癌、预防结石的作用，非常适合孕妇食用。

选购保存

颗粒饱满、大小比例一致、颜色较鲜艳、没有被虫蛀过的红豆，品质才会比较好，也比较新鲜。将拣去杂物的红豆摊开晒干，装入塑料袋，再放入一些剪碎的干辣椒，扎紧袋口，存放于干燥处保存。

♥ 温馨提示

红豆是孕妇的滋补佳品，宜与其他谷类食品混合食用，一般被制成豆沙包、豆饭或豆粥，这些都是科学的食用方法。红豆有消胀满、通乳汁的功效，对乳房胀痛、乳汁不下有食疗作用。每天早晚各用红豆120克煮粥，连吃3~5天即可。

最佳搭配	
红豆+南瓜	可润肤、止咳、减肥
红豆+粳米	可益脾胃、通乳汁

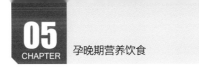

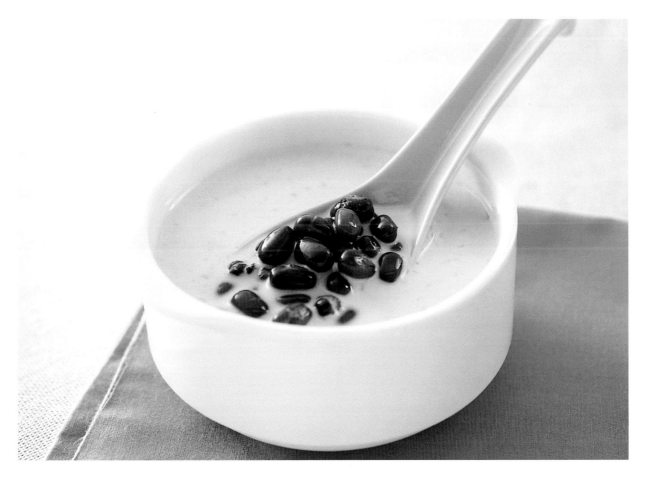

红豆牛奶

原料

红豆15克，低脂鲜奶190毫升，蜂蜜5毫升

做法

1️⃣ 将红豆清洗干净，浸泡一夜。

2️⃣ 将红豆放入锅中，开中火煮约30分钟，熄火后再焖煮约30分钟。

3️⃣ 将红豆、蜂蜜、低脂鲜奶放入碗中，搅拌均匀，即可食用。亦可打成汁或糊状食用。

专家点评

红豆是一种营养高、功效多的杂粮，它富含多种营养素。秋冬季怕冷、易疲倦、面少血色的孕妇应经常食用红豆食品，以补血、促进血液循环、增强体力和抗病能力。将红豆搭配醇香的牛奶，添加了钙质和优质蛋白，给孕妇提供的营养就更全面了，还有助于胎儿的骨骼发育，可预防新生儿佝偻病。

鹌鹑蛋

别名： 鹑鸟蛋、鹌鹑卵　　**热量：** 669千焦/100克
性味归经： 性平，味甘；归心、肝、肺、胃、肾经

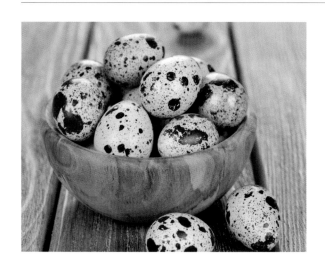

主要营养素

蛋白质、维生素、铁、锌、脑黄金

　　鹌鹑蛋含有丰富的蛋白质、脑磷脂、卵磷脂、维生素A、维生素B$_1$、维生素B$_2$、铁、锌等，可强身健脑，预防缺铁性贫血，还能保证胎儿大脑和视网膜的正常发育。

食疗功效

　　鹌鹑蛋具有强筋壮骨、补气益气、除风湿的功效，为滋补食疗佳品，对胆怯健忘、头晕目眩、久病或老弱体衰、气血不足、心悸失眠、体倦食少等病症有食疗作用。鹌鹑蛋含丰富的卵磷脂和脑磷脂，是高级神经活动不可缺少的营养物质，有健脑的作用。另外，鹌鹑蛋含有一种特殊的抗过敏蛋白，具有抗过敏的功效。

选购保存

　　一般鹌鹑蛋的外壳为灰白色，上面布满了红褐色和紫褐色的斑纹。优质的鹌鹑蛋，壳比较硬，不易碎，放在耳边摇一摇，没有声音，打开后蛋黄呈深黄色，蛋白较黏。放于冰箱保存，可保存半个月。

♥ 温馨提示

　　鹌鹑蛋对营养不良，发育不全，身体虚弱，孕妇产前、产妇产后出现的贫血等症状都有很好的滋补作用；对老幼病弱者也有较好的调理作用，所以鹌鹑蛋被人们誉为延年益寿的"灵丹妙药"。鹌鹑蛋含胆固醇的比例较高，需要控制量，特别是有妊娠高血压的孕妇、高胆固醇者应慎食，脑血管疾病患者少食为好。鹌鹑蛋忌与猪肝及菌类食物同时食用，否则易使人生黑斑或生痔疮。

最佳搭配	
鹌鹑蛋+牛奶	可增强免疫力
鹌鹑蛋+银耳	可强精补肾、提神健脑

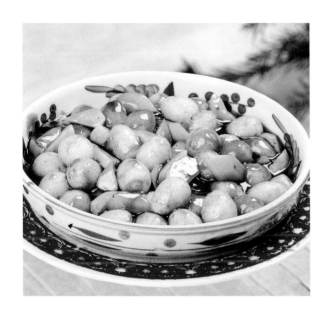

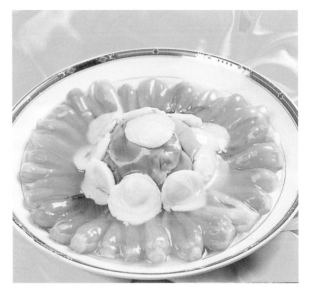

鱼香鹌鹑蛋

原料

黄瓜、鹌鹑蛋各适量，盐、胡椒粉、红油、生抽、水淀粉各适量

做法

❶ 将黄瓜清洗干净，去皮切块；将鹌鹑蛋煮熟，去壳放入碗内，放入黄瓜，调入生抽和盐，入锅蒸约10分钟后取出。

❷ 炒锅置火上，加盐、红油、胡椒粉烧热，用水淀粉勾薄芡后，淋入碗中即可。

专家点评

　　鹌鹑蛋的营养价值很高，可补气益血、强筋壮骨。黄瓜肉质脆嫩，含有蛋白质、脂肪、维生素、膳食纤维以及钙、磷、铁、钾等营养物质。尤其是黄瓜中含有的细纤维素，可以降低血液中胆固醇、甘油三酯的含量，促进肠道蠕动，加速废物排泄，改善人体的新陈代谢。

蘑菇鹌鹑蛋

原料

鹌鹑蛋10个，蘑菇100克，油菜200克，盐3克，醋少许，生抽10毫升，水淀粉10毫升，高汤、油各适量

做法

❶ 将煎锅烧热，将鹌鹑蛋都煎成荷包蛋备用；将蘑菇泡发，洗净；将油菜洗净，烫熟装盘。

❷ 锅内注油烧热，下蘑菇翻炒至熟后，捞出摆在油菜上，再摆上鹌鹑蛋。

❸ 锅中加少许高汤烧沸，加入盐、醋、生抽调味，用水淀粉勾芡，淋于盘中即可。

专家点评

　　本品可促进胎儿发育。鹌鹑蛋不仅能促进身体发育，还有健脑的作用。蘑菇含有人体难以消化的粗纤维、半粗纤维和木质素，可保持肠内水分平衡，还可吸收余下的胆固醇、糖分，将其排出体外，可预防便秘。

福寿鱼

别名： 罗非鱼、非洲鲫鱼　　**热量：** 410千焦/100克
性味归经： 性平，味甘；归肾经

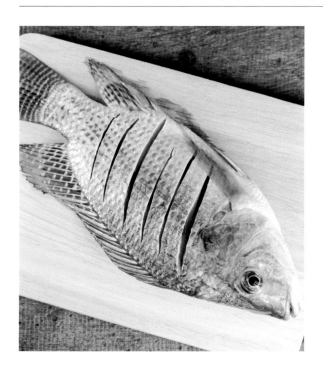

主要营养素

蛋白质、维生素、矿物质、不饱和脂肪酸

福寿鱼含有丰富的蛋白质以及B族维生素、维生素E及钙、铁、锌等矿物质，能补充孕妇及胎儿所需的多种营养。福寿鱼中的脂肪含量也很丰富，每100克肉中含脂肪6.93克，且多为不饱和脂肪酸。

食疗功效

福寿鱼可补阴血、通血脉、补体虚，还有益气健脾、利水消肿、清热解毒等功效，非常适合孕妇食用。福寿鱼肉中富含的蛋白质，易于人体吸收，氨基酸含量也很高，所以对促进智力发育、降低胆固醇和血液黏稠度具有明显的作用。

选购保存

选购福寿鱼时挑选500克左右的鱼为佳，过大的福寿鱼肉质较粗，泥腥味也重，味道也不够鲜美。福寿鱼不易保存，宰杀后宜尽快食用。

♥ 温馨提示

福寿鱼已成为世界性的主要养殖鱼类。其肉味鲜美，肉质细嫩，无论是红烧还是清蒸，味道俱佳。福寿鱼以红烧、清蒸为最好。在烹制的时候，可以采取两种方式去除腥味。一是将福寿鱼洗净后，放入盆中，倒入一些料酒即可；二是将鲜鱼剖开洗净后，放入牛奶中泡一会儿即可。这两种方式不但能去除鱼腥，还能增加福寿鱼的鲜味。由于其有补阴血、补体虚、利水消肿、通乳生乳的作用，所以孕产妇都可以食用。

最佳搭配	
福寿鱼+番茄	可增加营养
福寿鱼+豆腐	有益补钙

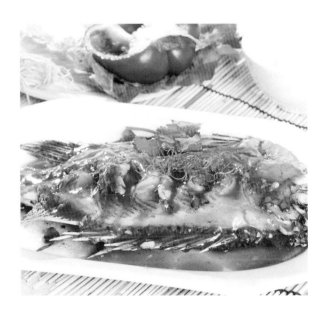

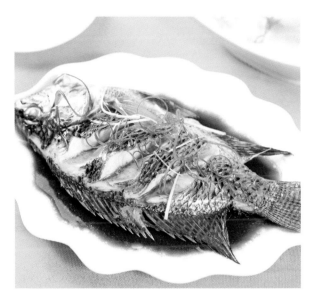

番茄酱福寿鱼

原料

福寿鱼1条（约500克），葱段、葱丝、姜片、蒜片、香菜叶、白糖、醋、盐、番茄酱、淀粉、水淀粉、油各适量

做法

❶ 将福寿鱼处理干净，在鱼身两边切花刀，用盐腌渍。

❷ 在鱼身上抹上淀粉，下油锅炸至金黄，捞出沥油。

❸ 锅底留油，放葱段、姜片、蒜片爆香，捞出葱姜蒜，加白糖、番茄酱及适量清水焖煮，沸腾后，用水淀粉勾芡，将炸好的福寿鱼放进锅里拌匀，淋入醋，出锅装盘，撒上香菜叶、葱丝即可。

专家点评

这道菜酸甜鲜美，味道诱人。福寿鱼营养价值很高，是鱼类食品中不可多得的低钠食物。福寿鱼可补阴血、通血脉；同时，它富含的钙和锌，是胎儿骨骼和大脑发育的必需营养素。

清蒸福寿鱼

原料

福寿鱼1条（约500克），盐2克，姜片5克，葱15克，生抽10毫升，香油5毫升

做法

❶ 将福寿鱼去鳞和内脏，清洗干净，在背上划花刀；将葱洗净，葱白切段，葱叶切丝。

❷ 将鱼装入盘内，加入姜片、葱白段、盐，将盘子放入锅中，蒸至鱼熟。

❸ 取出蒸熟的鱼，淋上生抽、香油，撒上葱丝即可。

专家点评

这道清蒸鱼鱼肉软嫩，鲜香味美，有助于孕妇提高抵抗力。福寿鱼肉中富含的蛋白质，易于人体吸收，氨基酸的含量也很高，所以对促进智力发育、降低胆固醇和血液黏稠度、预防心脑血管疾病具有一定的作用。

武昌鱼

别名： 团头鲂、鳊鱼

性味归经： 性温，味甘；归脾、胃经

热量： 565千焦/100克

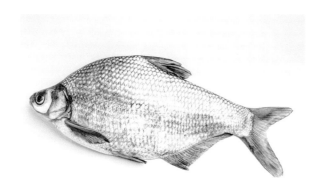

主要营养素

不饱和脂肪酸、钙、蛋白质

武昌鱼中含有丰富的不饱和脂肪酸和钙元素。不饱和脂肪酸有助于促进胎儿大脑发育；高钙可抵抗钠的有害作用，对降低血压、促进血液循环大有益处，是预防妊娠高血压的良好食物。武昌鱼也是高蛋白食物，每100克鱼肉中就有20.8克蛋白质，是孕妇补充蛋白质的上佳之品。

食疗功效

武昌鱼具有补虚、益脾、养血、祛风、健胃等多种功效，可开胃健脾，增进食欲，有助于孕妇补充更多的营养素。同时，武昌鱼的营养成分易于人体吸收。另外，武昌鱼含高蛋白、低胆固醇，经常食用可预防贫血、低血糖、高血压和动脉硬化等疾病，孕妇食用可预防妊娠高血压综合征，缓解孕晚期的各种不适。

选购保存

新鲜武昌鱼的眼球饱满凸出，角膜透明清亮，肌肉坚实富有弹性，鳃丝清晰呈鲜红色，黏液透明，鳞片有光泽且与鱼体贴附紧密，不易脱落。购买后宜将武昌鱼清洗干净擦干，放入冰箱冷藏保存，1~2天内需食用完，否则会变质。

♥ 温馨提示

武昌鱼因毛主席的诗句"才饮长沙水，又食武昌鱼"而闻名中外。武昌鱼是一种高蛋白、低脂肪、营养丰富的优质食品，它含人体所需的多种氨基酸、维生素和矿物质，是孕妇的健康食物。武昌鱼可以烹制出数十种不同风味的菜肴，如清蒸武昌鱼、花酿武昌鱼、茅台武昌鱼、鸡粥奶油武昌鱼、红烧武昌鱼等，其中清蒸武昌鱼美味可口，清香扑鼻，肉嫩味鲜，是湖北名菜，名噪八方。

最佳搭配	
武昌鱼+香菇	有助于促进钙的吸收，降低血压
武昌鱼+大蒜	开胃消食、杀菌、降压

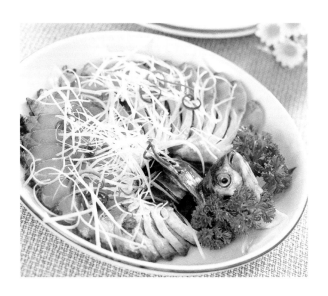

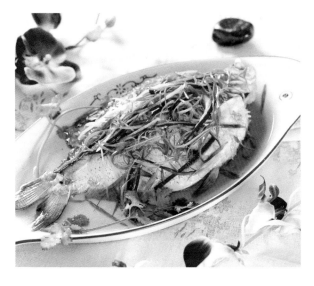

开屏武昌鱼

原料

武昌鱼1条，红甜椒1个，盐3克，生抽5毫升，葱20克，欧芹叶少许，油适量

做法

❶ 将武昌鱼宰杀，去内脏、鳞后清洗干净；将葱、红甜椒清洗干净，切丝。

❷ 将武昌鱼切成连刀片，用盐腌渍10分钟。

❸ 入蒸锅蒸8分钟，取出撒上葱丝、红甜椒丝，浇上热油、生抽，用欧芹叶装饰即可。

专家点评

　　这道菜鱼肉细嫩，味道鲜美。武昌鱼肉纤维短、柔软，孕妇食之易消化。它之所以味道鲜美，也是因为含有多种氨基酸。其中还有一种叫牛磺酸的氨基酸，对调节血压、减少血脂、防止动脉硬化、增强视力都有作用。武昌鱼还有调治脾胃的功效，有开胃健脾、增进食欲的作用。同时，武昌鱼的营养成分易于人体吸收。

清蒸武昌鱼

原料

武昌鱼500克，盐、胡椒粉、生抽、香油各少许，姜丝、葱丝、红甜椒各10克

做法

❶ 将武昌鱼处理干净；将红甜椒清洗干净，切丝。

❷ 将武昌鱼放入盘中，抹上胡椒粉、盐腌渍约5分钟。

❸ 将鱼放入蒸锅，撒上姜丝，蒸至熟后取出，撒上葱丝、红甜椒丝，淋上香油，用生抽、香油调成味汁小碟。

专家点评

　　这道菜鱼肉鲜美，原汁原味，淡爽鲜香。孕妇食用此菜容易消化吸收，能给孕妇补充蛋白质、铁、多种维生素以及矿物质，有助于胎儿的生长发育。武昌鱼富含水分、蛋白质、脂肪、碳水化合物等人体所需营养成分，能预防贫血。

胡萝卜

别名: 红萝卜、丁香萝卜　　　**热量:** 162千焦/100克
性味归经: 性平,味甘、涩;归心、肺、脾、胃经

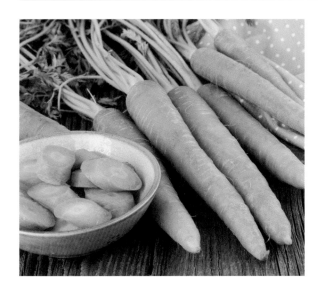

主要营养素

维生素A、膳食纤维、磷

　　胡萝卜含有丰富的维生素A,具有促进机体正常生长与繁殖、防止呼吸道感染与保持视力正常、治疗夜盲症和眼睛干燥症等功能。胡萝卜还富含膳食纤维,能促进肠道蠕动,可缓解孕晚期孕妇便秘的痛苦。胡萝卜中还含有大量构成脑细胞和骨髓细胞的元素——磷,每500克胡萝卜中含磷140毫克、钙305毫克。

食疗功效

　　胡萝卜具有健脾和胃、补肝明目、清热解毒、降低血压、透疹、降气止咳等功效,孕妇食用有益身体健康,同时对肠胃不适、便秘、夜盲症、性功能低下、麻疹、百日咳、小儿营养不良、高血压等病症有食疗作用。胡萝卜还含有降糖物质,是糖尿病患者的良好食品。

选购保存

　　买胡萝卜时要选根粗大、心细小、质地脆嫩、外形完整的。另外,以表面光泽、感觉沉重的胡萝卜为佳。宜将胡萝卜加热,放凉后用容器保存,冷藏可保鲜5天,冷冻可保鲜2个月左右。

❤ 温馨提示

　　胡萝卜营养丰富,素有"小人参"之称。孕妇和产妇都应当多吃胡萝卜,素炒或与肉一起炖,或者榨汁都可以。注意,吃胡萝卜不要去皮。胡萝卜的营养精华就在胡萝卜表皮。专家提示,吃胡萝卜时不必削皮,只要轻轻擦拭干净即可。胡萝卜也不宜切碎后水洗,或长时间浸泡于水中。食用时若加醋,不宜太多。

最佳搭配	
胡萝卜+香菜	可开胃消食
胡萝卜+绿豆	可排毒瘦身

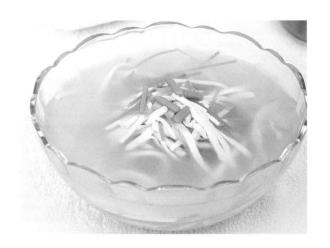

胡萝卜豆腐汤

原料

胡萝卜100克，豆腐75克，清汤适量，盐3克，香油3毫升，香菜梗少许

做法

❶ 将胡萝卜清洗干净，切丝；将豆腐清洗干净，切丝备用。

❷ 净锅上火倒入清汤，下入胡萝卜、豆腐烧开，调入盐煲至熟，淋入香油，撒上香菜梗即可。

专家点评

　　这道菜黄白相间，不仅能调动孕妇的胃口，还能促进钙的吸收。胡萝卜中的胡萝卜素可转变成维生素A，有助于增强机体的免疫力，促进细胞增殖与生长，对促进胎儿的生长发育具有重要意义。胡萝卜中的木质素能提高机体免疫力，间接消灭癌细胞。豆腐是补钙高手，蛋白质含量丰富。豆腐蛋白属完全蛋白，不仅含有人体必需的8种氨基酸，而且比例也接近人体需要，营养价值较高。

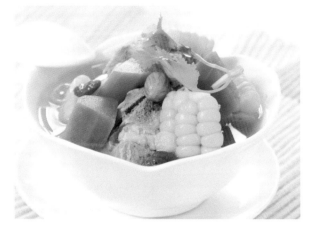

胡萝卜玉米排骨汤

原料

玉米250克，胡萝卜100克，排骨100克，盐4克，花生、枸杞子各20克，香菜叶少许

做法

❶ 将玉米清洗干净，切段；将胡萝卜清洗干净，切块；将排骨清洗干净，切块；将花生、枸杞子清洗干净，备用。

❷ 将排骨放入碗中，撒盐腌渍片刻。

❸ 烧沸半锅水，将玉米、胡萝卜焯水；排骨汆去血水，捞出沥干水。

❹ 砂锅加水烧沸，倒入全部原材料，转慢火煲2小时，加盐调味，最后撒上香菜叶即可。

专家点评

　　本品富含的维生素A是骨骼正常生长发育的必需物质，有助于细胞增殖与生长，是机体生长的重要物质，对促进胎儿的生长发育具有重要的意义。其中玉米中含的磷，对胎儿骨骼的发育也很有好处。排骨中的优质蛋白质、钙、铁等成分有助于孕妇补血补钙。

丝瓜

别名：布瓜、绵瓜、絮瓜

性味归经：性凉，味甘；归肝、胃经

热量：90千焦/100克

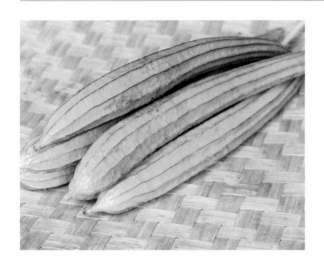

主要营养素

维生素C、B族维生素

丝瓜中维生素C的含量较高，可用于预防维生素C缺乏症。丝瓜中B族维生素含量也较高，有利于胎儿的大脑发育及孕妇的健康。

食疗功效

丝瓜有清暑凉血、解毒通便、祛风化痰、通经络、行血脉、下乳汁、调理月经等功效，还能用于预防热病、身热烦渴、痰喘咳嗽、肠风痔漏、崩漏带下、血淋、痔疮痈肿、产妇乳汁不下等病症，孕产妇可适量食用。丝瓜中还含有防止皮肤老化的维生素B$_1$和使皮肤白皙的维生素C等成分，能保护皮肤、美白消斑，使皮肤洁白、细嫩，是不可多得的美容佳品。因此，丝瓜的美容价值早已为人们所熟知，丝瓜汁甚至被称为"美人水"。

选购保存

以瓜把质地硬、没有被刮伤或变黑的痕迹的丝瓜为佳。另外，从颜色上看，要选择颜色翠绿的，这样的丝瓜比较嫩，那些黄绿色的是老丝瓜。将丝瓜放置在阴凉通风处可保存1周左右，放冰箱的话，最多保鲜两天。

♥ 温馨提示

人们通常吃丝瓜，多是轻微去皮后，切片清炒，荤素皆可，做出的丝瓜菜肴清香四溢，滑爽利口。孕妇平时在饮食上要多吃丝瓜，尤其是患妊娠高血压综合征的孕妇。但要注意丝瓜不宜生吃，可炒食或烧汤。丝瓜汁水丰富，宜现切现做，以免营养成分随汁水流走。烹制时，应注意尽量保持清淡，油要少用，可勾稀芡，以保留其香嫩爽口的特点。还要注意一次食用不可过量。

最佳搭配	
丝瓜+毛豆	可降低胆固醇、增强免疫力
丝瓜+鸡肉	可清热利肠

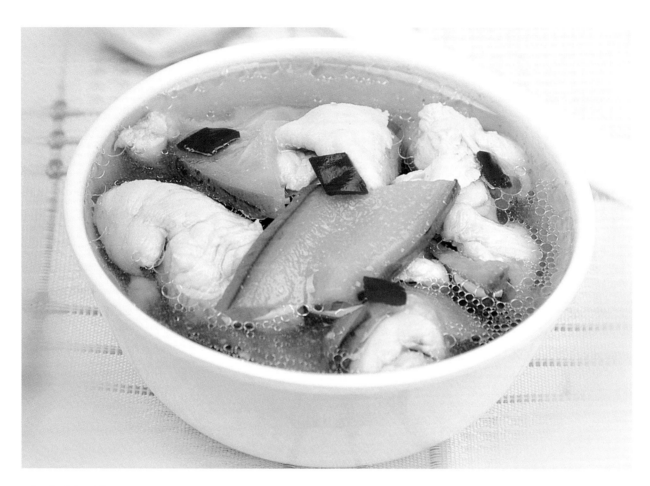

鸡肉丝瓜汤

原料

鸡脯肉200克，丝瓜175克，清汤适量，盐2克，红甜椒片少许

做法

❶ 将鸡脯肉清洗干净，切片；将丝瓜清洗干净，切片备用。

❷ 汤锅上火倒入清汤，下入鸡脯肉、丝瓜、红甜椒片，调入盐煮至熟即可。

专家点评

丝瓜对调节人体的钙磷比例有很好的帮助，其味道甘甜、口感滑顺，甚至还具有淡化色斑的功效，是不可多得的天然美容剂。同时，丝瓜还有抗病毒、抗过敏的特殊作用，对提高孕妇的抵抗力有显著作用。鸡脯肉有增强体力、强壮身体的作用，所含对人体发育有重要作用的磷脂类物质，是我们膳食结构中脂肪和磷脂的重要来源。

鲤鱼

别名： 白鲤、黄鲤、赤鲤　　　　**热量：** 456千焦/100克

性味归经： 性平，味甘；入脾、肾、肺经

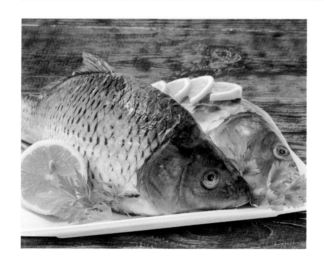

主要营养素

镁、蛋白质

鲤鱼富含矿物质镁，可促进胰岛素的分泌，从而降低血糖，可预防妊娠高血压综合征。鲤鱼的蛋白质含量也很高，每100克鲤鱼肉中，含蛋白质20克，而且鲤鱼富含的蛋白质易为人体吸收，可增加孕妇对蛋白质的摄入，以防止产后出血，并能增加泌乳量。

食疗功效

鲤鱼具有健胃、滋补、催乳、利水之功效，主治浮肿、乳汁不通、胎气不长等病症，非常适合孕产妇食用。男性吃雄性鲤鱼，有健脾益肾、止咳平喘之功效。此外，鲤鱼眼睛有黑发、悦颜、明目的功效。鲤鱼的脂肪主要是不饱和脂肪酸，有促进大脑发育的作用，还能降低胆固醇，因此特别适合上班族和老年人食用。

选购保存

正常的鲤鱼体呈纺锤形、青黄色，最好的鲤鱼游在水的下层，呼吸时鳃盖起伏均匀。在鲤鱼的鼻孔滴一两滴白酒，然后把鱼放在通气的篮子里，上面盖一层湿布，在两三天内鱼不会死去。

❤ 温馨提示

鲤鱼因肉厚刺少、味鲜，颇受人们的喜爱，素有"家鱼之首"的美称。鲤鱼的营养价值很高，其蛋白质的利用率高达98％，可提供人体必需的氨基酸。鲤鱼是公认的孕产妇滋补身体的佳品，对水肿、胎动不安有食疗作用，还可以通乳。注意，鲤鱼用于通乳时应少放盐。烹制鲤鱼时不用放味精，因为它本身就具有很好的鲜味。鲤鱼是发物，慢性病患者不宜食用，身体过于虚弱者少食；服用中药天门冬的患者不宜食用。

最佳搭配	
鲤鱼+白菜	可治水肿
鲤鱼+黑豆	可利水消肿

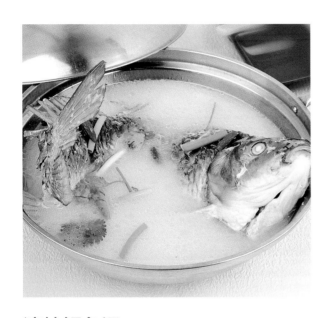

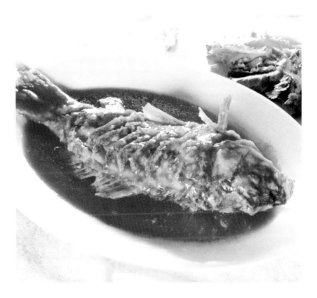

清炖鲤鱼汤

原料

鲤鱼1条（约450克），盐、枸杞子各少许，胡椒粉2克，葱段、姜片各5克，醋少许，香菜段3克，色拉油适量

做法

❶ 将鲤鱼处理干净，一分为二备用。

❷ 净锅上火，倒入色拉油，将葱、姜爆香，调入盐、醋、水、枸杞子烧沸，下入鲤鱼煲至熟，再调入胡椒粉，撒入香菜即可。

专家点评

　　这道汤有补脾益胃、利水消肿的作用，最适宜孕晚期孕妇食用。鲤鱼的营养价值很高，含有极为丰富的蛋白质，而且容易被人体吸收，可供给人体必需的氨基酸。鲤鱼除了能益气健脾，还能通脉下乳，可防治水肿、乳汁不通、胎气不长等病症。

糖醋全鲤

原料

鲤鱼1条，白糖200克，醋150毫升，盐3克，番茄汁15毫升，油适量

做法

❶ 将鲤鱼处理干净，改花刀，入锅炸熟捞出。

❷ 锅内留油，加入水，放入白糖、醋、番茄汁、盐，再转大火，熬成汁。

❸ 把鲤鱼放入锅中，待汁熬浓，再放少许清油，出锅装盘即可。

专家点评

　　鲤鱼富含易为人体吸收的优质蛋白质，以及钙、磷、铁和B族维生素。鱼肉的脂肪主要是不饱和脂肪酸，有促进大脑发育的作用。这道菜酸甜可口，咸香鲜美，具有补气益脾的功效，可为孕妇提供大量的营养物质。

鸽肉

别名： 家鸽肉、白凤

性味归经： 性平，味咸；归肝、肾经

热量： 841千焦/100克

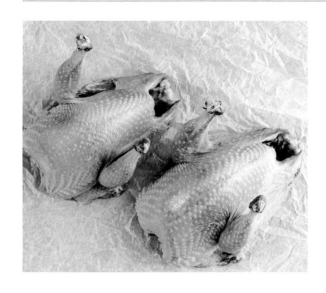

主要营养素

高蛋白、维生素B₁、铁

鸽肉是高蛋白食物，蛋白质含量在15％以上，消化吸收率高达97％，能为孕妇补充优质蛋白。鸽肉所含的维生素B₁可以避免产程延长，出现分娩困难。同时，鸽肉富含的铁，可补气虚、益精血。

食疗功效

鸽肉具有补肾、益气、养血之功效。鸽血富含血红蛋白，能使术后伤口更好地愈合，对产妇、手术后恢复者及贫血者大有裨益，民间称鸽子为"甜血动物"。女性常食鸽肉可调补气血、提高性欲。此外，经常食用鸽肉，可使皮肤变得白嫩、细腻。民间验方以鸽肉配其他药物，可以治疗头晕、妇科疾病。孕妇食用鸽肉可补气血，有助于预防产后贫血。

选购保存

选购时以无鸽痘，皮肤无红色充血痕迹，肌肉有弹性，经指压后凹陷部位立即恢复原位，表皮和肌肉切面有光泽，具有鸽肉固有色泽和气味，无异味者为佳。鸽肉较容易变质，购买后要马上放进冰箱里冷藏，恒温冷藏2~3天。

♥ 温馨提示

俗话说"一鸽胜九鸡"，鸽肉营养价值较高，清蒸、煲汤、煮粥皆可，对孕妇非常适合。另外，鸽肉有助于补血，贫血的人食用后有助于恢复健康。因此，鸽肉对产妇及贫血者也具有大补功能。基于此，可以说鸽肉是孕妇、产妇、老年人、体虚病弱者、手术后恢复者及儿童皆可食用的一种佳肴。但凡事过犹不及，鸽肉也不宜食用太多，以每餐半只为宜（60克左右），一周不超过3次。

最佳搭配	
鸽肉+螃蟹	补肾益气、降低血压
鸽肉+竹笋	健脾胃，预防便秘

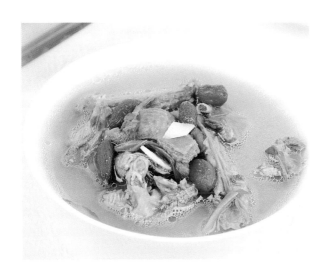

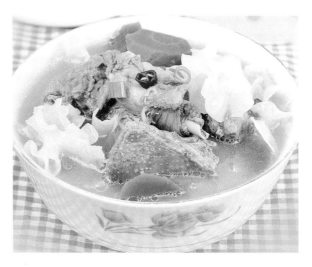

良姜鸽子煲

原料

鸽子1只，小青菜50克，枸杞子20克，良姜50克，盐少许

做法

❶ 将鸽子处理干净，斩块汆水；将小青菜洗净，切好；将姜清洗干净；将枸杞子泡开备用。

❷ 炒锅上火倒入水，下入鸽子、良姜、枸杞子，调入盐小火煲至熟，放入小青菜焖5分钟即可。

专家点评

　　本品有滋阴润燥、补气养血的功效。鸽肉营养丰富，所含的蛋白质丰富，脂肪含量极低，消化吸收率高达95%。与鸡、鱼、牛、羊肉相比，鸽肉所含的维生素A、B族维生素、维生素E及造血用的微量元素也很丰富。此外，鸽子骨内含有丰富的软骨素，有改善皮肤细胞活力，增强皮肤弹性，改善血液循环，使面色红润等功效。

鸽子银耳胡萝卜汤

原料

鸽子1只，水发银耳20克，胡萝卜20克，葱末少许，红椒1个，盐3克

做法

❶ 将鸽子处理干净，剁块汆水；将水发银耳清洗干净撕成小朵；将胡萝卜清洗干净，切块；将红椒洗净切圈。

❷ 汤锅置于火上，倒入水，下入鸽子、胡萝卜、水发银耳、红椒圈，调入盐煲至熟，撒上葱末即可。

专家点评

　　这道汤有滋补润肺、养颜润肤的功效，是适宜孕妇食用的一道营养汤。鸽子富含蛋白质、脂肪、钙、铁、铜以及多种维生素，有非常好的滋补效果；银耳富含天然特性胶质，加上它的滋阴作用，食用可以润肤，并有去除脸部黄褐斑、雀斑的功效。胡萝卜富含碳水化合物、胡萝卜素、B族维生素等营养成分，有助于预防消化不良、咳嗽、眼疾。

干贝

别名：江瑶柱、江珧柱　　热量：1105千焦/100克
性味归经：性平，味甘、咸；归脾经

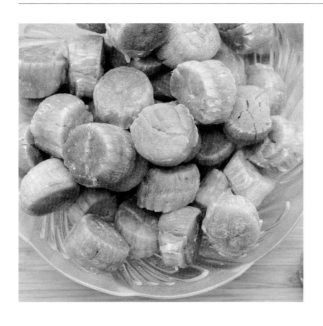

主要营养素

蛋白质、碳水化合物、钙、铁、锌

干贝富含蛋白质，为鸡肉、牛肉的3倍，比鲜对虾高2倍。还富含碳水化合物、钙、铁、锌多种营养素，尤其是矿物质，远在鱼翅、燕窝之上，可增强孕妇的免疫力，满足胎儿健康发育以及维持身体热量的需求。此外，干贝中含有的钾还有降低胆固醇的作用。

食疗功效

干贝具有滋阴、补肾、调中、下气、利五脏之功效，能辅助治疗头晕目眩、咽干口渴、虚劳咯血、脾胃虚弱等病症，常食有助于降血压、降胆固醇、补益健身。适合脾胃虚弱、气血不足、营养不良、久病体虚、五脏亏损、脾肾阳虚、高脂血症、冠心病、食欲不振、消化不良者及孕妇等人群食用。

选购保存

品质好的干贝干燥、颗粒完整、大小均匀、色淡黄而略有光泽。将干贝置于透光干净的容器，拧紧盖子放置在阴凉通风干燥处即可，或者用保鲜袋装好，放在冰箱冷冻柜里。

♥ 温馨提示

干贝是与鲍鱼、海参媲美的优质食材。因其有补益健身之效，所以产妇也宜食用。但是，干贝不可以一次食用过量。因为干贝的蛋白质含量高，过量食用会影响脾胃的消化功能，导致食物积滞，难以被消化吸收，还可能引发皮疹或旧症。另外，干贝所含的谷氨酸钠是味精的主要成分，可分解为谷氨酸和酪氨酸等，若大量食用，可产生不利于健康的物质，因此一定要适量食用。

最佳搭配	
干贝+瓠瓜	滋阴润燥、降压降脂
干贝+海带	清热滋阴、软坚散结、降糖降压

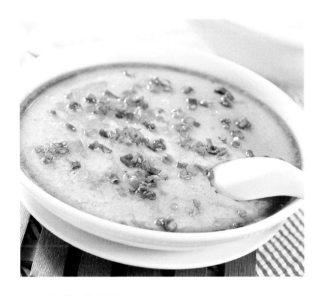

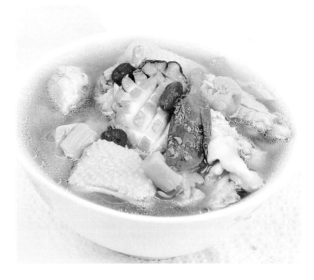

干贝蒸水蛋

原料

鲜鸡蛋3个，湿干贝、葱花各10克，盐2克，白糖1克，淀粉5克，香油适量

做法

❶ 将鸡蛋在碗里打散，加入湿干贝和盐、白糖、淀粉搅拌均匀。

❷ 将鸡蛋放在锅里隔水蒸12分钟，至鸡蛋凝结。

❸ 将蒸好的鸡蛋撒上葱花，淋上香油即可。

专家点评

　　这道水蛋熟而不起泡，润滑鲜嫩。干贝具有补虚的功能；鸡蛋不仅含有丰富的蛋白质、胆固醇、维生素和铁、钙、钾等人体所需要的矿物质，还富含DHA和卵磷脂、卵黄素，对胎儿神经系统和身体发育有利，还能帮孕妇改善记忆力，并促进肝细胞的再生。

鲍鱼老鸡干贝煲

原料

老鸡250克，水发干贝75克，鲍鱼1只，油菜少许，花生油20毫升，盐3克，姜末5克，香油4毫升

做法

❶ 将水发干贝清洗干净；将鲍鱼清洗干净，改刀，入水氽透待用；将鸡清洗干净，斩块，氽水。

❷ 锅上火倒入花生油，将姜炝香，加水，调入盐，放入鸡肉、鲍鱼、干贝，小火煲至熟，放入油菜，淋入香油即可。

专家点评

　　这道汤营养非常丰富，可为孕妇滋补身体，补钙补锌，预防妊娠高血压综合征。干贝富含蛋白质、碳水化合物、维生素B_1和钙、磷、铁等多种营养成分，蛋白质的含量高于鸡肉、牛肉、虾，矿物质的含量远在鱼翅、燕窝之上。常食干贝有助于降血压、降胆固醇、补益健身。

蛤蜊

别名： 海蛤、文蛤、沙蛤

性味归经： 性寒，味咸；归肝、胃经

热量： 259千焦/100克

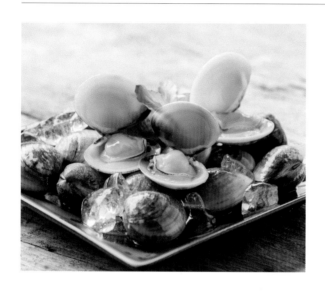

主要营养素

硒、钙

蛤蜊含有丰富的硒，硒具有类似胰岛素的作用，可以促进葡萄糖的运转，以降低血糖。蛤蜊中还含有较为丰富的钙，可促进胎儿骨骼和牙齿发育，预防孕妇出现下肢肌肉痉挛。

食疗功效

蛤蜊有滋阴、软坚、化痰的作用，可滋阴润燥，能用于五脏阴虚消渴、纳汗、干咳、失眠、目干等病症的调理和治疗，对淋巴结肿大、甲状腺肿大也有较好的食疗功效。人们在食用蛤蜊后，常有一种清爽的感觉，这对消除一些孕期烦恼无疑是有益的。现代医学研究发现，在海蛤中有一种叫蛤素的物质，具有一定的抗癌效应。因此，癌症患者也可食用蛤蜊。

选购保存

如果蛤蜊养在流动的水中，就找闭嘴的；如果养在静水里，就找张嘴的，碰一下会自己合上的，表示还活着，可以用清水养一天再烹饪。可以等它吐完泥，保存在冰箱里，这样可以放一段时间；夏天最好不要超过一天，冬天放的时间比较久。

♥ 温馨提示

蛤蜊具有滋阴、利水、化痰的功效，可以生津，对孕妇水肿、口渴、痔疮有食疗功效，也是患有糖尿病的孕妇的一个辅助治疗食物。蛤蜊本身极富鲜味，烹制时千万不要再加味精，也不宜多放盐，以免鲜味受损。但由于蛤蜊性寒，孕妇不要过量食用，特别是脾胃虚寒的孕妇，应少食或忌食。另外，蛤蜊中的泥肠不宜食用。不要食用未熟的蛤蜊，以免染上肝炎等疾病。

最佳搭配	
蛤蜊+豆腐	可补气养血、美容养颜
蛤蜊+绿豆芽	可清热解暑、利水消肿

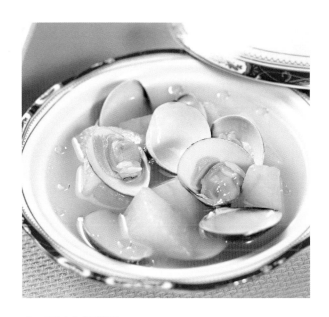

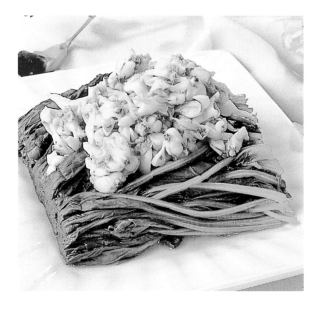

冬瓜蛤蜊汤

原料

蛤蜊250克，冬瓜50克，盐4克，胡椒粉2克，香油少许，姜片10克

做法

❶ 将冬瓜清洗干净，去皮，切丁。

❷ 将蛤蜊清洗干净，用淡盐水浸泡1小时，捞出沥水。

❸ 锅内放入蛤蜊、冬瓜、姜片及胡椒粉、香油，大火煮至蛤蜊开壳后关火，捞除泡沫即可。

专家点评

　　蛤蜊是很多营养专家推荐的营养佳品，因为蛤蜊中含有丰富的钙、铁、锌元素，可以改善孕妇下肢肌肉痉挛、贫血等孕期不良反应。同时，因冬瓜利尿，且含钠极少，所以也是孕妇消除水肿的佳品。冬瓜也含有多种维生素和人体所必需的矿物质，可为胎儿补充所需的营养。

蛤蜊拌菠菜

原料

菠菜400克，蛤蜊200克，盐4克，鸡精1克，油适量

做法

❶ 将菠菜清洗干净，切成长度相等的段，焯水，沥干装盘待用。

❷ 将蛤蜊处理干净，加盐腌渍，入油锅中翻炒至熟，加盐和鸡精调味，起锅倒在菠菜上即可。

专家点评

　　这道菜清香爽口，营养丰富。蛤蜊味道鲜美，它的营养特点是高蛋白、高微量元素、高铁、高钙、少脂肪。蛤蜊里的牛磺酸，可以帮助胆汁合成，有助于胆固醇代谢，能抗痉挛、抑制焦虑。菠菜中含有丰富的胡萝卜素、维生素C、钙、磷及一定量的铁、维生素E等有益成分，能供给孕妇多种营养物质；其所含的铁质，对缺铁性贫血有较好的辅助治疗作用。

香菇

别名： 菊花菇、合蕈

性味归经： 性平，味甘；归脾、胃经

热量： 108千焦/100克

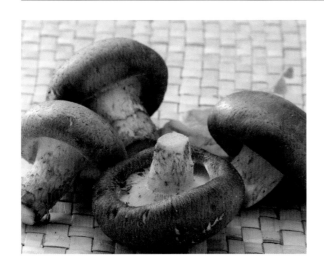

主要营养素

嘌呤、胆碱、酪氨酸、维生素D

香菇含有嘌呤、胆碱、酪氨酸以及某些核酸物质，能起到降血压的作用，可以预防妊娠高血压、妊娠水肿等疾病，非常适合孕妇食用。香菇含有丰富的维生素D，能促进钙、磷的消化吸收，有助于胎儿骨骼和牙齿的发育。

食疗功效

香菇具有化痰理气、益胃和中、透疹解毒之功效，对孕妇及食欲不振、身体虚弱、小便失禁、大便秘结、形体肥胖者有食疗功效。此外，香菇的多糖体是有效的免疫剂和调节剂，具有明显的抗癌活性，有助于使因患肿瘤而降低的免疫功能得到一定的恢复。香菇还有助于降低胆固醇、降血压。

选购保存

选购香菇以味香浓，菇肉厚实，菇面平滑，大小均匀，色泽黄褐或黑褐，菇面稍带白霜，菇褶紧实细白，菇柄短而粗壮，干燥，不霉、不碎的为佳。干香菇应放在干燥、低温、避光、密封的环境中储存，新鲜的香菇要放在冰箱里冷藏。

♥ 温馨提示

香菇的营养价值很高，菌盖和菌柄都很肥嫩，油性也大，所以可以单独食用，也可与鸡鸭鱼肉相配。香菇可以通过炒、烧的方法烹调出美味菜肴，也可通过煮、炖的方法熬出鲜美可口的汤。因为香菇里所含成分基本是碳水化合物和含氮化合物，以及少量的无机盐和维生素等，而且香菇是有益肠胃的食物之一，所以很适合孕产妇食用。但是患有顽固性皮肤瘙痒的孕妇应忌食香菇。

最佳搭配	
香菇+牛肉	可补气养血
香菇+猪肉	可促进消化

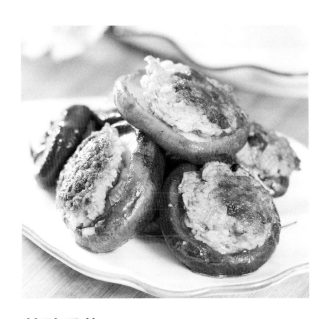

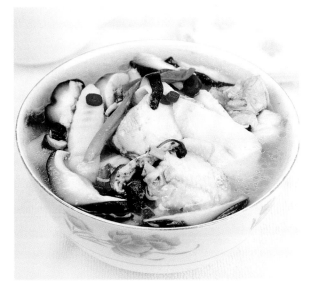

煎酿香菇

原料

香菇200克，肉末300克，盐、葱、蚝油、老抽、高汤、油各适量

做法

❶ 将香菇清洗干净，去蒂托；将葱洗干净，切末；将肉末放入碗中，调入盐、葱末拌匀。

❷ 将拌匀的肉末酿入香菇中。

❸ 平底锅中注油烧热，放入香菇煎至八成熟，调入蚝油、老抽和高汤，煮至入味即可盛出。

专家点评

这道菜可开胃消食，增强孕妇的免疫力。香菇营养丰富，多吃能强身健体，增加对疾病的抵抗能力，促进胎儿的发育。香菇含有的腺嘌呤，可降低胆固醇、预防心血管疾病和肝硬化。同时，香菇还能促进钙、磷的消化吸收，有助于骨骼和牙齿的发育。

香菇冬笋煲小鸡

原料

小公鸡250克，鲜香菇100克，冬笋65克，油菜少许，盐少许，香油2毫升，姜末3克，油适量

做法

❶ 将小公鸡处理干净，剁块余水；将香菇去根，清洗干净；将冬笋洗净，切片；将油菜清洗干净，备用。

❷ 炒锅上火倒入油，将姜爆香，倒入水，下入鸡肉、香菇、冬笋，调入盐烧沸，放入油菜，淋入香油即可。

专家点评

本品可滋补养身、清热化痰、利水消肿、润肠通便。其中香菇是一种高蛋白、低脂肪的健康食品，它的蛋白质中含有多种氨基酸，对胎儿的大脑发育有益；冬笋质嫩味鲜，清脆爽口，含有蛋白质、维生素、钙、磷等营养素，有消肿、通便的功效。

绿豆

别名： 青小豆、青豆子
性味归经： 性凉，味甘；归心、胃经

热量： 1376千焦/100克

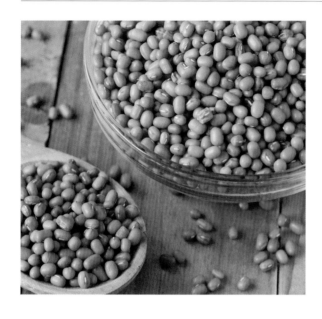

主要营养素

蛋白质、磷脂、多糖

绿豆中所含的蛋白质、磷脂均有兴奋神经、增进食欲的功能，可为机体提供营养。绿豆中含有的多糖，能够降低肠道对胆固醇的吸收。

食疗功效

绿豆具有清热解毒、消暑止渴、利水消肿、保肝降压的功效，还可以预防动脉硬化，适合夏季暑热者、肝病患者、水肿患者、肝硬化患者食用。常服绿豆汤对接触有毒、有害化学物质而可能中毒者有一定的防治效果。夏天在高温环境工作的人出汗多，水分流失很大，体内的电解质平衡遭到破坏，喝绿豆汤有助于促进体内电解质平衡。食用绿豆有助于去胎毒，使骨骼和牙齿坚硬。

选购保存

优质绿豆外皮有蜡质，子粒饱满、均匀，很少破碎，无虫，不含杂质，具有正常的清香味，无其他异味。而次质、劣质绿豆色泽暗淡，大小不均，饱满度差，破碎多，有虫，有杂质，微有异味或有霉变味等不正常的气味。将绿豆在阳光下暴晒5个小时，然后趁热密封保存。

♥ 温馨提示

绿豆含淀粉，煮熟后软糯松沙，与粳米搭配食用，清香可口，而且可发挥谷类与豆类蛋白质的互补作用，使生物学价值倍增，对健康大有裨益。但是绿豆偏凉，胃虚寒、肾气不足、易腹泻、体质虚弱的孕妇最好不要食用绿豆。如果孕妇要单独用绿豆煮糖水饮用，必须将绿豆煮烂，才不至于吃得太凉。

最佳搭配	
绿豆+粳米	有利于消化吸收
绿豆+百合	可解渴润燥、降压降糖

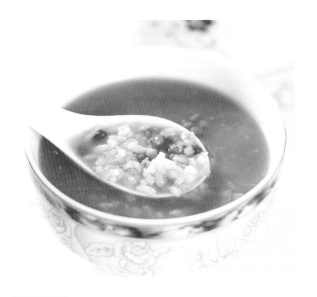

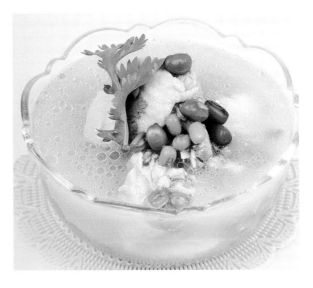

绿豆粥

原料

绿豆80克，粳米50克，红糖25克

做法

❶ 将粳米和绿豆清洗干净，泡水30分钟备用。

❷ 锅中放适量水，加入绿豆、粳米，以大火煮开。

❸ 转用小火煮至粳米熟烂，粥浓时，再下入红糖，继续煮至糖化开即可。

专家点评

这道绿豆粥香甜嫩滑，有清肝泄热、和胃止呕的功效，适合孕期食欲不好的孕妇食用。绿豆中赖氨酸的含量高于其他作物。同时，绿豆还富含淀粉、脂肪、蛋白质及锌、钙等。绿豆性寒，有清热解毒、消暑止渴、利水消肿之功效，是孕妇补锌及防治妊娠水肿的佳品。粳米中的蛋白质主要是米精蛋白，其氨基酸的组成比较完整，容易被消化吸收。

绿豆鸭子汤

原料

鸭肉250克，绿豆、红豆各20克，茼蒿50克，盐适量

做法

❶ 将鸭肉洗干净，切块；将绿豆、红豆淘洗干净；茼蒿洗净，切段备用。

❷ 净锅上火倒入水，调入盐，下入鸭肉、绿豆、红豆煲至熟，撒上茼蒿段即可。

专家点评

绿豆中赖氨酸的含量高于其他作物。此外，绿豆还富含淀粉、脂肪、蛋白质及钙等矿物质。中医认为，绿豆性寒，味甘，有清热解毒、消暑止渴、利水消肿之功效，是孕妇补锌及防治妊娠水肿的食疗佳品。对孕晚期孕妇来说，吃绿豆亦可降火，也可清除胎毒。鸭肉含丰富的蛋白质、脂肪、维生素B$_1$、维生素B$_2$、碳水化合物、铁、钙、磷、钠、钾等营养素，有滋阴养胃、利水消肿、强腰健骨的功效。

绿豆芽

别名：豆芽菜、如意菜　　　　**热量**：81千焦/100克

性味归经：性凉，味甘；归胃、三焦经

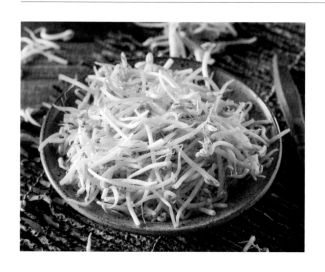

可补肾、利尿、消肿、滋阴壮阳、调五脏、美肌肤、利湿热、降血脂、软化血管。适合湿热淤滞、食少体倦、大便秘结、口鼻生疮的孕妇食用。绿豆芽富含膳食纤维，是便秘患者的健康蔬菜，有预防消化道癌症的功效。

选购保存

正常的绿豆芽略呈黄色，不太粗，水分适中，无异味；不正常的绿豆芽颜色发白，豆粒发蓝，芽茎粗壮，水分多，有化肥的味道。另外，购买绿豆芽时选5~6厘米长的为好。绿豆芽不易保存，建议现买现食。

❤ 温馨提示

绿豆芽非常适合制作家常菜，或凉拌或烹炒。经常食用绿豆芽有助于消腻、降脂。烹调绿豆芽时最好加点醋，这样可使蛋白质尽快凝固，又可防止B族维生素流失。炒豆芽时应热锅快炒，以保持水分和维生素C。孕妇适量吃绿豆芽可以起到清热解毒的效果。不过挑选绿豆芽的时候要注意，不要买用药水发起来的绿豆芽。由于绿豆芽所含膳食纤维较粗，不易被消化，且性质偏寒，所以脾胃虚寒的孕产妇应慎食。

主要营养素

膳食纤维、B族维生素、维生素C

绿豆芽含有丰富的膳食纤维，可促进肠胃蠕动，缓解便秘，是患有便秘的孕妇的健康蔬菜。此外，绿豆芽还富含B族维生素，其中富含的维生素B_1，可避免产程延长。绿豆在发芽的过程中，维生素C含量会增加很多，有助于孕妇补充维生素C。

食疗功效

绿豆芽具有清暑热、通经脉、解诸毒的功效，还

最佳搭配	
绿豆芽+蛤蜊	可降低心血管疾病发病率
绿豆芽+鸡肉	可清热解暑、利水消肿

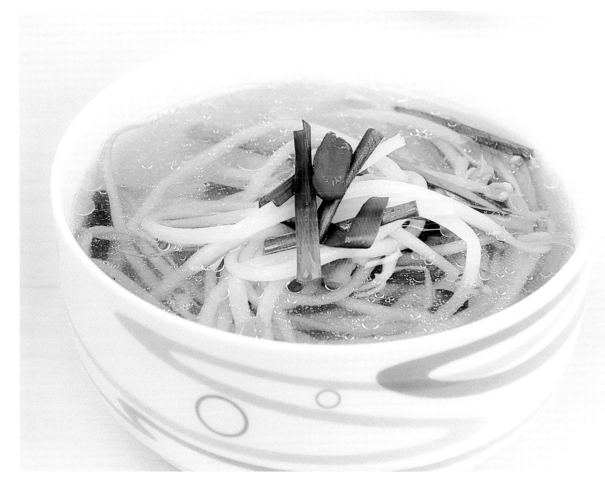

豆芽韭菜汤

原料

绿豆芽100克，韭菜1小把，枸杞子5克，盐少许，香油适量

做法

❶ 将绿豆芽清洗干净；将韭菜清洗干净切段备用。

❷ 净锅上火，下入绿豆芽煸炒，倒入水，调入盐，放入枸杞子煮至熟，撒入韭菜，淋入香油即可。

专家点评

绿豆芽富含维生素C，可以有效预防维生素C缺乏症，有助于清除血管壁中的胆固醇和脂肪的堆积，防治心血管病变。另外，绿豆芽含有丰富的维生素B$_2$，很适合口腔溃疡患者食用，其所含的大量的膳食纤维，可以预防便秘和消化道癌等。韭菜也含有较多的膳食纤维，能促进胃肠蠕动，可预防习惯性便秘和肠癌。将绿豆芽搭配韭菜，是孕妇防治便秘的较好选择。

雪里蕻

别名：雪菜、春不老　　　热量：114千焦/100克

性味归经：性温，味甘、辛；归肝、胃、肾经

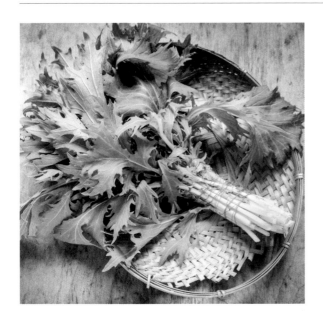

主要营养素

蛋白质、膳食纤维、钙

　　雪里蕻中所含的蛋白质可分解为16种氨基酸，其中以谷氨酸（味精的鲜味成分）最多，所以吃起来格外鲜美。雪里蕻含有大量的膳食纤维，有宽肠通便的作用，可防治孕妇便秘。雪里蕻中还富含钙，钙有强身健体、促进胎儿健康发育的作用，是整个孕期必不可少的营养素。

食疗功效

　　雪里蕻具有解毒消肿、开胃消食、温中利气的功效，对疮痈肿痛、胸膈满闷、咳嗽痰多、牙龈肿痛、便秘等有食疗作用，孕妇食用可缓解水肿。同时，雪里蕻含有丰富的维生素C，能参与机体的氧化还原过程，有提神醒脑、解除疲劳的作用。此外，雪里蕻可以促进伤口愈合，可用来预防感染性疾病。

选购保存

　　购买雪里蕻时，要选择叶子质地脆嫩、纤维较少、新鲜的。将雪里蕻用清水清洗干净，削去根部，去掉黄叶后，用保鲜膜封好置于冰箱中，可保存1周左右。

♥ 温馨提示

　　雪里蕻一般不宜鲜食，只作为腌菜和梅干菜供人食用。腌雪里蕻味咸清香，鲜嫩可口，常用作面食配料或炒菜调味料，如"雪菜面""肉末雪里蕻"等。腌雪里蕻是湿态咸菜，有的地区称之为"石榴红""春不老"。孕产妇可以吃新鲜的雪里蕻，但注意要适量，吃太多容易上火。雪里蕻在腌制的过程中会产生致癌物质亚硝酸盐，且含有大量的盐分，所以孕产妇不宜过量食用。

最佳搭配	
雪里蕻+冬笋	可减肥、延缓衰老
雪里蕻+鸭肉	可滋阴宣肺

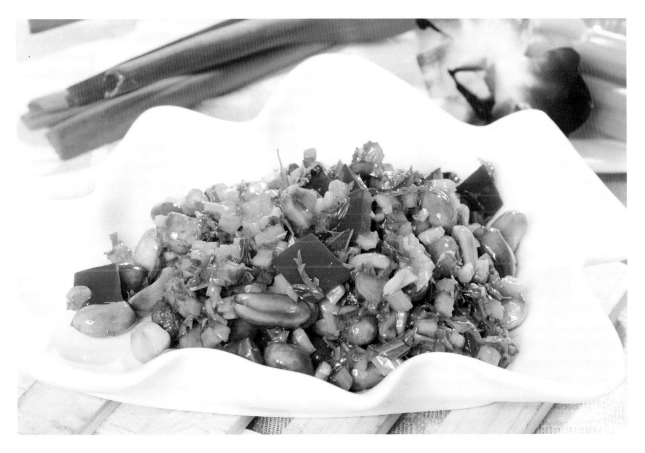

雪里蕻花生米

原料

新鲜花生米200克，雪里蕻150克，红甜椒25克，姜10克，盐1克，鲜汤50毫升，葱花适量，香油少许，油适量

做法

❶ 将花生米、雪里蕻、红甜椒、生姜清洗干净，红甜椒切小片，生姜切末。

❷ 锅中加入清水烧沸，放入雪里蕻焯烫一下，捞出，放入有凉水的盆中。再将花生米入锅煮至酥烂，捞出沥干水。

❸ 将雪里蕻从凉水中捞出，沥干水，切碎。

❹ 油烧至七成热，放红甜椒片、姜末、雪里蕻末煸出香味，加盐、花生米，加鲜汤烧沸，焖至汤汁收浓，淋香油，撒葱花装盘即可。

专家点评

这道菜颜色鲜艳，营养丰富，孕妇食用可消水肿、补气血。雪里蕻含有多种营养成分，可解毒消肿。

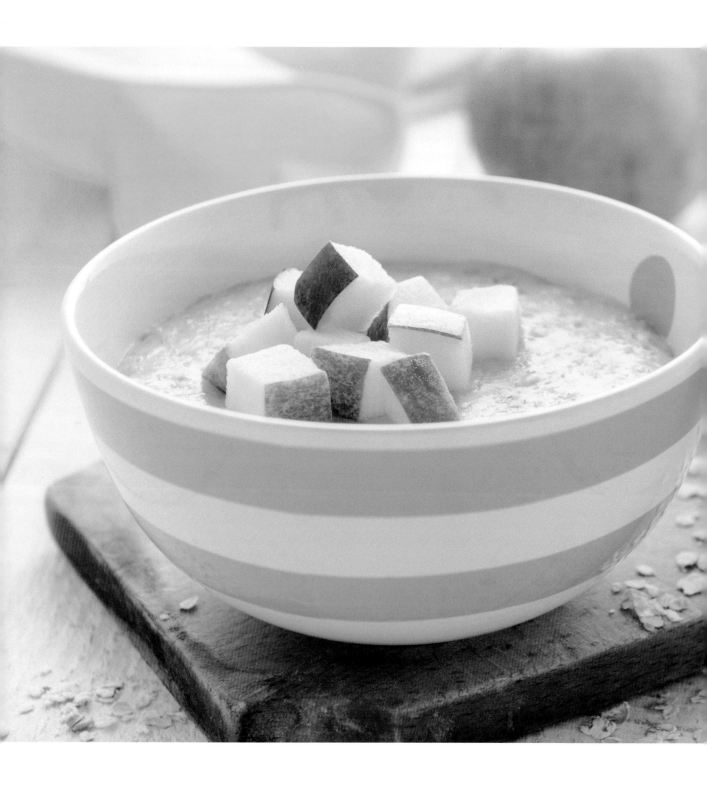

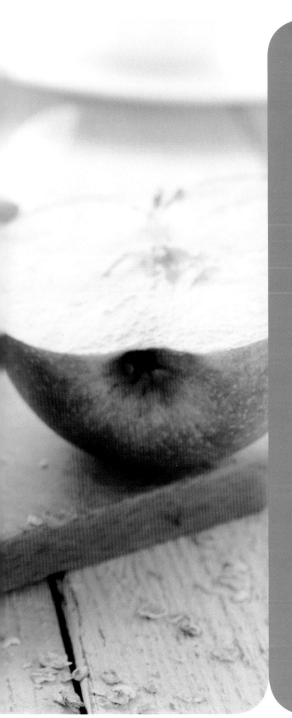

产褥期营养饮食

产褥期，即产妇分娩后到产妇机体和生殖器官基本复原的一段时期，时间为6~8周。这一段时期的饮食对产妇日后身体的状况至关重要。这是因为产妇分娩过后，体力消耗很大，气血亏损严重，身体变得十分虚弱，需要加强营养的摄取，以补充流失的元气。加上新生儿也会继续生长发育，其营养主要来源于产妇的乳汁，而高质量的乳汁源于健康的乳母。所以，这个时期产妇一定要注意饮食营养。

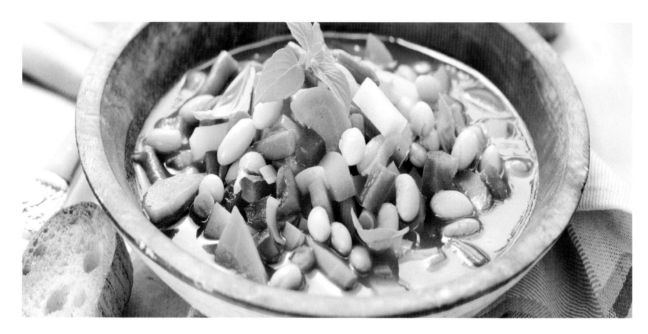

产褥期的营养指南

产褥期一方面要补充妊娠、分娩所消耗的营养；另一方面还要分泌乳汁、哺育婴儿，所以更需要补充充足的营养。

一 产后进食顺序要科学

产妇在进食的时候，最好按照一定的顺序进行，因为只有这样，食物才能更好地被人体消化吸收，更有利于产妇身体的恢复。

正确的进餐顺序应为：汤——青菜——饭——肉，半小时后再进食水果，不要饭后马上吃水果。

饭前先喝汤。饭后喝汤的最大问题在于会冲淡食物消化所需要的胃酸。所以，产妇吃饭时忌一边吃饭，一边喝汤，或以汤泡饭或吃过饭后，再来一大碗汤，这样容易阻碍正常的消化。米饭、面食、肉食等淀粉及含蛋白质成分的食物则需要在胃里停留1～2小时，甚至更长的时间，所以要在喝汤后吃。在各类食物中，水果的主要成分是果糖，无须通过胃来消化，而是直接进入小肠就被吸收。如果产妇餐后立即吃水果，消化慢的淀粉、蛋白质就会阻塞消化快的水果，食物在胃里会搅和在一起。饭后马上吃甜食或水果，最大的害处就是会中断、阻碍体内的消化过程。胃内的食物会被细菌分解，产生气体，容易使人患上肠胃疾病。

二 剖宫产产妇的月子饮食

对于剖宫产的产妇，其月子期间的饮食比顺产的产妇要更加注意，其饮食有五大要点。

主食种类多样化：粗粮和细粮都要吃。粗粮的营养价值更高，比如小米、玉米粉、糙米，它们所含的 B 族维生素都要比精米、精面高出好几倍。

多吃蔬菜和水果：蔬菜和水果既可提供丰富的维生素，又可提供足量的膳食纤维，以防产后便秘。

饮食要富含蛋白质：应比平时多摄入蛋白质，尤其是动物蛋白质，比如鸡、鱼、瘦肉、动物肝及血等。豆类也是必不可少的佳品，但不能过量，否则会加重肝肾负担，反而对身体不利，每天摄入约 100 克即可。

不吃酸辣食物及少吃甜食：酸辣食物会刺激产妇虚弱的胃肠；吃过多甜食不仅会影响食欲，还可能使热量过剩而转化为脂肪，造成身体肥胖。

多进食各种汤饮：汤类味道鲜美，且易被消化吸收，还可以促进乳汁分泌。如红糖水、鲫鱼汤、猪蹄汤、排骨汤等，但须汤肉同吃。红糖水的饮用时间不能超过 10 天，因为时间过长反而使恶露中的血量增加，使产妇处于一种慢性失血状态而发生贫血。汤饮的进食量也要适度，以防引起产妇胀奶。

三 找准体质再催奶

从中医的角度出发，产后催奶应根据不同体质进行饮食和药物调理。如鲫鱼汤、豆浆和牛奶等平性食物，属于大众皆宜，而用猪蹄汤催奶就不是每个人都适宜的。这里推荐一些具有通乳功效的食材，如猪蹄、鲫鱼、章鱼、花生、黄花菜、木瓜等；通络的药材则有通草、漏芦、丝瓜络、王不留行等。我们针对不同体质的女性，对生产后的催奶饮食的注意要点进行介绍。

气血两虚型：如平素体虚，或因产后大出血而奶水不足的产妇可用猪蹄、鲫鱼煮汤，另可添加党参、北芪、当归、红枣等补气补血药材。

痰湿中阻型：肥胖、脾胃失调的产妇可多喝鲫鱼汤，少喝猪蹄汤和鸡汤。另外，可加点陈皮、苍术、白术等具有健脾化湿功效的药材。

肝郁气滞型：平素性格内向或出现产后抑郁症的产妇，建议多泡玫瑰花、茉莉花、佛手等花草茶，以舒缓情绪。另外，用鲫鱼、通草、丝瓜络煮汤，或用猪蹄、漏芦煮汤，可达到疏肝、理气、通络的功效。

血淤型：可喝生化汤，吃点猪脚姜、料酒煮鸡、客家娘酒鸡等，还可用益母草煮鸡蛋或煮红枣水。

肾虚型：可进食麻油鸡、花胶炖鸡汤、米汤冲芝麻。

湿热型：可喝豆腐丝瓜汤等具有清热功效的汤水。

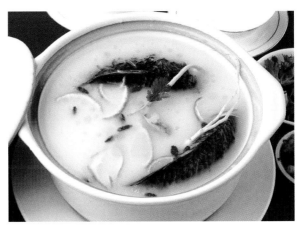

产后要喝催乳汤。

四 饮用催乳汤的注意事项

为了尽快下乳，许多产妇产后都有喝催乳汤的习惯。但是，产后什么时候开始喝这些催乳汤是有讲究的。产后喝催乳汤一般要掌握两点。

第一，要掌握乳腺的分泌规律。一般来说，初乳进入婴儿体内能使婴儿体内产生免疫球蛋白 A，从而保护婴儿免受细菌的侵害。但是，有的产妇不知道初乳有这些优点，认为它没有营养而挤掉，这是极为错误的。初乳的分泌量不是很多，加之婴儿此时尚不会吮吸，所以好像无乳，可是若让婴儿反复吮吸，初乳就通了。大约在产后的第四天，乳腺才开始分泌真正的乳汁，此前不要急于喝催乳汤。

第二，注意产妇身体状况。若是身体健壮、营养好，初乳分泌量较多的产妇，可适当推迟喝催乳汤的

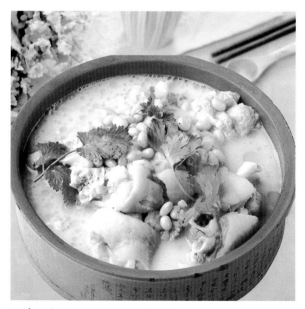

猪蹄炖黄豆是比较不错的催乳汤。

时间，喝的量也可相对减少，以免乳房过度充盈造成乳汁淤积而引起不适。如产妇各方面情况都比较差，就要喝得早些，量也多些，但也要根据"耐受力"而定，以免增加胃肠的负担而出现消化不良，走向另一个极端。

此外，若为顺产的产妇，第一天比较疲劳，需要休息才能恢复体力，不要急于喝汤，若是剖宫产的产妇，下乳的食物可适当提前供给。

五 哺乳产妇不宜节食

一般产妇生育后体重会有所增加，与怀孕之前大不相同。很多产妇产后为了恢复生育前的苗条体形，分娩后便立即节食。这样做不但对身体的健康不利，对婴儿也没有好处。这是因为产妇产后所增加的体重主要是水分和脂肪，如果进行哺乳，这些脂肪根本不够用，还需要从身体原来储存的脂肪中动用一些营养，来补充哺乳所需营养。如果产妇在产后节食，这些哺乳所需的营养成分就会不足，就会消耗产妇身上大量的营养成分，或者使新生儿的营养受损。

六 月子里宜注意补钙

产妇特别是哺乳的产妇，每天大约需摄取 1200 毫克钙，才能使分泌的每升乳汁中含有 300 毫克以上的钙。乳汁分泌量越大，钙的需要量就越大。同时，哺乳的产妇在产后体内雌激素水平较低，泌乳素水平较高。因此，在月经未复潮前骨骼更新钙的能力较差，乳汁中的钙需求往往会使身体中的钙被过多地消耗。这时，如果不补充足量的钙就会引起产妇腰酸背痛、

腿脚抽筋、牙齿松动等"月子病"；还会导致婴儿发生佝偻病，影响牙齿萌出、体格生长。

根据日常饮食的习惯，产妇每天至少要喝250毫升奶，以补充乳汁中所需的300毫克的优质钙，产妇还可以适量饮用酸奶，以提高食欲。另外，产妇每天还要多吃些豆类或豆制品，一般来讲吃100克左右的豆制品，就可摄取100毫克的钙。同时，产妇也可以根据自己的口味吃些乳酪、虾皮、芝麻或芝麻酱、西蓝花及羽衣甘蓝等，保证每日钙的摄取量达到800毫克。由于食物中钙的含量不好确定，所以最好在医生指导下补充钙剂。需要注意的是，产妇补钙容易引

起便秘，所以在选用补钙产品时首选含有山梨醇成分的，可有效润滑肠道，降低便秘发生率。产妇也可以多去户外晒晒太阳，这样也会促进骨密度恢复，增加骨硬度。

七 产妇不宜只喝汤不吃肉

产妇只喝汤不吃肉的习俗在民间流传甚广，认为营养成分全在汤里，而且容易被消化吸收，利于下奶，而肉营养不多。这种说法是没有科学道理的。

肉汤富有营养而且有催奶作用，但肉汤的营养不全面，只是脂肪含量较多，而蛋白质大部分还在肉里。产妇的饮食，一要营养丰富、数量充足；二要品种多样、营养全面、相互补充。因此，产妇光喝汤不吃肉，对身体是不利的。应该对这种习惯加以纠正，做到既喝汤，又吃肉，当然还要多吃蔬菜水果，才能使摄取的营养达到全面、充足、丰富的要求。

八 产妇不宜吃太多鸡蛋

分娩后数小时内，最好不要吃鸡蛋。因为在分娩过程中，产妇体力消耗大，出汗多，体液不足，消化能力也随之下降。若分娩后立即吃鸡蛋，就难以消化，会增加胃肠负担，甚至容易引起胃病。同时，在整个坐月子期间，也忌多吃鸡蛋，因为摄入过多蛋白质，会在肠道产生大量的氨、酚等化学物质，对人体的毒害很大，容易出现腹部胀闷、头晕目眩、四肢乏力、昏迷等症状，导致"蛋白质中毒综合征"。根据国家给出的孕妇、产妇营养标准，产妇每天仅需要蛋白质100克左右。因此，每天吃鸡蛋2~3个就足够了。

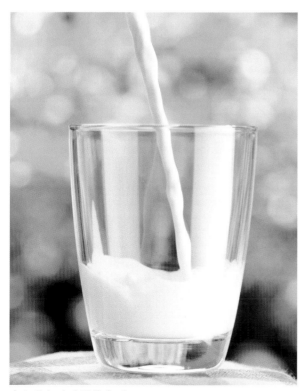

牛奶是钙质的最佳来源之一。

产褥期宜吃的食物

产妇既要尽快恢复自身生理机能，又要留足够的精力来照顾婴儿，这就决定了产妇必须多食既有助于增强营养、又有助于身体恢复的食物。

鲫鱼

别名： 鲋鱼
性味归经： 性平，味甘；归脾、胃、大肠经

热量： 452千焦/100克

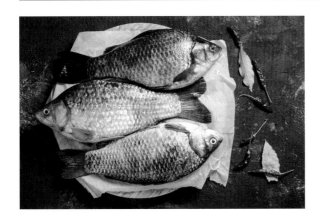

主要营养素

优质蛋白质、氨基酸、钙、铁、锌

鲫鱼肉富含极高的蛋白质，而且易于人体吸收，其中氨基酸、钙、铁、锌的含量也很高，对产妇有通乳汁、补身体、促康复的作用。

食疗功效

鲫鱼可补阴血、通血脉、补体虚，还有益气健脾、利水消肿、清热解毒、通络下乳、祛风湿病痛之功效。鲫鱼含有优质蛋白，产妇常食可增强抗病能力。坐月子喝鲫鱼汤是中国的古老传统，一直到现在还普遍适用。自古以来，鲫鱼就是产妇的催乳补品，吃鲫鱼可以让产妇乳汁充盈。

选购保存

要买身体扁平、颜色偏白的鲫鱼，肉质会很嫩。新鲜鲫鱼的眼略凸，眼球黑白分明，眼面发亮。用浸湿的纸贴在鱼眼上，可防止鱼视神经后的死亡腺离水后断掉。这样死亡腺可保持一段时间，从而延长鱼的寿命。

♥ 温馨提示

在熬鲫鱼汤时，可以先用油将鱼煎一下，再加开水以小火慢熬，鱼肉中的嘌呤就会逐渐溶解到汤里，整个汤呈现出乳白色，味道更鲜美。鲫鱼肉嫩味鲜，可做粥、做汤、做菜、做小吃等，有较强的滋补作用，也适合孕产妇食用。

最佳搭配	
鲫鱼+木耳	可降压降脂、润肤抗老
鲫鱼+绿豆芽	可催乳

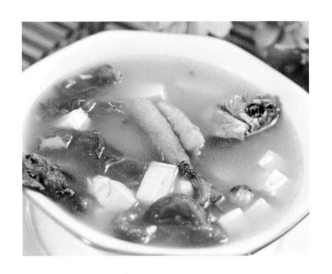

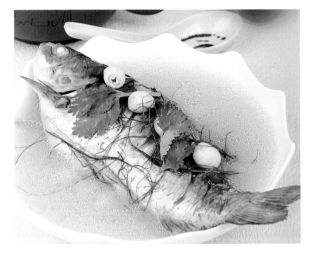

番茄淡奶鲫鱼汤

原料

鲫鱼1条，三花淡奶、番茄、豆腐各适量，生姜50克，葱花、沙参各20克，盐3克

做法

❶ 将番茄清洗干净，切成小丁；将生姜去皮，洗净，切成片；将豆腐洗净，切成小丁；将沙参泡发。

❷ 将鲫鱼处理干净，背部打上刀花。

❸ 锅中加水烧沸，加入鲫鱼、沙参、番茄、豆腐煮沸后，调入盐、姜片、三花淡奶煮至入味，出锅前撒上葱花，即可食用。

专家点评

　　这道汤汤色稠浓，白里透红，含有丰富的蛋白质、脂肪、碳水化合物和钙、磷、铁、锌等多种营养素，对产妇乳汁不下有显著疗效。鲫鱼肉质细嫩，肉味甜美，含大量的铁、钙、磷等矿物质。番茄含有大量的维生素A、维生素C、维生素P等，能增强人体对疾病的抵抗力，促进外伤愈合。

玉米须鲫鱼煲

原料

鲫鱼1条，玉米须50克，莲子肉5克，枸杞子10克，色拉油30毫升，盐少许，葱段、姜片、香菜叶各5克

做法

❶ 将鲫鱼处理干净，在鱼身上打上花刀；将玉米须清洗干净；将莲子肉清洗干净，备用。

❷ 锅上火倒入色拉油，将姜、葱段炝香，下入鲫鱼略煎，倒入水，放入枸杞子，调入盐，加入玉米须、莲子肉，煲至熟，撒上香菜叶即可食用。

专家点评

　　这道汤营养丰富。鱼类都含有丰富的蛋白质，而鲫鱼更能促进子宫收缩，去"余血"，所以鲫鱼有清除恶露的功效，鲫鱼还有催乳、通乳的作用。此外，鲫鱼还富含锌元素，产妇常食对预防小儿缺锌很有好处。玉米须有助于防治水肿、小便淋沥、黄疸、胆囊炎、胆结石、糖尿病、乳汁不通等病症。

虾皮

别名：毛虾

热量：640千焦/100克

性味归经：性温，味甘、咸；归胃、肾、肝经

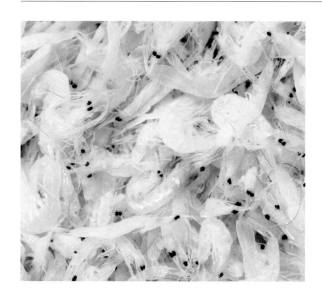

主要营养素

蛋白质、矿物质、钙、虾青素

虾皮含有丰富的蛋白质和矿物质，尤其是钙的含量极为丰富，有"钙库"之称，产妇多吃虾皮，乳汁中含有的钙也较为丰富，婴儿吃了这种乳汁，可预防佝偻病。虾皮的含钙量很高，孕妇常吃虾皮，可预防缺钙引发的肌肉痉挛症状。虾皮中的虾青素是迄今为止发现的最强的一种抗氧化剂，有"超级维生素E"之称，有助于促进产妇恢复。

食疗功效

虾皮具有补肾壮阳、理气开胃、益气下乳的功效，对肾虚夜尿频多、阳痿、乳汁不行等有很好的食疗作用。虾皮还有镇定安神的作用，有助于预防神经衰弱、自主神经功能紊乱等症。

选购保存

市场上出售的虾皮有两种，一种是生晒虾皮，另一种是熟煮虾皮。生晒虾皮无盐分，鲜味浓，口感好，而且不易发潮霉变，可长期存放。买虾皮时要注意色泽，以色白明亮、有光泽、个体完整者为佳。保存时宜放入干燥、密闭的容器里。

♥ 温馨提示

虾皮有很强的通乳作用。在给产妇通乳方面，虾皮被用得较少，产妇要下奶一般都是用猪蹄、排骨、鸡、鱼等，其实虾皮在这方面的功效也很好。虾皮的食用方法有很多，可以直接与香油、葱花、紫菜、水同煮，就可做成一碗色香味极佳的鲜汤。也可与其他食材搭配，如豆腐、韭菜、小葱等，可炒食，也可与萝卜等炖汤喝，还可用来包饺子。

最佳搭配	
虾皮+葱	降压明目，预防眼睛干燥及夜盲症
虾皮+韭菜花	益气、下乳、开胃

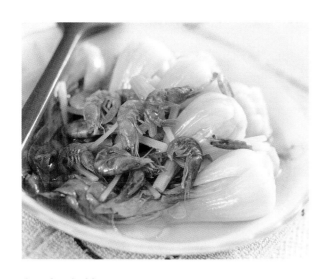

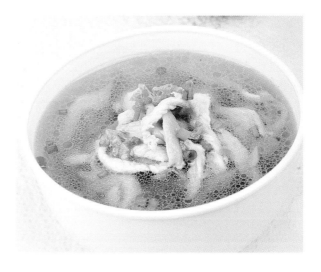

虾皮油菜

原料

嫩油菜200克，虾皮50克，盐、香油、葱、姜、高汤、鸡精各少许，油适量

做法

① 将油菜清洗干净，根部削成锥形后划出"十"字形；将虾皮用温水泡软。

② 净锅上火，加水烧热后放入油菜，变色后捞出；锅中入少许油，待油热后放入葱、姜煸出香味。

③ 加入高汤、虾皮、盐、鸡精、油菜，盖上锅盖焖2~3分钟，淋入香油，即可出锅。

专家点评

这道菜清新爽口、营养丰富。虾皮富含蛋白质、钙、镁等营养成分，有补钙和通乳的功效。油菜富含钙、铁和维生素C，是维持人体黏膜及上皮组织生长的重要营养源。油菜还有促进血液循环、散血消肿的作用。

平菇虾皮凤丝汤

原料

鸡胸肉200克，平菇45克，虾皮5克，高汤适量，葱末、盐各少许

做法

① 将鸡胸肉清洗干净，切丝汆水；将平菇清洗干净撕成条；将虾皮清洗干净，稍泡备用。

② 净锅上火倒入高汤，下入鸡胸肉丝、平菇、虾皮烧开，调入盐煮至熟，撒上葱末即可。

专家点评

这道菜是产妇的补钙餐，有助于预防产妇腰酸背痛、下肢肌肉痉挛、牙齿松动、骨质疏松等各种难缠的"月子病"。虾皮含有丰富的蛋白质和矿物质，尤其是钙的含量极为丰富，有"钙库"之称，是缺钙者补钙的较佳途径，不仅适合产妇补钙，同时还有助于母乳喂养的婴儿补钙，促进其骨骼和牙齿发育。所以，产妇常食虾皮，可预防自身因缺钙所致的骨质疏松症，对提高食欲和增强体质都很有好处。

木瓜

别名： 瓜海棠、木梨、木李

热量： 121千焦/100克

性味归经： 性温，味甘；归心、肺、肝经

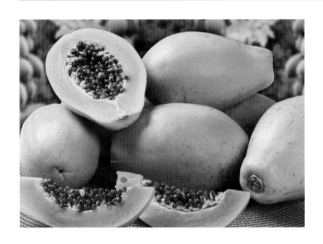

主要营养素

维生素C、氨基酸

木瓜中维生素C的含量是苹果的48倍，半个中等大小的木瓜足够供成人一天所需的维生素C。在强化免疫力、抗氧化、减少光伤害、抑制细菌性突变等方面有一定的效果。此外，木瓜还富含17种以上氨基酸，产妇可以放心食用。

食疗功效

木瓜能理脾和胃、平肝舒筋，为治一切转筋、腿痛、湿痹、脚气的要药。经常食用具有舒筋活络、软化血管、抗菌消炎、抗衰养颜、防癌抗癌、增强体质之保健功效。木瓜中的木瓜蛋白酶，能消化蛋白质，有利于人体对食物进行消化和吸收。另外，木瓜中的凝乳酶有通乳的作用，哺乳期女性可以适量食用。

选购保存

一般以大半熟的程度为佳，肉质爽滑可口。购买时用手触摸，果实坚而有弹性者为佳。熟木瓜要挑选手感很轻的，这样的木瓜果肉比较甘甜。手感沉的木瓜一般还未完全成熟，口感有些苦。木瓜的果皮一定要亮，橙色要均匀，不能有色斑。挑木瓜的时候要轻按其表皮，千万不要买表皮很软的，木瓜果肉一定要结实。木瓜不宜在冰箱中存放太久，以免长斑点或变黑。木瓜常温下能储存2~3天，建议购买后尽快食用。

♥ 温馨提示

木瓜可切成小块鲜食，也可加入适量冰糖制成木瓜汁。木瓜中的番木瓜碱对人体微有毒性，因此每次食用不宜过多，多吃会伤筋骨、损腰部和膝盖。另外过敏体质者应慎食。

最佳搭配	
木瓜+牛奶	可消除疲劳、润肤养颜
木瓜+带鱼	可补气养血

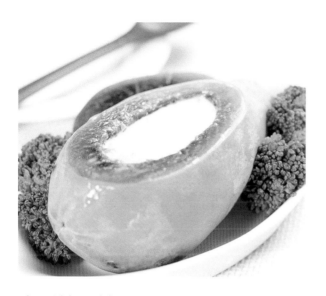

木瓜炖雪蛤

原料

木瓜1个，雪蛤150克，西蓝花100克，盐2克

做法

① 在木瓜1/3处切开，挖去籽，洗净。

② 将西蓝花清洗干净；锅中放水置于火上烧沸，放入西蓝花焯水后捞出摆盘。

③ 将洗净的雪蛤装入木瓜内，调入盐，将木瓜和雪蛤放入蒸笼，上火蒸30分钟至熟即可食用。

专家点评

　　木瓜含蛋白质、维生素A、维生素C等营养成分，有舒筋活血、止呕祛痰、健胃消食、补脾益肺之功效；蛤肉味咸，有润五脏、活血化淤、开胃消渴之功效。这道菜非常适合产后体虚的产妇食用，而且对产后的不良情绪还有预防作用。但是要注意，食用过多的木瓜会伤害骨骼和牙齿，不利于健康。

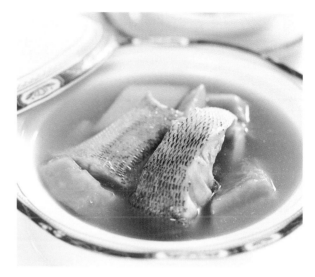

木瓜鲈鱼汤

原料

木瓜450克，鲈鱼500克，姜4片，花生油适量，盐3克

做法

① 将鲈鱼去鳞、鳃、内脏，清洗干净后斩块；热锅下花生油、姜片，将鲈鱼两面煎至金黄色，备用。

② 将木瓜去皮、核，洗净，切成块状；热锅放姜片，将木瓜爆炒5分钟，备用。

③ 将清水放入瓦煲内，煮沸后加入木瓜、鲈鱼，以大火煲开后改用小火煲2小时，加盐调味即可。

专家点评

　　木瓜能健脾胃、助消化，并能润肺燥而止咳；鲈鱼益脾胃，能化痰止咳，有下乳汁、滑肌肤的功效。两者一同煲汤，既有健脾开胃之功，又能润肺化痰。同时对营养缺乏、消化不良、肥胖症者有很好的保健及食疗作用。产后奶水不足的产妇也可以用这道汤调理，催奶的效果不错。

猪蹄

别名：猪脚、猪手、猪爪　　　热量：1088千焦/100克
性味归经：性平，味甘、咸；归肾、胃经

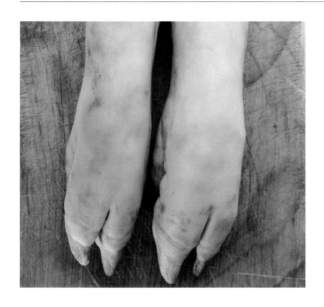

主要营养素

胶原蛋白、脂肪、钙、铁、锌

猪蹄含有大量的胶原蛋白，其在烹调过程中可转化成明胶，能增强细胞生理代谢功能，有效地改善机体生理功能和皮肤组织细胞的储水功能，使细胞保持湿润状态，防止皮肤过早褶皱，有助于促进产后恢复。脂肪，对哺乳期女性能起到催乳和美容的双重作用。猪蹄还富含钙、铁等矿物质，产妇摄入的营养多了，乳汁中的营养也丰富，可促进婴儿的发育。

食疗功效

猪蹄对经常性的四肢疲乏、腿部肌肉痉挛及麻木、消化道出血、失血性休克和脑缺血患者有一定食疗效果。传统医学认为，猪蹄有壮腰补膝和通乳之功效，可用于肾虚所致的腰膝酸软和产妇产后缺乳。而且多吃猪蹄对女性具有丰胸的作用。

选购保存

肉色红润均匀，脂肪洁白有光泽，肉质紧密，手摸有坚实感，外表及切面微微湿润，不黏手，无异味的为上好猪蹄。猪蹄最好趁新鲜制作成菜，放冰箱内可保存几天不变质。

♥ 温馨提示

猪蹄是老人、女性和手术后恢复者、失血者的食疗佳品，产妇和孕妇都可以食用，但猪蹄若作为通乳之品，应注意少放盐、不放味精。由于猪蹄中的胆固醇含量较高，胃肠消化功能不良的孕妇一次不能过量食用，一些胃肠消化功能减弱的老年人每次也不可过多食用，患有肝胆疾病、动脉硬化及高血压的患者应少食或不食为好。

最佳搭配	
猪蹄+木瓜	滋补阴液、补血养颜
猪蹄+木耳	丰胸养颜

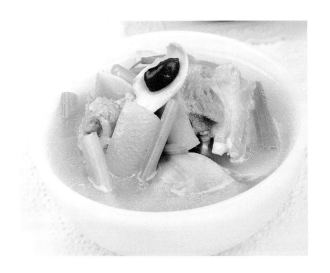

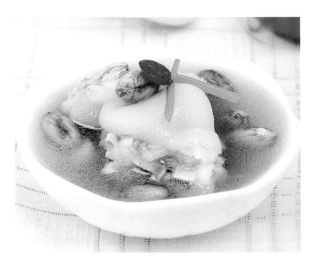

百合猪蹄汤

原料

水发百合125克，西芹100克，猪蹄175克，红枣4颗，清汤适量，盐2克，葱、姜各5克

做法

❶ 将水发百合清洗干净；西芹择洗干净，切段；猪蹄清洗干净，斩块备用。

❷ 净锅上火倒入清汤，调入盐，下入葱、姜、猪蹄、红枣烧开，捞去浮沫，再下入水发百合、西芹煲至熟即可。

专家点评

　　这道汤味道鲜美，能增加产妇的食欲，有养心润肺、通乳催乳的作用。猪蹄含有较多的蛋白质、脂肪和碳水化合物，含有丰富的胶原蛋白，有补血养颜的作用。西芹是高纤维食物，有防治产褥期便秘的作用。百合含有多种营养成分，有润肺、清心、止血、开胃、安神的功效。

花生猪蹄汤

原料

猪蹄1只，花生米30克，枸杞子10克，盐适量

做法

❶ 将猪蹄清洗干净，切块，氽水；将花生米用温水浸泡30分钟备用。

❷ 净锅上火倒入水，调入盐，下入猪蹄、花生米、枸杞子煲80分钟即可。

专家点评

　　猪蹄能滋阴益气血、通血脉。猪蹄中含有丰富的胶原蛋白，能补血通乳，中医常用于产后催乳。花生含有人体所必需的8种氨基酸，丰富的脂肪油，以及钙、铁、维生素E等营养物质，对女性也有催乳、增乳的作用。这道汤还能润滑肌肤，对预防皮肤干燥、皱纹、衰老有很大的益处。

乌鸡

别名：黑脚鸡、乌骨鸡、药鸡　　热量：464千焦/100克
性味归经：性平，味甘；归肝、肾经

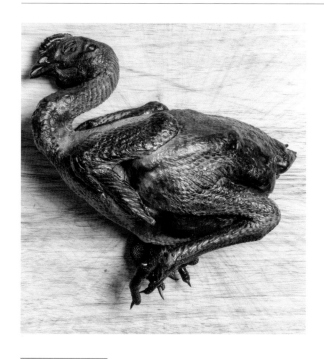

主要营养素

维生素E、维生素B$_2$、烟酸、磷、铁、钾、赖氨酸

乌鸡是典型的低脂肪、低糖、低胆固醇、高蛋白的食物，它富含维生素E、维生素B$_2$、烟酸、磷、铁、钠、钾等营养成分，对产后贫血者具有促进康复的作用。乌鸡中含有人体不可缺少的赖氨酸，滋补作用较强。

食疗功效

乌鸡有滋阴、补肾、养血、填精、益肝、退热、补虚的作用，能调节人体免疫功能和抗衰老，特别是对妇女的气虚、血虚、脾虚、肾虚等症以及小儿生长发育迟缓、妇女更年期综合征等尤为有效。因此，乌鸡自古享有"药鸡"之称，现代医学认为，乌鸡体内的黑色物质含铁、铜元素较高，对病后恢复者、产后贫血者具有补血、促进康复的作用。

选购保存

新鲜的乌鸡鸡嘴干燥、富有光泽，口腔黏液呈灰白色，洁净没有异味；乌鸡眼充满整个眼窝，角膜有光泽；皮肤毛孔隆起，表面干燥而紧缩；肌肉结实，富有弹性。可将乌鸡处理干净，放入保鲜袋内，放入冰箱冷冻室内冷冻保存。

♥ 温馨提示

乌鸡是滋补佳品，孕妇和产妇喝乌鸡汤可以补肝益肾、预防贫血。乌鸡适合一切体虚血亏、肝肾不足、脾胃不健的人食用。乌鸡连骨（砸碎）熬汤，滋补的效果更佳。炖煮时最好不用高压锅，使用砂锅以小火慢炖最好。但是，过量食用乌鸡会生痰助火，生热动风，所以感冒发热或湿热内蕴者不宜食用。

最佳搭配	
乌鸡+三七	补虚、活血、预防动脉硬化
乌鸡+核桃仁	提升补锌功效

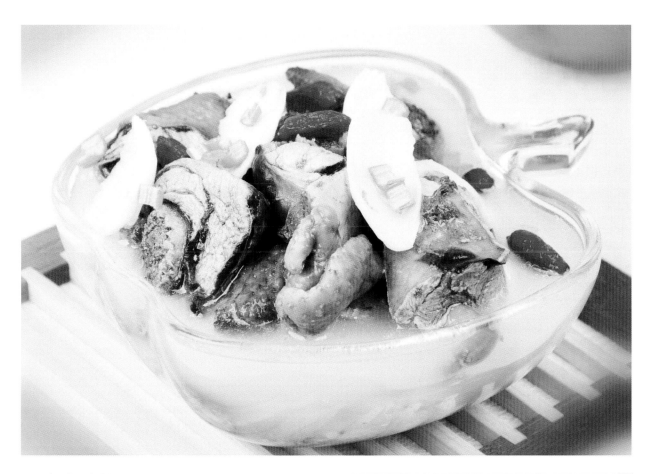

百合乌鸡枸杞子煲

原料

乌鸡300克，水发百合20克，枸杞子10克，葱花5克，盐3克

做法

① 将乌鸡处理干净，斩块汆水。

② 将水发百合清洗干净；将枸杞子清洗干净，备用。

③ 净锅上火倒入水，调入盐，下入乌鸡、水发百合、枸杞子煲至熟，撒上葱花即可。

专家点评

这道汤有补气、补血、补铁、润肺的功效，对产后恢复体力十分有益。乌鸡含丰富的黑色素、蛋白质、B族维生素、18种氨基酸和多种矿物质，其中烟酸、维生素E、磷、铁、钾、钠的含量均高于普通鸡肉，胆固醇和脂肪的含量却很低，而且含铁元素也比普通鸡高很多，是营养价值极高的滋补品。百合主要含生物素、秋水仙碱等多种生物碱和营养物质，有良好的营养滋补作用。枸杞子有提高机体免疫力、补气强精、滋补肝肾等功效。

鲢鱼

别名：鲢、鲢子、边鱼
性味归经：性温，味甘；归脾、胃经

热量：435千焦/100克

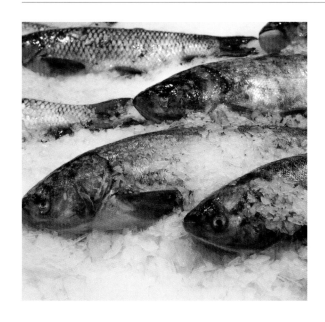

主要营养素

钙、镁、磷、铁、钾、硒、蛋白质

鲢鱼富含钙、镁、磷、铁、钾、硒等营养素，既能健身、催乳，又能美容养颜，令皮肤有光泽，是产妇滋补身体及滋养肌肤的理想食品。鲢鱼的蛋白质、氨基酸含量很丰富，对促进智力发育、降低胆固醇、降低血液黏稠度和预防心脑血管疾病具有一定的作用。

食疗功效

鲢鱼具有健脾、利水、温中、益气、通乳、化湿之功效，对脾胃虚弱、水肿、咳嗽等病症有一定的食疗作用，还可以预防胃寒疼痛或由消化不良引起的慢性胃炎。另外，鲢鱼含蛋白质、脂肪酸很丰富，能促进智力发育。

选购保存

优质的鲢鱼，眼球凸出，角膜透明，鱼鳃色泽鲜红，腮丝清晰，鳞片完整有光泽，不易脱落，鱼肉坚实、有弹性。可将鲢鱼宰杀后处理干净，切成块分装在塑料袋里，放入冷冻室保存即可。

♥ 温馨提示

鲢鱼适用于烧、炖、清蒸、油浸等烹调方法，尤以清蒸、油浸最能体现鲢鱼清淡、鲜香的特点。由于鲢鱼性温，所以脾胃蕴热的产妇不宜食用。鲢鱼肉不宜多吃，吃多了容易口渴。鲢鱼可使炎症加重，因此，甲亢患者不宜食用。乙肝、感冒、发热、口腔溃疡、大便秘结患者不能食用。鲢鱼忌与甘草同食。

最佳搭配	
鲢鱼+丝瓜	补中益气、生血通乳
鲢鱼+萝卜	减肥通乳、清热消渴

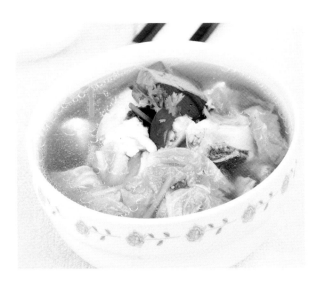

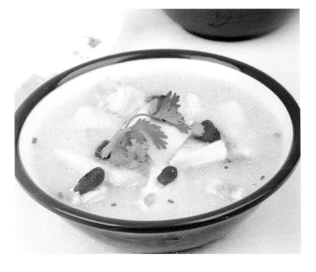

猪血煲鱼头

原料

鲢鱼头300克，猪血50克，白菜15克，酱油、香油各适量，葱、姜、蒜片各2克，香菜段5克

做法

❶ 将鲢鱼头清洗干净，斩块；将猪血、白菜清洗干净，切块备用。

❷ 净锅上火倒入水，调入酱油、葱姜蒜片，下入鲢鱼头、猪血、白菜煲至熟，撒上香菜段，淋入香油，即可食用。

专家点评

这道汤能满足产妇及婴儿的营养需要。鲢鱼头肉质细嫩、营养丰富，除了含蛋白质、脂肪、钙、磷、铁、维生素B₁外，它还含有鱼肉中所缺乏的卵磷脂，该物质被机体代谢后能分解出胆碱，最后合成乙酰胆碱，乙酰胆碱是神经元之间传送信息的一种最重要的"神经递质"，可增强记忆、思维和分析能力，让人变得聪明。

山药鱼头汤

原料

鲢鱼头400克，山药100克，枸杞子10克，盐3克，鸡精3克，香菜、葱花、姜末各5克，花生油适量

做法

❶ 将鲢鱼头清洗干净，剁成块；将山药清洗干净，去皮切块备用；将枸杞子清洗干净；将香菜洗净，切段。

❷ 净锅上火倒入花生油、葱花、姜末爆香，下入鱼头略煎后加水，下入山药、枸杞子，调入盐、鸡精煲至熟，盛盘后撒入香菜即可。

专家点评

这道汤含有丰富的蛋白质、脂肪、钙、铁、锌等营养成分，有助于产妇康复，并能促进婴儿的大脑及身体发育。鲢鱼头富含胶原蛋白，脂肪和热量都很低，食之有健脾补气、温中暖胃、美容润肤之功效；山药有帮助消化、滋养脾胃等功效，所以这道汤还能帮助产妇恢复体力，促进乳汁的分泌。

银耳

别名：白木耳、雪耳

性味归经：性平，味甘；归肺、胃、肾经

热量：1092千焦/100克

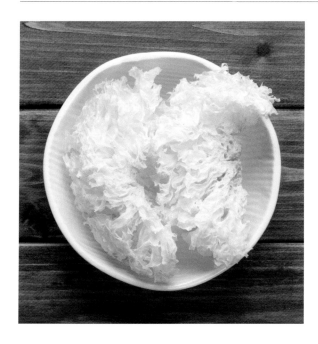

主要营养素

碳水化合物、矿物质、膳食纤维、天然特性胶质

银耳含有碳水化合物及钙、钾、铁等多种矿物质，对产妇的补益效果显著，而富含的膳食纤维，能助胃肠蠕动，减少脂肪吸收，故有助减肥。此外，银耳还富含天然特性胶质，有去除黄褐斑和雀斑的功效。

食疗功效

银耳具有补脾开胃、安眠健胃、养阴清热、补脑提神之功效，滋润而不腻滞，对阴虚火旺不能吃人参、鹿茸的患者是一种良好的补品，非常适合产妇滋补身体。现代医学研究发现，银耳还能提高肝脏解毒能力，保护肝脏，它不但能增强机体的免疫能力，还能增强肿瘤患者对放疗、化疗的耐受力。

选购保存

宜选购嫩白晶莹、略带乳黄的银耳。银耳要放在通风、透气、干燥、凉爽的地方，避免阳光长时间地照晒。要同一些气味较重的原料分开保存，避免相互串味。由于银耳质地较脆，故应减少翻动，轻拿轻放，不要压重物。

♥ 温馨提示

银耳在食用前必须浸泡3~4个小时，要勤换水，这样才能把残留的二氧化硫清除掉。银耳宜用开水泡发，泡发后应去掉未发开的部分，特别是那些呈淡黄色的部分。银耳能清肺热，故外感风寒者忌用。此外，忌食霉变银耳。银耳霉变后，产生的毒素对身体危害较大，严重者将导致死亡。由于冰糖银耳含糖量高，睡前不宜食用，以免血黏度增高。

最佳搭配	
银耳+莲子	可滋阴润肺
银耳+鹌鹑蛋	可健脑强身

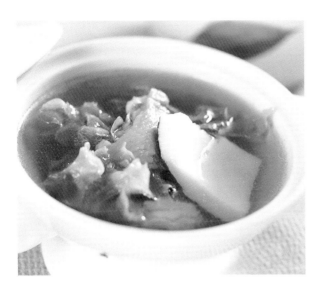

椰子银耳鸡汤

原料

椰子1个，净鸡1只，银耳40克，姜1片，蜜枣4颗，盐2克

做法

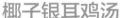

① 将鸡清洗干净，剁成小块；将椰子去壳取肉切块。

② 银耳放入清水中浸透，剪去硬梗，洗净；椰子肉、蜜枣分别洗净。

③ 锅中放入适量水和姜片，加入上述所有材料，待滚开后转小火煲约2小时，放盐调味即成。

专家点评

　　这道汤可以补益气血、润肺养颜。银耳含有天然特性胶质，加上它的滋阴作用，长期服用可以润肤，并有祛除脸部黄褐斑、雀斑的功效。银耳还是含膳食纤维的减肥食品，可助胃肠蠕动，减少脂肪吸收。将其与有补益脾胃作用的椰子，以及有补精填髓、益五脏、补虚损的鸡肉共同煲汤，滋补效果极佳。

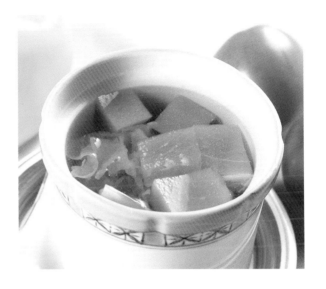

木瓜炖银耳

原料

木瓜1个，银耳、瘦肉、鸡爪各100克，盐3克，糖2克

做法

① 将木瓜清洗干净，削去皮，切成块；将银耳泡发；将瘦肉洗净，切块；将鸡爪清洗干净。

② 炖盅中放水，将木瓜、银耳、瘦肉、鸡爪一起放入炖盅，炖1～2小时。

③ 炖盅中调入盐、糖拌匀，即可出锅食用。

专家点评

　　这是一道滋养汤。食用后能养阴润肺，滋润皮肤，保持皮肤柔嫩，延缓衰老。木瓜含有丰富的维生素A、维生素C和膳食纤维，其所含的水溶性纤维更加有助于平衡血脂，还能消食健胃，对消化不良具有食疗作用。银耳有滋阴、润肺、益气、补脑、强心之功效，不但适宜体虚的产妇食用，且有很好的嫩肤美容功效。

红枣

别名：大枣、大红枣、姜枣　　　　热量：1155千焦/100克

性味归经：性温，味甘；归心、脾、肝经

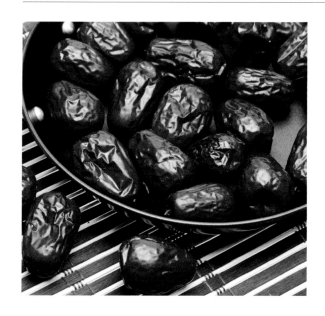

虚弱、贫血虚寒、食欲不振、大便溏稀、疲乏无力、气血不足、津液亏损、心悸失眠等病症，是药食两用食物。现代医学认为，红枣最突出的特点是维生素含量高，其中维生素C含量每100克高达380～600毫克，维生素E的含量也是百果之冠。国外的一项临床研究显示：连续吃红枣的患者，身体恢复能力比单纯服维生素药剂的患者快3倍，有"天然维生素丸"的美誉。

选购保存

好的红枣皮色紫红而有光泽，颗粒大而均匀，果实短壮圆整，皱纹少，痕迹浅。如果红枣蒂端有穿孔或粘有咖啡色、深褐色粉末，说明已被虫蛀。

♥ 温馨提示

红枣可以生吃，也可以炖汤。春秋季乍暖乍寒，用红枣煮汤代茶，能安心守神，增进食欲和免除失眠之苦；夏季炎热，红枣与荷叶同煮可利气消暑；冬季严寒，红枣汤加生姜红糖，可驱寒暖胃。枣皮中也含有丰富的营养，因此在炖汤时，应该把枣皮和果肉一起炖，为防止农药残留毒害，食用前要用清水洗净果实表面的病菌和污物。

主要营养素

维生素A、维生素C、钙、铁

红枣富含维生素A、维生素C、钙、铁等营养素，有补脾活胃、补血益气的作用，对产后脾胃虚弱、气血不足的产妇有很好的补益效果。

食疗功效

红枣有健脾益气、养血安神的功效。可用于脾胃

最佳搭配	
红枣+粳米	可健脾胃、补气血
红枣+板栗	可健脾益气、补肾强筋

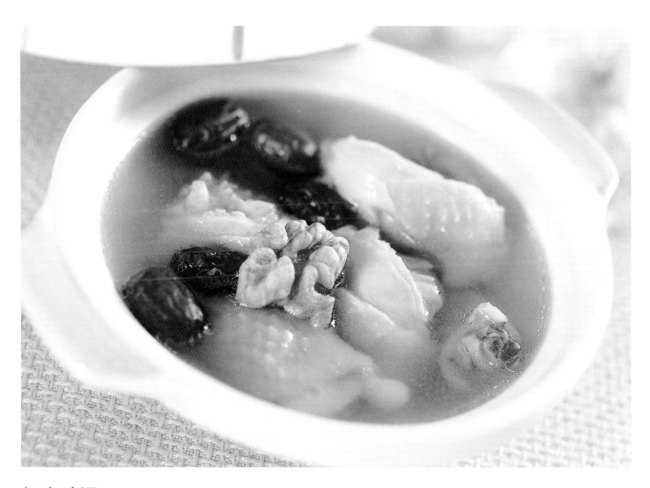

红枣鸡汤

原料

红枣15枚，核桃仁100克，鸡肉250克，盐适量

做法

① 将红枣、核桃仁用清水清洗干净；将鸡肉清洗干净，切成小块。

② 将砂锅清洗干净，加适量清水，置于火上，放入核桃、红枣、鸡肉，以旺火烧开后，捞去浮沫。

③ 改用小火炖约1小时，放入少许盐调味即可。

专家点评

这道鸡汤营养丰富，滋补效果很好，有助于产妇补血，恢复体力。红枣富含多种营养成分，其中维生素C的含量丰富，能促进人体对铁的吸收，适合脾胃虚弱、气血两亏、贫血萎黄、疲倦无力、产后虚弱者食用。鸡肉为产后补虚的必备品，有补充元气、促进产妇身体康复的作用。

鲇鱼

别名： 鲶鱼、胡子鲢、生仔鱼
性味归经： 性温，味甘；归脾、胃经

热量： 431千焦/100克

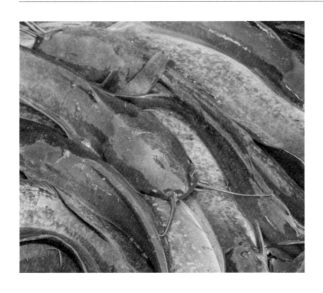

主要营养素

DHA、氨基酸

鲇鱼不仅含有丰富的DHA，能够为婴儿大脑神经系统发育提供丰富的营养，还含有人体所需的各种氨基酸，具有滋阴开胃、催乳利尿的作用，既有助于产妇恢复身体，又有助于为婴儿提供优质乳汁。

食疗功效

鲇鱼有滋阴养血、补中益气、开胃健脾、通水利

尿以及催乳通乳的作用，是妇女产后食疗滋补的必选食物。鲇鱼含有的蛋白质和脂肪较多，而且油脂含量低，其鱼肉中的蛋白在胃蛋白酶的作用下很容易被分解成氨基酸，所以消化率达98％，对体弱虚损者和老年人、营养不良者、消化功能不佳者、产后体虚的产妇等人群有较好的食疗作用。

选购保存

鲇鱼的显著特征是周身无鳞，身体表面多黏液，头扁口阔，上下颌有四根胡须。活鲇鱼直接放在水盆里即可，在水里滴上几滴油更好。也可以宰杀清洗干净后，放入冰箱中冷藏。

❤ 温馨提示

鲇鱼的最佳食用季节在仲春和仲夏之间，鲇鱼不仅像其他鱼一样含有丰富的营养，而且肉质细嫩、味鲜，刺少、开胃、易被消化，因此也是产妇不可多得的调理佳品。吉林民间有方，用鲇鱼熬汤煮鸡蛋，连续食用可以增加奶水。鲇鱼药食俱佳，以炖煮最宜。鲇鱼体表黏液丰富，宰杀后放入沸水烫一下，再用清水洗净，即可去掉黏液。但尽量不要选黑色的鲇鱼，因其土腥味最重。鲇鱼的卵有毒，误食会导致呕吐、腹痛、腹泻、呼吸困难，甚至瘫痪。

最佳搭配	
鲇鱼+豆腐	可提高营养吸收率
鲇鱼+茄子	营养丰富

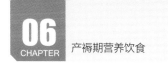
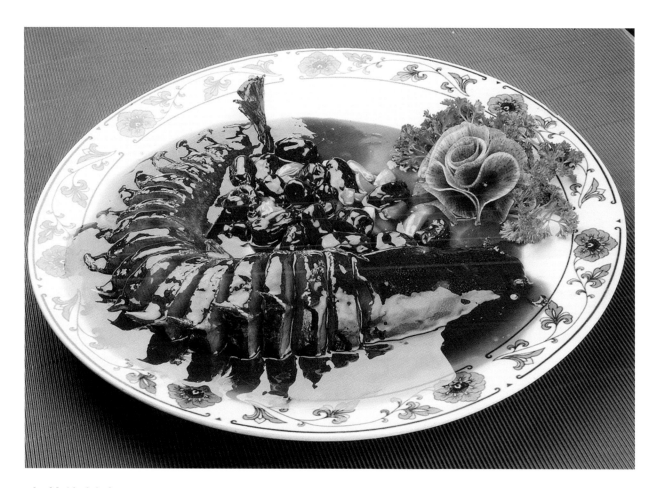

枣蒜烧鲇鱼

原料

鲇鱼1条，红枣15颗，大蒜10克，盐3克，酱油、白糖、高汤、油各适量

做法

1. 将红枣清洗干净；将大蒜去皮清洗干净；将鲇鱼处理干净，肉切开但不切断，用盐腌渍5分钟。

2. 油锅置于火上烧热，放入鲇鱼稍煎，注入高汤。

3. 放蒜、红枣，加盐、酱油、白糖焖熟即可。

专家点评

　　这道菜有补气、滋阴、促进产后恢复的功效。鲇鱼含丰富的DHA，能够为婴儿大脑神经系统发育提供丰富营养，并含有人体所需的各种氨基酸，具有滋阴开胃、催乳利尿的功效。红枣营养丰富，既含蛋白质、脂肪和钙、磷、铁等矿物质，又含有多种维生素，有健脾益气、养血安神的功效。

黑米

别名：血糯米

热量：1427千焦/100克

性味归经：性平，味甘；归脾、胃经

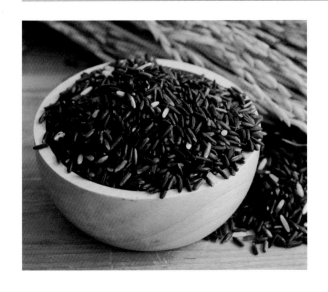

主要营养素

膳食纤维、维生素B₁、铁

黑米含有丰富的膳食纤维，可促进肠胃蠕动，预防产妇便秘。黑米中含有的维生素B₁能很好地保护产妇的手、足、视觉神经。此外，黑米还含有丰富的铁，是产妇补血的佳品。

食疗功效

黑米是稻米中的珍贵品种，属于糯米类。用黑米熬制的米粥清香油亮，软硬适口，具有很好的滋补作用。黑米因此有"补血米""长寿米""黑珍珠"和"世界米中之王"的美誉。黑米具有健脾开胃、补肝明目、滋阴补肾、益气强身、养精固肾的功效，是抗衰美容、防病强身的滋补佳品，适合产妇补身食用。同时，黑米含B族维生素、蛋白质等，对脱发、白发、贫血、流感等患者有食疗保健作用。

选购保存

优质的黑米要求粒大饱满、黏性强、富有光泽，很少有碎米和爆腰（米粒上有裂纹），不含杂质和虫蛀。如果选购袋装密封黑米，可直接放通风处即可。散装黑米需要放入保鲜袋或不锈钢容器内，密封后置于阴凉通风处保存。

♥ 温馨提示

黑米的淘洗次数过多会导致营养成分流失，所以淘洗干净即可。黑米外有一层坚韧的种皮包裹，不易被煮烂，建议煮前将黑米清洗干净，用清水浸泡数小时再煮。黑米若不煮烂，不仅大多数营养成分不能被人体消化吸收，而且多食易引起急性肠胃炎，对消化功能较弱的老弱病者损害更大。

最佳搭配	
黑米+牛奶	可益气、养血、生津、健脾胃
黑米+绿豆	可去暑热

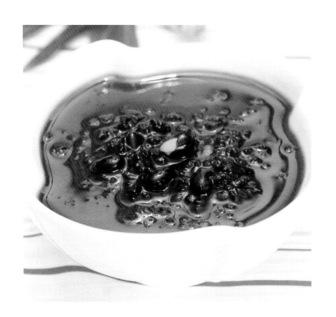

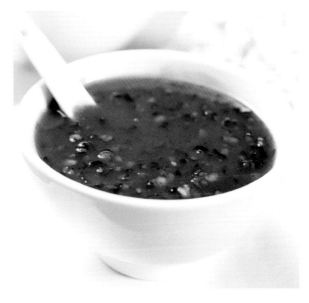

三黑白糖粥

原料

黑芝麻10克，黑豆30克，黑米70克，白糖3克

做法

① 将黑米、黑豆均清洗干净，置于冷水锅中浸泡半小时后捞出，沥干水分；将黑芝麻清洗干净。

② 锅中加适量清水，放入黑米、黑豆、黑芝麻以大火煮至开花。

③ 转小火将粥煮至浓稠状，调入白糖拌匀即可。

专家点评

黑豆具有补肝肾、强筋骨、暖肠胃、明目活血、利水解毒的作用；黑米有滋阴补肾、健脾养肝、补血益气、增智补脑等作用；黑芝麻富含蛋白质、钙、卵磷脂等多种营养成分。将这三种黑色食物一起熬粥，能滋养身体，促进胃肠消化与增强造血功能，特别适合产妇食用。

黑米粥

原料

黑米100克，白糖20克

做法

① 将黑米清洗干净，浸泡一夜备用。

② 锅中倒入适量水，放入黑米，大火煮40分钟。

③ 转用小火煮15分钟，调入白糖，即可食用。

专家点评

黑米含蛋白质、脂肪、碳水化合物、B族维生素、维生素E、钙、磷、钾、镁、铁、锌等多种营养成分，营养丰富，具有清除自由基、改善缺铁性贫血、抗应激反应以及免疫调节等多种生理功能。多食黑米具有开胃益中、健脾暖肝、明目活血、滑涩补精之功效，对产后虚弱，以及贫血、肾虚均有很好的滋补作用。哺乳期妇女常食此粥，不仅有助于补血及预防贫血，还有利于婴儿的健康成长，尤其是对婴儿的大脑发育有着特殊作用。

黄鱼

别名：石首鱼、黄花鱼　　　　热量：406千焦/100克
性味归经：性平，味甘、咸；归肝、肾经

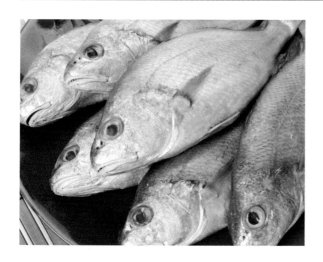

气乏力、头昏神倦、脾虚下痢、肢体水肿，产妇食用有助产后康复。黄鱼含有多种氨基酸，常吃对人体有很好的补益作用，对体质虚弱者和中老年人来说，食用黄鱼会收到很好的食疗效果。黄鱼中的提取物可作癌症患者的康复剂和治疗剂，如用黄鱼制取的水解蛋白，是癌症患者良好的蛋白质补充剂。

主要营养素

蛋白质、维生素、硒

黄鱼含有丰富的蛋白质、微量元素和维生素，对人体有很好的补益作用，对食欲不振、亏血过重、元气大虚等症的产妇有显著的食疗效果。黄鱼含有丰富的微量元素硒，能清除人体代谢产生的自由基，延缓衰老，并对各种癌症有一定的预防作用。

食疗功效

黄鱼可开胃益气、明目安神，可治久病体虚、少

选购保存

黄鱼的背脊呈黄褐色，腹部为金黄色，鱼鳍灰黄，鱼唇橘红，应选择体形较肥、鱼肚鼓胀的，比较肥嫩。可去除黄鱼内脏，清除干净后，用保鲜膜包好，再放入冰箱中冷冻保存。

♥ 温馨提示

黄鱼可分为大黄鱼和小黄鱼，大黄鱼又称大黄花，小黄鱼又称小黄花。黄鱼是优质食用鱼种，大黄花、小黄花、带鱼和乌贼被称为我国"四大海产"，价值不菲。无论大黄鱼还是小黄鱼，除适合产妇食用外，孕妇也可以食用。体胖有热者，不可多食，否则易发疮疡；纳呆痰多者慎食。黄花鱼是发物，哮喘患者和过敏体质者慎食。清洗黄鱼的时候不用剖腹，可以用筷子从口中搅出肠肚，再用清水冲洗几遍即可。

最佳搭配	
黄鱼+茼蒿	可暖胃益脾、化气生肌
黄鱼+番茄	可促进骨骼发育

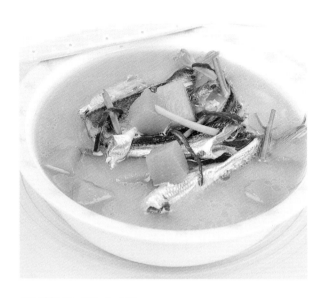

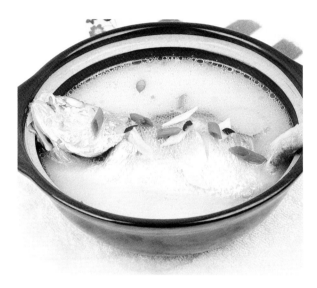

干黄鱼煲木瓜

原料

干黄鱼2条，木瓜100克，盐少许，香菜段、红甜椒丝各适量

做法

❶ 将干黄鱼清洗干净浸泡；将木瓜清洗干净，去皮、籽，切方块备用。

❷ 净锅上火倒入水，调入盐，下入干黄鱼、木瓜煲至熟，撒入香菜段、红甜椒丝即可。

专家点评

　　这道汤有补虚、通乳的功效。黄鱼中含有多种氨基酸，有增强免疫力、改善身体机能的作用。同时，黄鱼中所含的微量元素硒，能够清除人体代谢中的废弃自由基，有助于预防癌症，延缓衰老。木瓜含有番木瓜碱、木瓜蛋白酶、凝乳酶、胡萝卜素等，并富含17种以上氨基酸及多种营养素，有健脾消食、通乳的功效。将两者结合，能补亏损，助生乳汁，是哺乳妇女的一道营养靓汤。

清汤黄鱼

原料

黄鱼1条，盐2克，葱段、姜片、红甜椒片各适量

做法

❶ 将黄鱼宰杀，去除内脏，用清水洗干净。

❷ 净锅上火倒入水，放入葱段、姜片，再下入黄鱼。大火烧开后，再转小火煲至熟，放入红甜椒片，调入盐即可。

专家点评

　　这道汤味道鲜美，鱼肉香嫩，有补血、补亏虚的功效。黄鱼肉质鲜嫩，营养丰富，是优质食用鱼种，还含有丰富的蛋白质、微量元素和维生素，对人体有很好的补益作用，其中含有的钙有助于婴儿的骨骼和牙齿发育。

莴笋

别名：莴苣、白苣、莴菜　　　　　热量：62千焦/100克

性味归经：性凉，味甘、苦；归胃、膀胱经

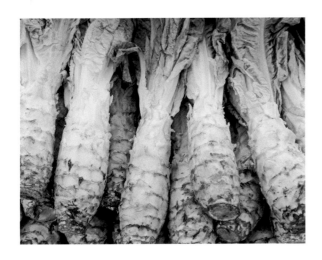

主要营养素

钾、钙、磷、铁、碘

莴笋中钾的含量大大高于钠的含量，有利于体内的水、电解质平衡，能促进排尿和乳汁的分泌。莴笋中矿物质钙、磷、铁的含量较多，能助长骨骼、坚固牙齿，还能预防新生儿佝偻病。莴笋含有少量的碘元素，它对人的基础代谢、心智和体格发育，甚至情绪调节都有重大影响。

食疗功效

莴笋有增进食欲、刺激消化液分泌、促进胃肠蠕动等功能，具有利尿、降低血压、预防心律不齐的作用，产妇食之可预防便秘。莴笋中的铁元素很容易被人体吸收，经常食用新鲜莴笋，可以防治缺铁性贫血。莴笋还具有镇静作用，经常食用有助于消除紧张、促进睡眠。

选购保存

选购莴笋的时候应选择茎粗大、肉质细嫩、多汁新鲜、无枯叶、无空心、中下部稍粗或呈棒状、叶片不弯曲、无黄叶、不发蔫、不苦涩的。保存莴笋可采用泡水保鲜法：将莴笋放入盛有凉水的器皿内，一次可放几棵，水淹至莴笋主干1/3处，可放于室内保存3~5天。

♥ 温馨提示

莴笋可凉拌生食，也可炒食、烧汤，还可腌渍、干制，是我国城乡居民的家常蔬菜。但是长久以来，人们在莴笋的食用习惯上有一个误区：只吃笋，不吃叶。其实，嫩叶在口感上并不差，特别是在营养上更可取。将莴笋在下锅前挤干水分，可以增加莴笋的脆嫩程度，但从营养的角度考虑，不应挤干水分，因为这样会丧失大量的水溶性维生素。

最佳搭配	
莴笋+猪肉	可补脾益气
莴笋+香菇	可利尿通便

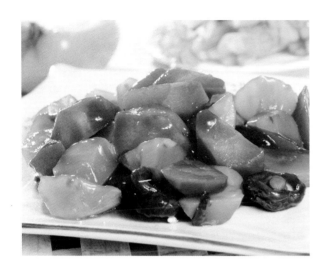

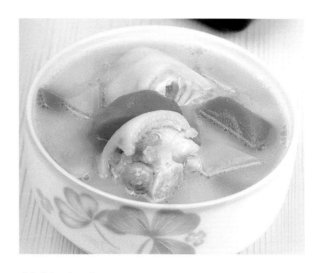

花菇炒莴笋

原料

莴笋2根，水发花菇、胡萝卜各50克，盐、蚝油、清汤、水淀粉、油各适量

做法

❶ 将莴笋、胡萝卜去皮、清洗干净，切成滚刀块；将花菇清洗干净。

❷ 锅中加油，烧热，放入莴笋、花菇、胡萝卜煸炒。

❸ 锅中加清汤、盐、蚝油，煮沸，用水淀粉勾薄芡即可。

专家点评

　　这道菜可以预防产妇便秘。莴笋含有大量膳食纤维，能促进肠道蠕动，通利消化道，帮助大便排泄，可用于辅助治疗便秘。花菇含蛋白质、氨基酸、脂肪、粗纤维和B族维生素、维生素C、钙、磷、铁等。其蛋白质中有白蛋白、谷蛋白、醇溶蛋白、氨基酸等，具有调节人体新陈代谢、帮助消化、降低血压、防治佝偻病等作用。

莴笋猪蹄汤

原料

猪蹄200克，莴笋100克，胡萝卜30克，盐、姜片、高汤各适量

做法

❶ 将猪蹄斩块，洗净，汆水；将莴笋去皮，清洗干净，切块；将胡萝卜清洗干净，切块备用。

❷ 锅上火倒入高汤，放入猪蹄、莴笋、胡萝卜、姜片，煲50分钟。

❸ 待汤好肉熟时，加盐调味即可。

专家点评

　　莴笋含钾量较高，有利于促进排尿和乳汁的分泌，减少对心脏的压力，对高血压和心脏病患者极为有益。它含有少量的碘元素，对人的基础代谢、心智和体格发育甚至情绪调节都有重大影响。猪蹄富含多种营养，也是通乳的佳品。所以，这道汤含有丰富的优质蛋白质、脂肪、钙、磷、铁、锌等矿物质和多种维生素，是产妇下奶以及滋补的佳品。

茭白

别名：出隧、绿节、茭笋、高笋　　热量：110千焦/100克

性味归经：性寒，味甘；归肝、脾、肺经

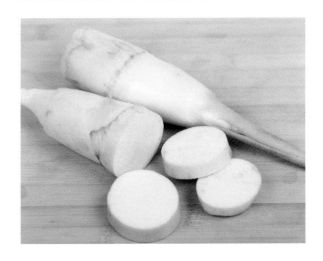

主要营养素

钾、碳水化合物、蛋白质

　　茭白含有丰富的钾，不仅对保护心脑血管有益，还可促进乳汁的分泌。此外，茭白含有的碳水化合物、蛋白质等，能补充产妇所需的营养物质，具有强身健体的作用。

食疗功效

　　茭白既能利水消肿、退黄疸，又可辅助治疗四肢水肿、小便不利以及黄疸型肝炎等病症，茭白还有清热解暑、解烦止渴、补虚健体、减肥美容、解酒毒等功效。乳汁缺乏的产妇适合食用。茭白所含的粗纤维能促进肠道蠕动，预防便秘及肠道疾病。现代医学研究指出，茭白属低热能、低脂肪（含0.02％）的清淡性食物，因此能改善肥胖，产妇食用能有助于产后瘦身。

选购保存

　　茭白以根部以上部分显著膨大、掀开叶鞘一侧即略露茭肉的为佳。皮上如露红色，是由于采摘时间过长而引起的变色，质地较老，不宜选购。茭白含水分极多，若放置过久，会丧失鲜味，最好即买即食，若需保存，可以用纸包住，再用保鲜膜包裹，放入冰箱保存。

♥ 温馨提示

　　茭白既可凉拌，又可与肉类、蛋类同炒，还可以做成水饺、包子、馄饨的馅，或制成腌品。其性寒滑，脾寒虚冷、精滑便泻者少食为宜。由于茭白所含的草酸较多，烹饪茭白的时候应先入沸水锅中焯烫，以免其所含的草酸在肠道内与钙结合成难溶的草酸钙，干扰人体对钙的吸收。另外，患肾脏疾病、尿路结石或尿中草酸盐类结晶较多的患者不宜食用。

最佳搭配	
茭白+猪蹄	有催乳作用
茭白+番茄	清热解毒、利尿降压

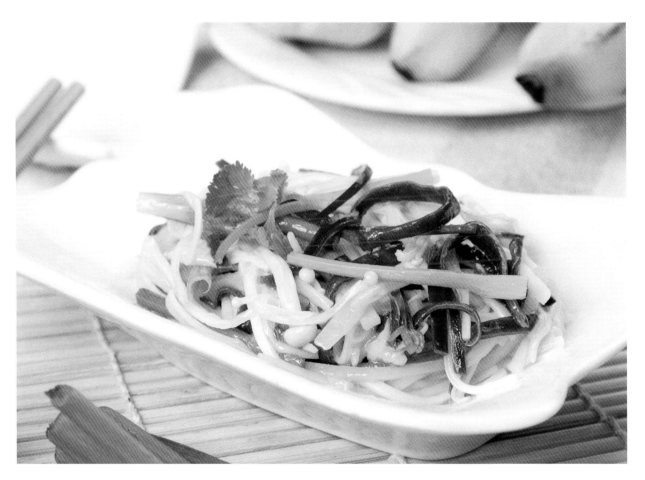

金针菇木耳拌茭白

原料

茭白350克，金针菇150克，水发木耳50克，姜丝3克，红甜椒、香菜、盐、白糖、香油、油各适量

做法

❶ 将茭白去外皮、洗净、切丝，入沸水中焯烫，捞出。

❷ 将金针菇洗净，切掉老化的柄，入沸水中焯烫，捞出；将红甜椒洗净，去籽，切细丝；将木耳切细丝；香菜洗净，切段。

❸ 锅内加油上火，烧热，爆香姜丝、红甜椒丝，再放入茭白丝、金针菇、木耳炒匀，最后加盐、白糖、香油调味，放入香菜段，装盘即可。

专家点评

本品可以清热排毒、生津止渴、利尿除湿。其中的茭白含有蛋白质、脂肪、钙、磷、铁、B族维生素、维生素E、胡萝卜素，能补充人体所需的营养物质。

金针菇

别名：金钱菌、冻菌、金菇　　热量：133千焦/100克
性味归经：性凉，味甘；归脾、大肠经

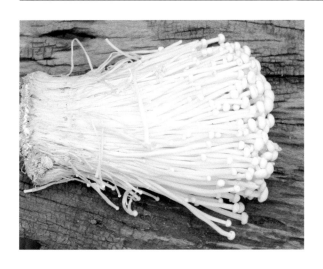

主要营养素

锌、氨基酸

金针菇富含的锌有促进智力发育和健脑的作用，产妇多吃金针菇，能增加乳汁中锌的含量。婴儿吃了这种乳汁，有健脑益智的作用。金针菇中还含有人体所需的氨基酸，可为产妇提供丰富的营养。

食疗功效

金针菇具有补肝、益肠胃、抗癌之功效，对肝病、胃肠道炎症、溃疡、肿瘤等病症有食疗作用。金针菇还是高钾低钠的食品，可防治高血压，对老年人也有益。金针菇能有效地增强机体的生物活性，促进新陈代谢，有利于食物中各种营养素的吸收和利用，对生长发育也大有益处。此外，食用金针菇具有抵抗疲劳、抗菌消炎、清除重金属盐类物质的作用。因此，产妇可以放心食用金针菇。

选购保存

优质的金针菇颜色应该是淡黄至黄褐色，菌盖中央较边缘稍深，菌柄上浅下深。用保鲜膜封好，放在冰箱中，可存放1周。

♥ 温馨提示

金针菇有促进儿童智力发育和健脑的作用，被誉为"益智菇""增智菇"，适合产妇食用。金针菇菌盖黏滑，菌柄脆嫩，味鲜美爽口。食用方式多样，可清炒、煮汤，亦可凉拌，是火锅的常见原料之一。它不仅味道鲜美，而且营养丰富，常食不厌，老幼皆宜。需要注意的是，脾胃虚寒的产妇不宜吃太多金针菇。另外，不管是白色的，还是黄色的金针菇，颜色特别均匀、鲜亮，没有原来的清香而有异味的，可能是经过熏、漂、染或用添加剂处理过，要留意其药剂会不会影响健康，残留量是否达标。

最佳搭配	
金针菇+鸡肉	可健脑益智
金针菇+猪肝	可补益气血

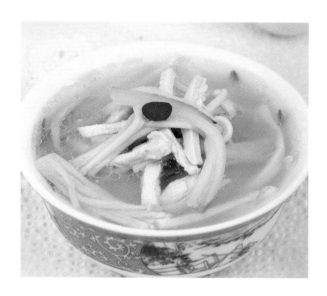

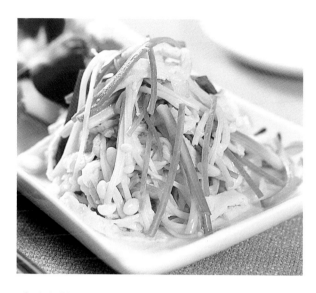

金针菇鸡丝汤

原料

鸡胸肉200克，金针菇150克，黄瓜20克，高汤适量，枸杞子5克，盐4克

做法

❶ 将鸡胸肉清洗干净切丝；将金针菇清洗干净切段；将黄瓜清洗干净切丝。

❷ 汤锅上火倒入高汤，调入盐，下入鸡胸肉、金针菇、枸杞子，大火烧开后转小火煮至熟，撒入黄瓜丝即可。

专家点评

　　金针菇富含多种营养，其中锌的含量尤为丰富，可促进婴儿的生长发育。鸡胸肉蛋白质含量较高，且易被人体吸收利用，含有对婴儿生长发育有重要作用的磷脂类物质。鸡胸肉有温中益气、补虚填精、健脾胃、活血脉、强筋骨的功效。将这两种食物与清新爽口的黄瓜一起搭配煮出来的汤，清淡滋补，不仅有活血、去恶露的作用，还能增加哺乳妇女乳汁的营养，促进婴儿发育。

金针菇炒三丝

原料

猪肉250克，金针菇600克，鸡蛋2个（取蛋清），胡萝卜半根，清汤、姜丝、盐、淀粉、葱丝、香油、油各适量

做法

❶ 将猪肉洗净切丝，放入碗内，加蛋清、盐、淀粉拌匀；将金针菇洗净；将胡萝卜去皮洗净，切成丝。

❷ 锅内油烧热，将肉丝炒熟，放姜丝、葱丝、胡萝卜丝炒香后，放入少许清汤并调好味。

❸ 倒入金针菇炒匀，淋上香油即可。

专家点评

　　金针菇含有人体必需的氨基酸，其中赖氨酸和精氨酸含量尤其丰富，且含锌量比较高，对增强智力，尤其是对婴儿的身高和智力发育有良好的作用。将金针菇与富含蛋白质、有机铁的猪肉搭配，营养更加全面。

平菇

别名：糙皮侧耳、秀珍菇

性味归经：性温，味甘；归脾、胃经

热量：101千焦/100克

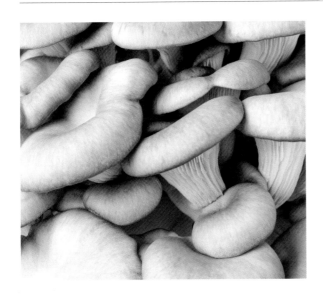

醇含量、预防尿道结石有一定效果。对女性更年期综合征可起调理作用。平菇具有营养高、热量低的特点。长期食用，有降低血压、降低胆固醇的功能，是老年人、心血管疾病患者和肥胖症患者的理想食品。平菇还有祛风散寒、舒筋活络的作用，对腰腿疼痛、手足麻木等症有一定的食疗作用。

选购保存

应选购菇形整齐不坏、颜色正常、质地脆嫩而肥厚、气味纯正清香、无杂味、无病虫害、八成熟的鲜平菇。可以将平菇装入塑料袋中，存放于干燥处。

♥ 温馨提示

平菇，肉质肥嫩，味道鲜美，营养丰富，是人们喜爱的大型真菌之一。一般人均可食用，体弱者、产后体虚者、更年期妇女、肝炎患者、消化系统疾病患者、软骨病患者、心血管疾病患者、尿道结石症患者及癌症患者尤其适宜。市售的平菇一般可按照颜色简单分为白色平菇、浅色平菇、褐黄色平菇三种，以褐黄色平菇最好，最为肉厚、鲜嫩、润滑。平菇营养丰富，对增强体质有一定的好处。所以，产妇可以食用，孕妇也可以食用。

主要营养素

氨基酸、钙、铁

平菇含有人体必需的18种氨基酸及钙、铁等营养素，这些营养素易为人体吸收，可以增强产妇体质以及增加乳汁的营养，进而有利于新生儿的身体发育。

食疗功效

平菇具有补虚、抗癌之功效，能改善人体新陈代谢、增强体质，调节自主神经。对降低血液中的胆固

最佳搭配	
平菇+豆腐	有利于营养吸收
平菇+鸡蛋	可滋补强身

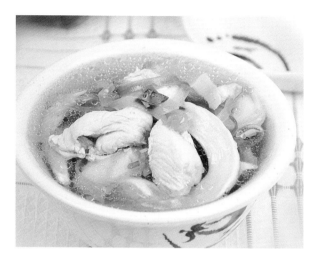

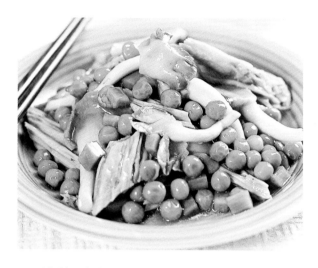

鸡肉平菇粉条汤

原料

鸡肉200克，平菇100克，水发粉条50克，高汤适量，葱花5克，盐4克，酱油少许

做法

❶ 将鸡肉清洗干净，切块；将平菇清洗干净，切小片；将水发粉条清洗干净，切段备用。

❷ 净锅上火倒入高汤，下入鸡肉烧开，去浮沫。

❸ 下入平菇、水发粉条，调入盐、酱油，煲至熟，撒上葱花即可。

▎专家点评

这道汤非常美味，有催乳、滋补的功效。平菇含有的多种维生素及矿物质可以改善人体新陈代谢、增强体质。鸡肉是高蛋白、低脂肪的健康食品，其中氨基酸的组成与人体需要的十分接近，同时它所含有的脂肪酸多为不饱和脂肪酸，极易被人体吸收，含有的多种维生素、钙、磷、锌、铁、镁等成分，适合乳汁少的哺乳妇女食用。

平菇烧腐竹

原料

干腐竹200克，平菇150克，青豆、胡萝卜丁各20克，水淀粉5毫升，清汤200毫升，姜末1克，盐3克，花生油50毫升

做法

❶ 将干腐竹用开水泡软，再放入锅内煮熟，切成寸段；将青豆泡软，煮熟待用；将平菇择洗干净，切成片。

❷ 炒锅上火，放清水烧热，下腐竹、青豆、平菇，开锅后，沥去水。

❸ 锅内倒入花生油烧热后，放入姜末、胡萝卜丁煸炒，加入清汤、盐调好味，下入主配料煨入味后，加水淀粉勾芡，盛盘即成。

▎专家点评

这道菜清淡味鲜，有调补脾胃的作用。平菇含有多种营养成分及菌糖、甘露醇糖等物质，具有改善人体新陈代谢、增强体质等作用，可作为产妇滋补身体的营养品。腐竹含有黄豆蛋白、膳食纤维等，对人体非常有益。

草菇

别名：稻草菇、脚苞菇

性味归经：性平，味甘；归胃、脾经

热量：111千焦/100克

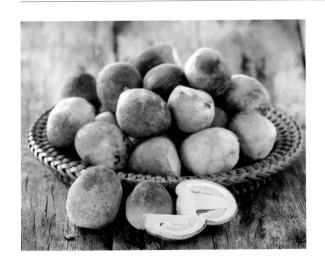

主要营养素

膳食纤维、铁

草菇含有丰富的膳食纤维和铁质，有通便补血的作用，可为产妇补血补气。与此同时，产妇摄入的铁质多了，乳汁中铁质也多，对预防婴儿贫血也有一定的作用。

食疗功效

草菇具有清热解毒、养阴生津、降压降脂、滋阴壮阳、通乳的作用，能促进创面愈合，护肝健胃。因为草菇含有大量维生素C，能促进人体新陈代谢，提高机体免疫力。另外，多吃草菇还有改善脑功能、提高智力的作用。此外，草菇还具有抑制癌细胞生长的作用，特别是对消化道肿瘤有一定的预防作用，能增加肝肾的活力。

选购保存

宜选择新鲜、清香、无异味、大小适中、无霉点的草菇。干草菇应放在干燥、低温、避光、密封的环境中储存，新鲜草菇要放在冰箱里冷藏保存。

♥ 温馨提示

草菇中的蛋白质含量比一般蔬菜高好几倍，有"素中之荤"的美名。在清代，草菇曾为宫廷贡品，据说慈禧对它十分喜欢，称之为"贡菇"，因原产中国，所以外国人把草菇叫作"中国蘑菇"。草菇肉质脆嫩，味道鲜美，香味浓郁，素有"放一片，香一锅"之美誉。草菇多作为鲜品食用，价格便宜，随处都可以买到。但草菇也同其他绿叶类蔬菜一样，在生长过程中，特别是在人工栽培的过程中，经常被喷洒农药，因此食用前要清除残毒，可浸泡稍长时间后再烹饪。

最佳搭配	
草菇+猪肉	有补脾益气的功效
草菇+牛肉	可增强免疫力

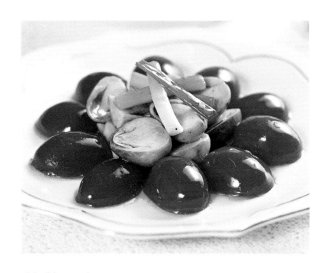

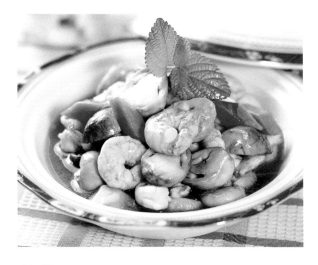

草菇圣女果

原料

草菇100克，圣女果50克，盐2克，淀粉5克，香葱段8克，鸡汤50毫升，油适量

做法

❶ 将草菇、圣女果用清水洗干净，切成两半。

❷ 将草菇用沸水焯至变色后捞出。

❸ 锅置火上，加油，待油烧至七八成热时，倒入香葱煸炒出香味，放入草菇、圣女果，加入鸡汤，待熟后放盐，用淀粉勾芡，拌匀即可出锅。

专家点评

　　草菇维生素C的含量高，能促进人体新陈代谢，提高机体免疫力，还能增加乳汁分泌，促进创面愈合，护肝健胃。圣女果中含有谷胱甘肽和番茄红素等特殊物质，可通过乳汁促进婴儿的生长发育。另外，圣女果中的维生素P有保护皮肤、促进红细胞生成的作用。草菇、圣女果搭配的菜肴营养丰富，有助于产妇产后恢复。

草菇虾仁

原料

虾仁300克，草菇150克，胡萝卜100克，盐3克，水淀粉、油各适量

做法

❶ 将虾仁清洗干净后拭干，拌入盐腌10分钟。

❷ 将草菇清洗干净，余烫；将胡萝卜去皮，洗净，切片。

❸ 将油烧至七成热，放入虾仁过油，待弯曲变红时捞出，余油倒出，另用油炒胡萝卜片和草菇，然后将虾仁回锅，加入少许盐炒匀，用水淀粉勾芡后盛出即可。

专家点评

　　这道菜有健筋骨、补气血的作用。草菇的维生素C含量高，能促进人体新陈代谢，提高机体免疫力，增强抗病能力，它还具有解毒作用，如铅、砷、苯进入人体时，可与其结合，形成难溶于水的物质，随粪便排出。

黄花菜

别名：金针菜、川草、安神菜　　热量：897千焦/100克

性味归经：性微寒，味甘；归心、肝经

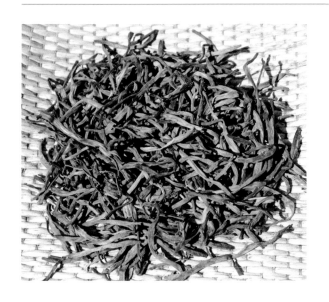

主要营养素

蛋白质、卵磷脂、维生素、矿物质

黄花菜含有丰富的优质蛋白质，能提供人体必需的8种氨基酸，其中以精氨酸、赖氨酸的含量最为丰富。黄花菜富含的卵磷脂对增强大脑功能有重要作用，通过乳汁，有助于促进婴儿大脑发育。黄花菜还含多种维生素，其中胡萝卜素的含量最为丰富，对婴儿发育很有好处。此外，还含有钙、铁、锌等矿物质，有补血、强身等作用。

食疗功效

黄花菜具有清热解毒、止血、止渴生津、利尿通乳、解酒毒的功效，对口干舌燥、大便带血、小便不利、吐血、鼻出血、便秘等有食疗作用。情志不畅、神经衰弱、健忘失眠者及气血亏损、体质虚弱、妇女产后体弱缺乳等可经常食用黄花菜。

选购保存

选购黄花菜时以洁净、鲜嫩、尚未开放、干燥、无杂物的黄花菜为佳；新鲜的黄花菜有毒，不能食用。保存宜放入干燥的保鲜袋中，扎紧，放置阴凉干燥处，防潮、防虫蛀。

❤ 温馨提示

黄花菜有健脑益智的作用，被人们称为"健脑菜"，它不仅营养丰富，味道鲜美，还是一道很好的下奶蔬菜。可炒食，也可做汤食用，如木耳炒黄花菜。同时，如果产妇容易发生腹部疼痛、小便不利、面色苍白、睡眠不安等症，多吃黄花菜可缓解这些症状。需要注意的是，新鲜黄花菜不宜食用，因为刚采摘的鲜黄花菜具有一定毒性，如果大量食用，容易引起中毒，所以黄花菜宜以干制品泡发后食用。另外，有支气管哮喘的患者当忌食黄花菜。

最佳搭配	
黄花菜+鳝鱼	清热解毒、降低血压
黄花菜+马齿苋	通血脉、利筋骨

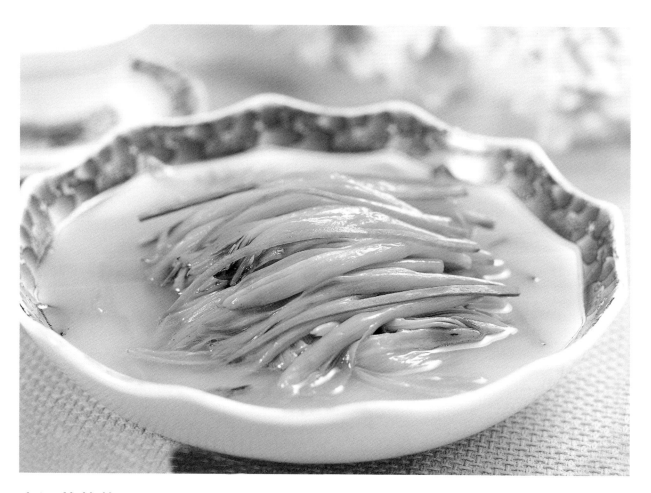

上汤黄花菜

原料

黄花菜300克，胡萝卜半根，盐2克，鸡精3克，上汤200毫升

做法

❶ 将黄花菜清洗干净，沥水；胡萝卜去皮洗净切成丝。

❷ 锅置火上，烧沸上汤，下入黄花菜、胡萝卜丝，调入盐、鸡精，装盘即可。

专家点评

这道菜有较好的健脑、抗衰老的功效，是因黄花菜含有丰富的卵磷脂，这种物质是机体中许多细胞，特别是大脑细胞的组成成分，对增强和改善大脑功能有重要作用，同时能清除动脉内的沉积物，对注意力不集中、记忆力减退、脑动脉阻塞等症状有特殊疗效。人们称之为"健脑菜"，对婴儿的大脑发育十分重要，产妇可多吃。由于黄花菜有清热解毒、止血利尿的作用，还有助于促进产妇产后恢复。

猪肚

别名：猪胃

性味归经：性微温，味甘；归脾、胃经

热量：460千焦/100克

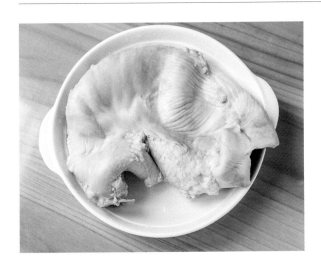

积、尿频或遗尿等病症有食疗作用。现代医学研究也发现，猪肚的营养很丰富，猪肚中含有大量的钙、钾、钠、镁、铁等元素和维生素A、维生素E、蛋白质、脂肪等营养成分，不仅可供食用，而且有很好的药用价值。产妇产后体虚，需要尽可能多的营养素来滋补身体，日常适当以猪肚入菜，可起到滋补作用。

主要营养素

蛋白质、脂肪、矿物质、维生素

猪肚含有丰富的蛋白质、脂肪、维生素及钙、铁、锌等营养成分，有利于产妇恢复元气，改善气虚体质，对气血虚损、身体虚弱的产妇有很好的补益作用。

食疗功效

传统医学认为，猪肚有补虚损、健脾胃的功效，对脾虚腹泻、虚劳瘦弱、产后体虚、消渴、小儿疳

选购保存

新鲜的猪肚富有弹性和光泽，白色中略带浅黄色，黏液多，质地坚而厚实；不新鲜的猪肚白中带青，无弹性和光泽，黏液少，肉质松软。如将猪肚翻开，内部有硬的小疙瘩，不宜选购。猪肚可用盐腌好，放于冰箱中保存。

♥ 温馨提示

孕妇胎气不足者及分娩后虚羸的产妇，用猪肚煨煮烂熟如糜，频频服食，最为适宜。烹调猪肚的时候，先把猪肚烧熟，再切成长条或长块，放于碗内，加点汤水，然后放在锅里蒸煮1个小时左右，猪肚会涨厚1倍，又脆又好吃。也可将生猪肚先去掉肚皮，取里层肚仁，剞上花刀，放油中一爆即起，再加调料成菜。注意在烫洗猪肚时，若用盐水擦洗，就可使炸出的猪肚脆嫩。

最佳搭配	
猪肚+莲子	可增强免疫力
猪肚+黄豆芽	可补脾健胃

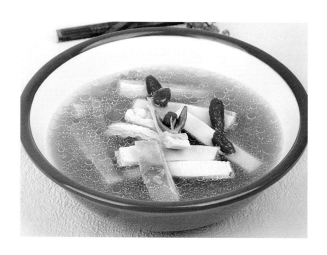

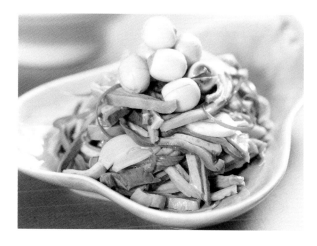

鸡骨草猪肚汤

原料

猪肚250克，鸡骨草100克，枸杞子10克，盐、高汤、植物油各适量

做法

❶ 剖开猪肚，清理（不要下水）完上面所附的油等杂物后，浇上一汤匙植物油，然后正反面反复搓揉，揉匀后，用清水漂洗几次，洗净之后切条。

❷ 将鸡骨草、枸杞子洗净，备用。

❸ 净锅上火倒入高汤，调入盐，下入猪肚、鸡骨草、枸杞子，煲至熟即可。

专家点评

　　这道汤滋阴养血、润燥滑肠，适合产后血虚津亏、症见大便燥结的产妇食用。猪肚营养丰富，含有蛋白质、碳水化合物、脂肪、钙、磷、铁、烟碱酸等营养成分，有补气血虚损、健脾开胃的功效。枸杞子含有多种营养成分，如钙、维生素A、维生素B$_1$、维生素B$_2$、维生素C等，有养肝血、明目的功效。

莲子猪肚

原料

猪肚1个，莲子50克，盐3克，香油6毫升，葱、姜、蒜各10克

做法

❶ 将莲子泡发，洗净，去莲心；将猪肚清洗干净，内装莲子，用线缝合；将葱、姜清洗干净切丝；将蒜剁蓉。

❷ 将猪肚放入锅中，加清水炖至熟透，捞出放凉，切成细丝，同莲子放入盘中。

❸ 调入葱丝、姜丝、蒜蓉、盐和香油，拌匀即可。

专家点评

　　这道菜猪肚鲜嫩，清淡适口，可健脾益胃、补虚益气，产妇常食可益脾胃。猪肚含有蛋白质、脂肪、钙、磷、铁等，气血虚亏、身体瘦弱者可多食用，对女性还有补血养颜的作用；莲子含有丰富的钙、磷、铁，除可以促进骨骼和牙齿的发育外，还有促进凝血、使某些酶活化、维持神经传导性、维持肌肉的伸缩性和心跳的节律等作用。

荷兰豆

别名： 青豌豆、青小豆、甜豆　　**热量：** 123千焦/100克

性味归经： 性寒，味甘；归脾、胃、大肠、小肠经

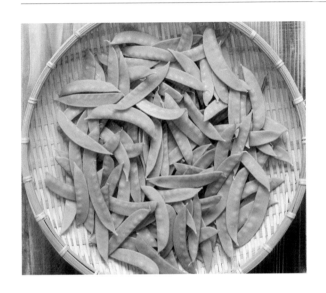

主要营养素

膳食纤维、蛋白质、氨基酸、钙、钾

荷兰豆富含膳食纤维，对产后乳汁不下有食疗作用。荷兰豆中的蛋白质含量丰富，质量好，包括人体所需的各种氨基酸，有助于产妇增强体力。此外，荷兰豆还富含钙，可以增加乳汁的含钙量。

食疗功效

荷兰豆有和中益气、利小便、解疮毒、通乳及消肿的功效，是脱肛、慢性腹泻、子宫脱垂等中气不足症状的食疗佳品。哺乳期女性多吃荷兰豆还可增加奶量。荷兰豆还具有调和脾胃、利肠的功效，还可以使皮肤柔润光滑，并能抑制黑色素的形成，有美容的功效。荷兰豆可降低胆固醇，还对直肠癌有食疗作用。

选购保存

选购荷兰豆时，先看能不能把豆荚弄得沙沙作响，如果能，则说明荷兰豆是新鲜的，反之则说明不新鲜。买的荷兰豆没吃完，不要洗，而应直接放入保鲜袋中，扎紧口，可低温保存。如果是剥出来的豌豆，就适于冷冻，最好在一个月内吃完。

♥ 温馨提示

荷兰豆有宽荚和狭荚两个类型。宽荚种荚色淡绿，味淡，鲜味差。狭荚种如竹叶青，荚色较深些，味浓。选购时可根据自己的需要有针对性地选择。荷兰豆适合与富含氨基酸的食物一起烹调，可以明显提高荷兰豆的营养价值。荷兰豆多食会引发腹胀，易产气，所以脾胃虚弱者、慢性胰腺炎患者忌食，以免引起消化不良和腹泻。此外，没有熟透的荷兰豆应忌食，否则易产生中毒现象。

最佳搭配	
荷兰豆+蘑菇	可开胃消食
荷兰豆+鱼	健脾开胃，增加食欲

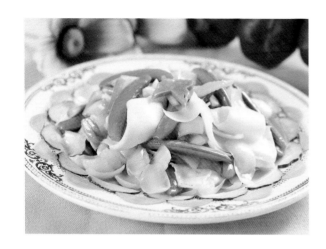

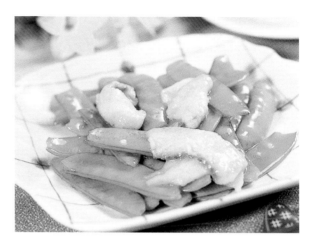

荷兰豆炒墨鱼

原料

百合、荷兰豆各100克，墨鱼150克，蒜片、姜片、葱白各15克，白糖、鸡精各5克，水淀粉10毫升，花生油10毫升，盐2克

做法

❶ 将百合清洗干净掰成片；将荷兰豆清洗干净；将墨鱼去除内脏并清洗干净，切片备用。

❷ 热锅下花生油至八成热，放入姜、蒜、葱炒香，加入百合、荷兰豆、墨鱼片一起翻炒，加入白糖、盐、鸡精后炒匀，再用水淀粉勾芡即可。

专家点评

　　这道菜可通乳、补血益气。荷兰豆是营养价值较高的豆类蔬菜之一，含有丰富的碳水化合物、蛋白质、维生素、人体所需的氨基酸，其中所富含的维生素C可抗氧化、润滑皮肤、延缓细胞老化。墨鱼富含蛋白质、钙、铁等营养成分，可滋阴养血、益气强筋。

荷兰豆炒鲮鱼片

原料

荷兰豆150 克，鲮鱼200克，盐3克，鸡精2克，淀粉5克，油适量

做法

❶ 将荷兰豆择去头、尾、筋，放入沸水中稍焯后捞出备用。

❷ 将鲮鱼取肉剁成肉泥，做成鲮鱼片，下入沸水中煮熟后，捞出。

❸ 锅置火上，加油烧热，下入荷兰豆炒熟后，加入鲮鱼片、盐、鸡精，再用淀粉勾芡即可。

专家点评

　　这道菜颜色丰富，色泽诱人，能增加产妇的食欲，有通乳下奶、补血益气、强筋健骨等功效。鲮鱼富含丰富的蛋白质、维生素A、钙、镁、硒等营养素，肉质细嫩、味道鲜美。荷兰豆含有多种营养成分，如蛋白质、碳水化合物、维生素A、维生素C、钙、磷、硒等，有中下气、利小便、解渴通乳的功效，常食用对脾胃虚弱、小腹胀满、产后乳汁不下均有疗效。

无花果

别名：奶浆果、天生子、蜜果　　热量：272千焦/100克

性味归经：性平，味甘；归胃、大肠经

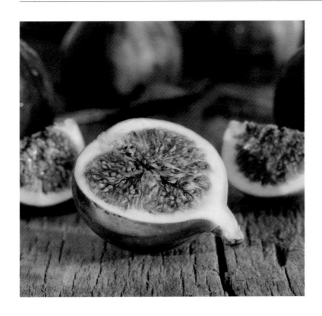

主要营养素

氨基酸、有机酸、脂类

无花果富含多种氨基酸、有机酸等营养成分，有清热解毒、止泻通乳的作用，尤其对乳汁干枯疗效显著，还能帮助人体对食物进行消化，增强产妇的食欲。无花果含有多种脂类，能使肠道多种有害物质被吸附并排出体外，净化肠道，故具有润肠通便的作用，可预防产后体虚便秘。

食疗功效

无花果含有丰富的膳食纤维、维生素B_1、维生素B_2、维生素C、钙、铁等优质的营养素。其中，属水溶性食物纤维的果胶，具有促进肠胃蠕动的功效，能帮助消化，促进食欲，对痔疮、便秘等病症的治疗效果极好，还可治疗腹泻、肠胃炎等疾病。除此之外，无花果还有消炎的作用。

选购保存

购买无花果时，应选购颜色深、头较大、水分多、果肉饱满、不开裂者，可以轻捏果实表面，以柔软者为佳，尽量避免选购尾部开口较大的无花果。无花果不宜保存，最好现吃现买，若要保存，适宜冷藏，但冷藏时间也不宜太长。

♥ 温馨提示

无花果成熟后，剥去外面的一层薄皮，里面的果肉均可食用。鲜果最好每次吃1个，干果最好每次吃3个为宜，不宜过多。无花果不仅可以作为水果鲜食，也可用于烹饪菜肴。可以和冰糖一起蒸食，治疗由肺热引起的咽干、声音嘶哑。还能和百合一起炖汤喝，可清热润燥、美容养颜。但有心脑血管疾病、脂肪肝的患者不宜食用。

最佳搭配	
无花果+板栗	可强腰健骨、消除疲劳
无花果+猪肺	能够健胃清肠、消肿解毒

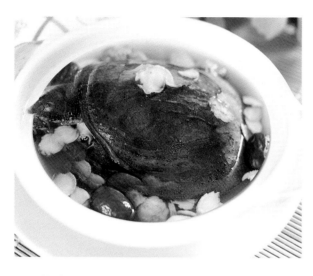

西洋参无花果甲鱼汤

原料

西洋参10克，无花果20克，甲鱼1只，红枣3颗，生姜、盐各5克

做法

❶ 将甲鱼的血放净后与适量清水一同放入锅内，煮沸；将西洋参、无花果、红枣洗净。

❷ 将甲鱼捞出褪去表皮，去内脏，洗净，斩件，飞水。

❸ 将2000毫升清水放入瓦煲内，煮沸后加入所有材料，以大火煲滚后，改用小火煲3小时，加盐调味即可。

专家点评

　　本品滋阴补虚、益气健脾，适合气血两虚型的产妇。其中的无花果含有人体必需的多种氨基酸、糖类、维生素、矿物质、无机盐、苹果酸、柠檬酸、琥珀酸、奎宁酸、脂肪酶等多种营养成分。

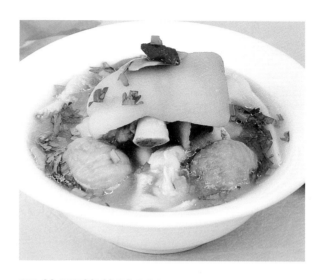

无花果蘑菇猪蹄汤

原料

猪蹄1个，蘑菇150克，无花果30克，盐、香菜末各适量

做法

❶ 洗净猪蹄，先用开水煮到皮发胀，取出，用指钳将毛拔除，再洗净剁块。

❷ 将蘑菇洗净，撕成小片；将无花果洗净备用。

❸ 汤锅上火倒入水，调入盐，下入猪蹄、蘑菇、无花果，先大火烧开，再转小火煲至熟，撒上香菜末即可。

专家点评

　　无花果含有多种营养成分，有健脾、解毒、通乳、消肿的作用。猪蹄可壮腰补膝和通乳，对产妇产后腰膝酸软、乳汁不足有调理作用，还可促进产妇产后恢复。这道汤由无花果与可补血益气、通乳的猪蹄以及能提高人体免疫力的蘑菇共煮而成，具有补气血、下乳汁、增强免疫力的功效，适于产后气血不足、乳汁缺乏者食用。

薏米

别名：薏仁、薏苡仁、六谷米、苡米、苡仁
性味归经：性寒，味甘；归脾、肺、胃经

热量：1512千焦/100克

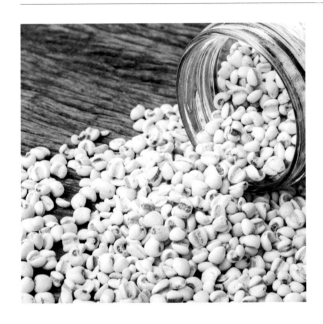

食疗功效

薏米含有薏苡素，可以抑制横纹肌，经常食用可以使皮肤保持光泽细腻，消除粉刺、斑雀、妊娠斑、老年斑等，是天然的养颜去皱佳品。在民间疗法中，有一种用薏米除疣的方法，这是因为薏米能促进体内水分或血液的新陈代谢，且具有解毒的作用，还能发挥改善肌肤粗糙的功效，起到美容养颜的作用。

选购保存

挑选薏米时，以粒大完整、结实，杂质及粉屑少，且带有清新气息者为佳，有黑点的则为次品。可将薏米晒干之后，放入罐子密封，可以保存很久。对已经生虫子的薏米，可放入开水中浸泡一两分钟，然后捞起来晒干，再放入罐子密封保存。

主要营养素

蛋白质、维生素B₁、维生素E、钾

薏米是禾本科草本植物薏苡的种子，含有大量的蛋白质，每100克薏米中含蛋白质12.8克。薏米中含有的维生素B₁可以使人体皮肤保持光滑细腻，有利于产后恢复。薏米中含有丰富的维生素E，每100克薏米中含维生素E2.08毫克。薏米中的钾元素含量也特别丰富。

♥ 温馨提示

薏米的食用方法很多，最普通的方法是煮粥。煮时先用旺火烧开，再改用温火熬至熟烂。一般人群均可食用，尤其适宜各种癌症患者和患有关节炎、急慢性肾炎水肿、癌性腹水面浮肢肿的人食用。但由于薏米化湿滑利的功效显著，因此遗精、遗尿患者以及孕妇不宜食用，汗少、便秘者也不宜食用。

最佳搭配	
薏米+百合	有助于提高睡眠质量，还有助于美白肌肤
薏米+银耳	具有补脾止泻、益肾涩精、润肺生津、养胃的功效

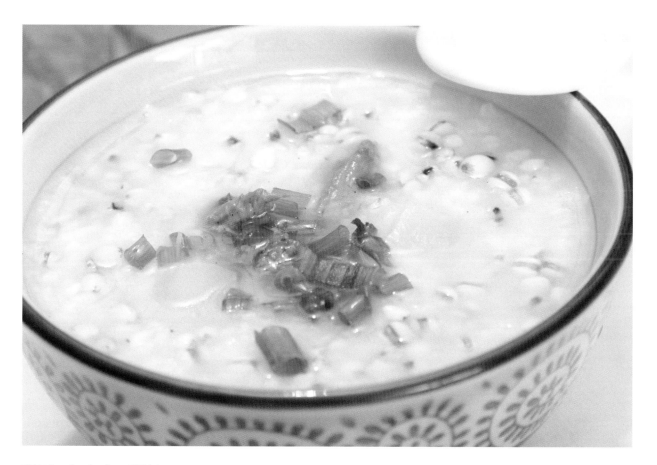

薏米瘦肉冬瓜粥

原料

薏米80克，猪瘦肉、冬瓜各适量，盐2克，葱8克

做法

❶ 将薏米用清水泡发之后再洗净；将冬瓜去皮洗净，切丁；将猪瘦肉洗净，切丝；将葱洗净，切葱花。

❷ 锅置于火上，倒入清水，放入薏米，以大火煮至开花。

❸ 再加入冬瓜煮至粥呈浓稠状，下入猪肉丝煮至熟后，调入盐拌匀，撒上葱花即可。

专家点评

本品可健脾祛湿、清热解毒、利水消痰。薏米的营养价值很高，由此被誉为"世界禾本科植物之王"。在欧洲，它被称为"生命健康之友"；在日本，它被列为防癌食品。现代医学认为，薏米能促进体内水分代谢，具有消炎、镇痛作用，因此能缓解产妇产后疼痛。

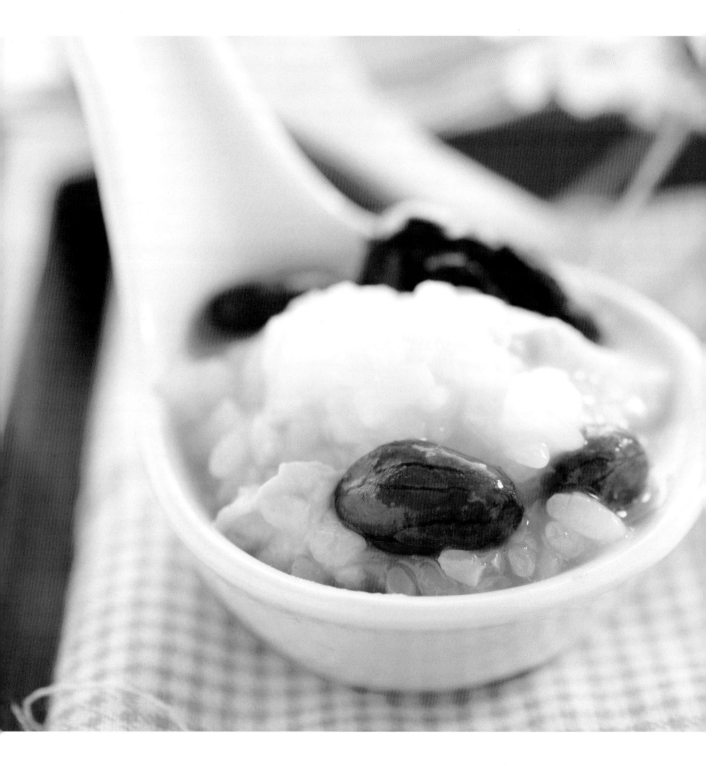

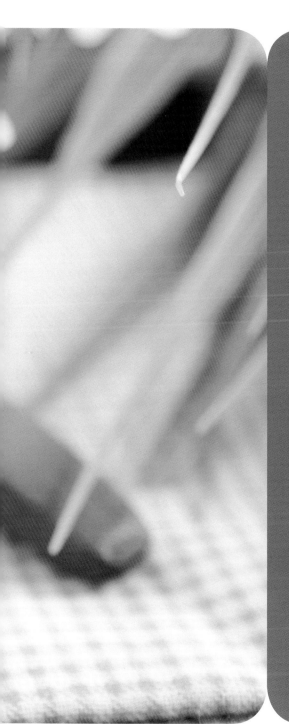

CHAPTER

07

孕产期
常见病营养饮食

孕育宝宝既幸福又辛苦，由于生理上的一些变化，孕产妇会出现一些不适症状，如孕期呕吐、孕期水肿、孕期贫血、孕期便秘、妊娠高血压、产后出血、产后恶露不绝等，但又不能轻易用药，否则会影响胎儿或婴儿的健康。面对这些不适症状且不能轻易用药，孕产妇应该怎么办呢？首先千万不要惊慌和紧张，应全面了解相关症状的营养饮食，再通过安全又有效的食疗法来解决，就可以平安、健康地渡过孕产期了。

孕期便秘

症状说明

怀孕后，孕妇体内会分泌大量的孕激素，引起胃肠道肌张力减弱、肠蠕动减慢。再加上胎儿逐渐长大，压迫肠道，使得肠道的蠕动减慢，肠内的废物停滞不前，并且变干，孕妇常伴有排便困难。此外，孕妇运动量减少、体内水分减少也会导致便秘。

症状表现

实热性孕期便秘：大便干结，腹中胀满，口苦、口臭或胸胁满闷，大便干结坚硬，肛门灼热、舌红、苔黄、苔厚；虚寒性孕期便秘：排便艰难，口淡不渴，体胖苔白、舌滑，即使有便意，也难以排出，出现乏力气短或头晕心悸或腰膝酸冷等症状。

宜 芹菜、土豆、玉米、黄豆、芋头、香蕉、草莓、粗粮、胡萝卜

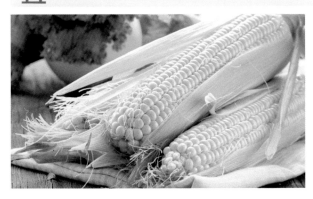
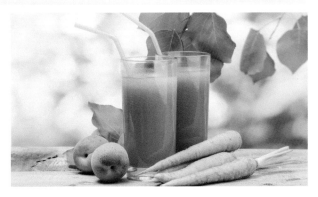

忌 咖啡、辣椒、胡椒、花椒、大蒜、茶、酒

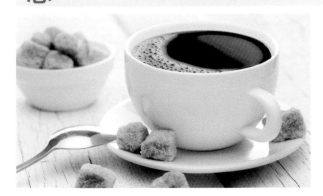
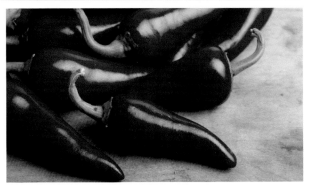

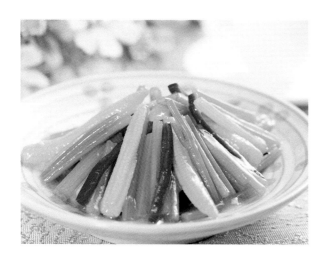

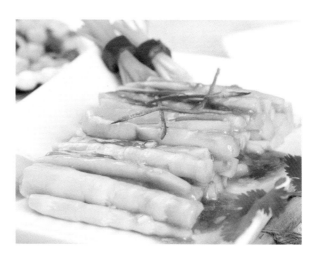

玉米笋炒芹菜

原料

芹菜250克，玉米笋100克，红甜椒10克，姜10克，盐3克，鸡精2克，水淀粉5克，油适量

做法

❶ 将玉米笋洗净，从中间剖开，一分为二；将芹菜洗净，切成与玉米笋长短一致的长度，然后一起下入沸水锅中焯水，捞出，沥干水分。

❷ 炒锅置大火上，下油爆香姜、红甜椒，再倒入玉米笋、芹菜一起翻炒均匀，待熟时，下入盐、鸡精调味，用水淀粉勾芡即可。

💙 温馨提示

　　玉米笋和芹菜焯水的时间不宜过长，预防维生素流失。

> **专家解读**
>
> 　　这道菜鲜香脆嫩，有润肠通便、降低血压的功效。玉米笋是高纤维素蔬菜，可以促进肠胃蠕动，促进排便；芹菜也含有大量的膳食纤维，可刺激肠道蠕动。

酱烧春笋

原料

春笋500克，蚝油、甜面酱各10克，姜末、红甜椒丝各5克，白糖、鸡精、香油、鲜汤、油各适量

做法

❶ 将春笋削去老皮，洗净，切成长条，放入沸水中焯一会儿。

❷ 锅中加油烧热，放入姜末、红甜椒丝炝锅，再放入笋段翻炒。

❸ 放入鲜汤，烧煮至汤汁快干时调入蚝油、甜面酱、白糖、鸡精、香油，炒匀即可出锅。

💙 温馨提示

　　将春笋切好后，先放入沸水中烫一下，可去除笋特有的苦涩味。

> **专家解读**
>
> 　　酱烧春笋鲜香脆嫩，膳食纤维丰富，有润肠通便的功效。春笋含有充足的水分、丰富的植物蛋白以及钙、磷、铁等人体必需的营养成分。

孕期呕吐

症状说明

　　孕妇在孕早期经常出现择食、食欲不振，一般于停经40天左右开始，孕12周以内反应消退，不需要特殊处理。而少数孕妇出现频繁呕吐不能进食，导致体重下降、脱水、酸碱平衡失调，以及水、电解质代谢紊乱，严重者会危及生命。

症状表现

　　妇女怀孕后会出现呕吐，厌食油腻，头晕乏力，或食入即吐。通常停经6周左右出现恶心和呕吐，并随妊娠逐渐加重，至停经8周左右发展为频繁呕吐，呕吐物中有胆汁或咖啡样分泌物。患者极度疲乏，口唇干裂，营养摄入不足使体重下降。

宜 生姜、砂仁、豆蔻、紫苏、冬瓜、陈皮、柠檬、甘蔗、苹果、土豆、白萝卜

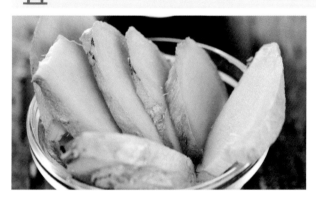
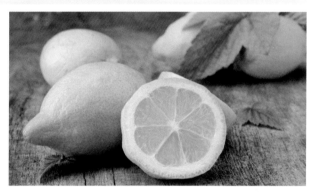

忌 胡椒、花椒、白酒、咖啡、酒酿、蜂蜜、糖类、荔枝、红枣、黄芪、人参、燕麦、大麦芽

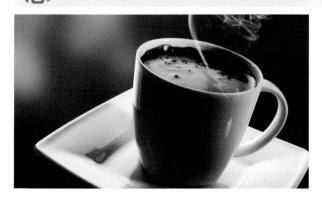
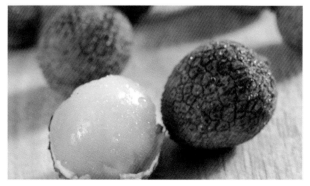

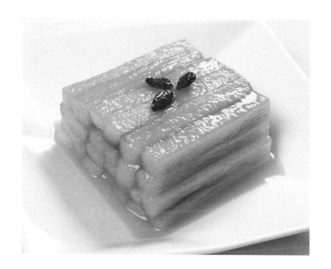

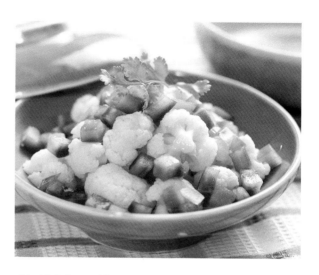

橙汁山药

原料

山药500克，橙汁100毫升，枸杞子8克，水淀粉25毫升

做法

❶ 将山药洗净，去皮，切条；将枸杞子稍泡备用。

❷ 锅中加水置于火上烧沸，放入切好的山药条煮熟，捞出，沥干水分。

❸ 将橙汁加热，用水淀粉勾芡成汁。

❹ 将加工好的橙汁淋在山药上，腌渍入味，放上枸杞子即可。

♥ **温馨提示**

将山药切好后要放入淡盐水中浸泡，以防发黑。

专家解读

这道菜是一款不错的缓解孕吐的食品，加了橙汁后酸酸甜甜、营养丰富，是高碳水化合物的食物，可改善孕吐引起的不适症状。

花菜炒番茄

原料

花菜250克，番茄200克，香菜10克，盐、鸡精、油各适量

做法

❶ 将花菜去除根部，切成小朵，用清水清洗干净，焯水，捞出沥干水待用；将香菜清洗干净，切小段。

❷ 将番茄清洗干净，切小丁，锅中加油烧至六成热。

❸ 将花菜和番茄丁放入锅中，再调入盐、鸡精翻炒均匀，盛盘，撒上香菜段即可。

♥ **温馨提示**

将花菜焯水后，应放入凉开水内过凉，捞出沥净水再炒。

专家解读

这道菜维生素含量丰富，孕妇食用可以提高身体免疫力，其中富含的维生素C还有利于缓解孕期呕吐，促进营养吸收。此外，番茄富含的番茄红素，还有补血养颜的功效。

孕期贫血

症状说明

怀孕期间由于胎儿的生长发育和子宫增大，使孕妇体内铁的需求量增加，或孕妇的胃肠道功能减弱、胃液分泌不足、胃酸减少使含铁物质在胃中不能转化。当血清铁蛋白低于12微克/升或血红蛋白低于110克/升时，即可诊断为孕妇贫血。

症状表现

轻度贫血者，皮肤黏膜苍白；病情较重者，则常有口腔炎、舌炎、皮肤及毛发干燥、脱发、面黄、全身乏力、头晕、心悸等症状。当血红蛋白下降至5%~6%时，心脏明显增大。严重贫血者，可发生贫血性心脏病，在妊娠或分娩期易发生心力衰竭。

宜 红薯、苹果、番茄、葡萄、瘦肉、乌鸡、蛋黄、黑豆、紫菜、菠菜、动物肝脏、黑芝麻、木耳

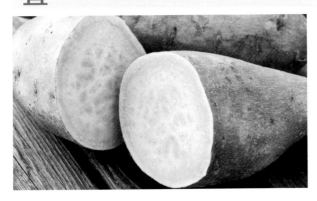
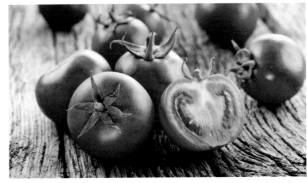

忌 辣椒、大蒜、胡椒、桂皮、芥末、白酒、茶

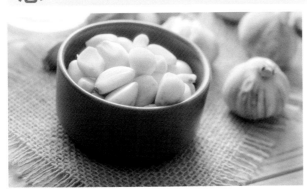
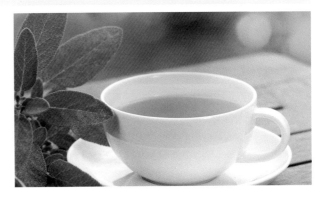

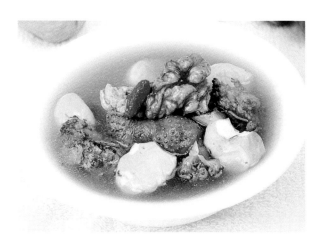

板栗乌鸡煲

原料

乌鸡350克，板栗150克，核桃仁50克，西蓝花80克，盐、枸杞子各少许，高汤适量

做法

❶ 将乌鸡处理干净，斩块；将板栗去壳洗净；将核桃仁、西蓝花、枸杞子洗净备用。

❷ 锅中加水后置于火上烧沸，下入乌鸡块焯至变色，然后捞出沥干。

❸ 炒锅上火烧热，先倒入高汤，再依次下入乌鸡、板栗、核桃仁、西蓝花、枸杞子。先大火烧开，再转小火煲熟，最后调入盐即可。

♥ **温馨提示**

此汤可以煲久一些，将板栗煲至软糯才好吃。

专家解读

乌鸡是补虚劳、养气血的上佳食品，与板栗搭配煲出的汤含有丰富的蛋白质、维生素B$_2$、烟酸、维生素E、磷、铁，而胆固醇和脂肪含量则很少，有滋补身体的功效。

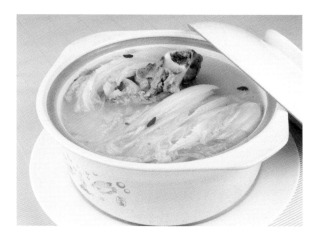

筒骨娃娃菜

原料

筒骨200克，娃娃菜250克，枸杞子少许，盐2克，醋5毫升，高汤适量，老姜少许

做法

❶ 将筒骨洗净斩成段，入开水锅中汆水，捞出沥水待用；将娃娃菜洗净，切为四瓣；将枸杞子泡发洗净；将老姜去皮，切成薄片。

❷ 锅内倒入高汤烧沸，下筒骨、姜片，滴入几滴醋。

❸ 煮香后放入娃娃菜煮熟，加盐调味后撒上枸杞子，即可食用。

♥ **温馨提示**

娃娃菜宜先洗后切，不要切了再洗。

专家解读

这道菜清鲜爽淡，有增强抵抗力、益髓健骨的功效。筒骨除含蛋白质、脂肪、维生素、铁外，还含有大量的磷酸钙、骨胶原等，有滋阴壮阳、益精补血的功效。

妊娠高血压综合征

症状说明

　　妊娠高血压综合征以高血压、水肿、蛋白尿、抽搐、昏迷、心肾功能衰竭甚至母子死亡为特点。目前对妊娠高血压的致病原因仍不能十分确定，但年龄小于等于20岁或大于35岁的初孕妇，若营养不良、贫血或患低蛋白血症，则患该病的概率要高于其他人。

症状表现

　　主要病变是全身性血管痉挛，而其中挛缩的结果会造成血液减少。临床常见的症状有：全身水肿、恶心、呕吐、头痛、视力模糊、上腹部疼痛、血小板减少、凝血功能障碍、胎儿生长迟滞或胎死腹中。

宜 芹菜、茼蒿、葡萄、柠檬、红枣、鲫鱼、鳝鱼、胡萝卜

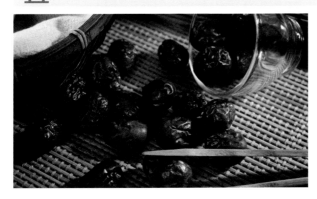 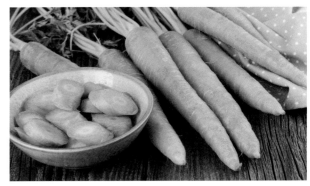

忌 辣椒、胡椒、红薯、腊肠、熏肉、高盐食物、酒

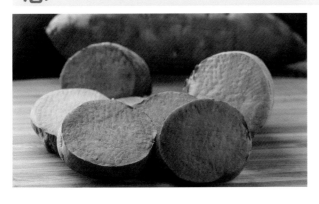 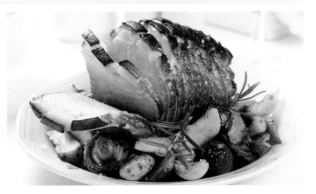

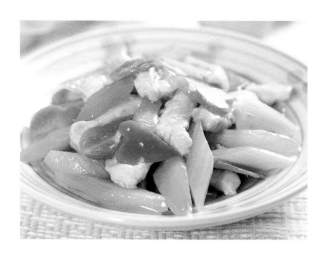

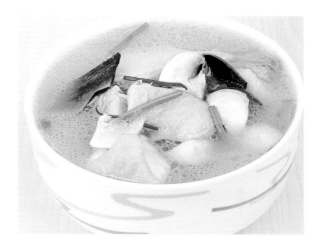

西芹鸡柳

原料

西芹、鸡肉各300克，胡萝卜1根，姜片、蒜片各5克，鸡蛋1个，盐、淀粉、胡椒粉各少许，油适量

做法

❶ 将鸡肉洗净切条，加入鸡蛋清、盐、淀粉拌匀，腌15分钟备用。

❷ 将西芹去筋洗净，切菱形，入油锅加盐略炒，盛出；将胡萝卜洗净切片。

❸ 锅烧热，下油，爆香姜片、蒜片、胡萝卜，加入鸡柳和调味料，放入西芹略炒，勾芡后炒匀，装盘即成。

♥ **温馨提示**

烹饪此菜宜选择较嫩的西芹，太老的口感不好。

专家解读

这道菜有降压利尿、增进食欲和健胃等作用。西芹含有芹菜苷、佛手苷等降压成分，对原发性、妊娠性及更年期高血压均有效。

口蘑灵芝鸭肉汤

原料

鸭肉400克，口蘑125克，灵芝5克，盐4克，香菜段、红甜椒丝各5克

做法

❶ 将鸭肉清洗干净，斩块；将口蘑清洗干净，切块；将灵芝用清水洗干净，浸泡备用。

❷ 锅中加水后置于火上烧沸，放入鸭肉焯至变色，捞出沥干。

❸ 汤锅上火倒入水，下入鸭肉、口蘑、灵芝，先用大火烧沸，加盐再转小火煲至熟，撒上香菜段、红甜椒丝即可。

♥ **温馨提示**

将切好的灵芝用纱布袋包好，这样渣会少一点。

专家解读

这道汤中的口蘑是良好的补硒食品，它能够防止过氧化物损害机体，降低因缺硒引起的血压升高和血黏度增加，调节甲状腺的功能，有预防妊娠高血压综合征的作用。

孕期下肢肌肉痉挛

症状说明

孕期下肢肌肉痉挛，即常说的"抽筋"，一般是指小腿肚和脚部肌肉发生疼痛性收缩，孕期任何时期都可出现，通常发生在夜间，可能伸个懒腰，脚底、小腿或腹部、腰部肌肉就抽筋了。怀孕期间走太多路、站得太久，都可能引起腿部痉挛。

症状表现

抽筋的时候肌肉疼痛、触摸发硬而紧张，在受波及的部位，肉眼可见到肌肉块或肌肉变形。一般发生在夜间，发生突然而且剧烈，但是持续的时间不长，只有几分钟。也有个别患者发生在清晨。

宜 牛奶、芝麻、蛋类、鳗鱼、茼蒿、油菜、大豆及其制品、坚果类、骨头汤、虾皮、虾仁、沙丁鱼

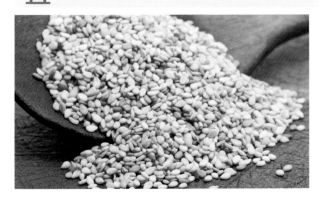
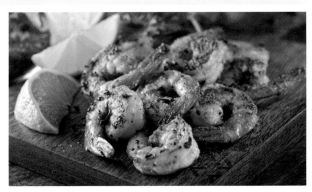

忌 咖啡、可乐、苋菜、苦瓜、菠菜、竹笋、茭白、油脂类食物、盐分高的食物

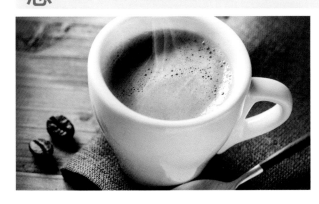
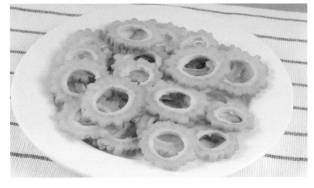

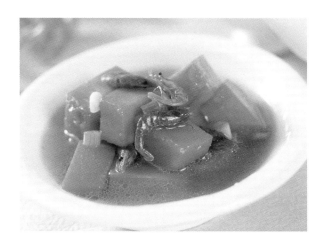

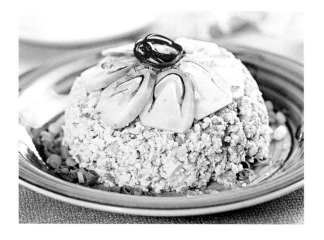

南瓜虾皮汤

原料

南瓜400克,虾皮20克,食用油、盐、葱花、汤各适量

做法

❶ 将南瓜去皮、洗净、切块。

❷ 食用油爆锅后,先放入南瓜块炒2分钟,然后加盐、葱花、虾皮,炒匀。

❸ 在锅中添入适量汤,大火煮沸之后转小火煮熟。盖上锅盖,焖5分钟,即可盛盘,吃南瓜喝汤。

♥ **温馨提示**

　　挑南瓜和挑冬瓜一样,表面带有白霜的更好。需要注意的是,不要挑选外表有伤疤的南瓜。

> **专家解读**
>
> 　　南瓜营养丰富,含有蛋白质、脂肪、B族维生素及钙、铁、锌等多种营养成分。虾皮富含蛋白质、脂肪、钙、磷等,其中钙含量尤为丰富。这道汤是孕妇补钙的理想食品。

草菇虾米豆腐

原料

豆腐150克,虾米20克,草菇100克,香油5毫升,白糖3克,红辣椒丝、盐、油各适量

做法

❶ 将草菇清洗干净,沥水切片,入油锅炒熟,出锅晾凉待用。

❷ 将虾米清洗干净,泡发,捞出切成碎末,备用。

❸ 将豆腐放沸水中烫一下捞出,放碗内晾凉,沥出水,加盐,将豆腐打散拌匀;将草菇片、虾米撒在豆腐上,加白糖和香油搅匀后,扣入盘内,用红辣椒丝装饰即可。

♥ **温馨提示**

　　草菇无论是鲜品还是干品,都不宜放在水里长时间浸泡。

> **专家解读**
>
> 　　豆腐不仅含有人体必需的8种氨基酸,而且比例也接近人体需要,营养价值较高;虾米富含蛋白质、磷、钙,对孕妇有补益功效。

孕期水肿

症状说明

怀孕后，由于毛细血管通透性增加，使毛细血管缺氧，血浆蛋白及液体进入组织间隙，导致水肿，主要在肢体、面目等部位发生浮肿，称"妊娠水肿"。如在孕晚期，仅见脚部浮肿，且无其他不适者，可不必作特殊治疗，多在产后自行消失。

症状表现

怀孕后，肢体、面目发生肿胀，先从下肢开始，逐渐蔓延，伴随尿量减少、体重增加。脾虚型表现为面目、四肢浮肿或遍及全身，伴胸闷气短、食欲不振、大便溏薄、舌质胖嫩、苔边有齿痕、脉缓滑无力。肾阳虚型表现为面浮肢肿，尤以腰以下为甚。

宜 鲈鱼、牛奶、羊奶、乌鸡、鲤鱼、鲫鱼、鸭肉、冬瓜、黑豆、玉米须、赤小豆

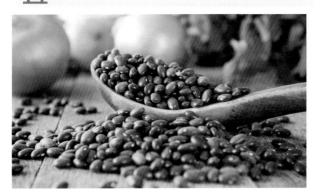
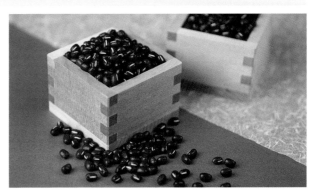

忌 肥肉、火腿、燕麦、薏米、白酒、咖啡、胡椒、花椒、咸肉、咸鸡蛋、豆腐乳

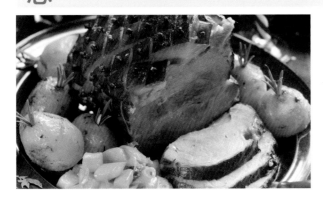
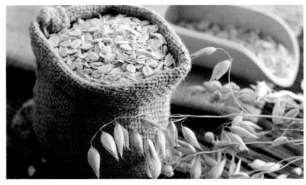

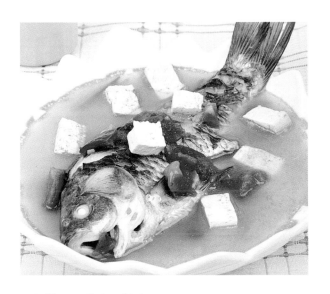

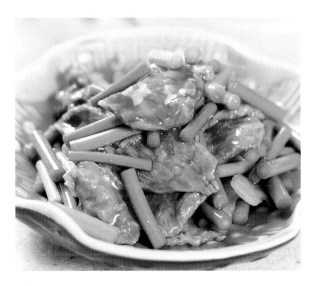

番茄豆腐鲫鱼汤

原料

鲫鱼1条（约450克），豆腐50克，番茄40克，盐3克，葱段、姜片各3克，香油5毫升

做法

❶ 将鲫鱼洗净；将豆腐切块；将番茄洗净切块备用。

❷ 净锅上火倒入水，调入盐、葱段、姜片，下入鲫鱼、豆腐、番茄。先大火烧开，再转小火煲至熟，淋入香油，即可食用。

♥ 温馨提示

将鲫鱼下锅前最好去掉其咽喉齿后再进行烹饪。

专家解读

鲫鱼是高蛋白、低脂肪、低钠的食物，经常食用可以增加孕妇血液中蛋白质的含量，改善血液的渗透压，有利于调节体内水的分布，使组织中的水分回流进入血液循环中，从而达到消除水肿的目的。

蒜薹炒鸭片

原料

鸭肉300克，蒜薹100克，姜1块，酱油5毫升，盐3克，淀粉少许，油适量

做法

❶ 将鸭肉洗净，切片备用；将姜拍扁，加酱油略浸，挤出姜汁，与酱油、淀粉、拌入鸭片备用。

❷ 将蒜薹清洗干净切段，下油锅略炒，加盐炒匀备用。

❸ 将锅清洗干净，热油，下姜爆香，倒入鸭片，改小火炒散，再改大火，倒入蒜薹，加盐、水，炒匀即成。

♥ 温馨提示

蒜薹选择嫩一点的，炒出来味道更甜。

专家解读

鸭肉所含的B族维生素和维生素E较其他肉类多，且含有较为丰富的烟酸，有滋补、养胃、消水肿的作用。蒜薹外皮含有丰富的膳食纤维，可促进肠道蠕动，防治便秘。

产后缺乳

症状说明

产后乳汁很少或全无，称为"缺乳"，亦称"乳汁不足"。缺乳的发生主要与精神抑郁、睡眠不足、营养不良或哺乳方法不当有关。中医认为，缺乳多因体脾胃虚弱，产时失血耗气，导致气血津液生化不足、气机不畅、经脉滞涩等引起。

症状表现

缺乳的程度和情况各不相同，有的开始哺乳时缺乏，以后稍多但仍不充足；有的全无乳汁，完全不能哺乳；有的正常哺乳，突然高热或七情过极后，乳汁骤少。如乳房柔软，不胀不痛，多为气血俱虚；若胀硬而痛，或伴有发热者，多为肝郁气滞。

宜 鲫鱼、鲤鱼、鲈鱼、陈皮、蛋花汤、白萝卜

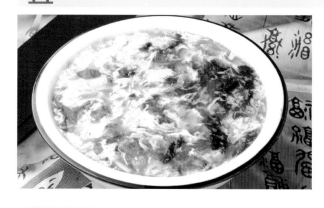
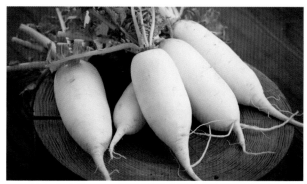

忌 辣椒、花椒、大蒜、咖喱、酒、浓茶

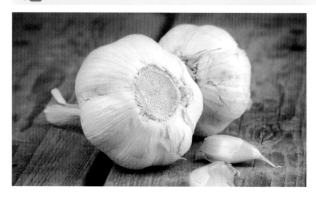
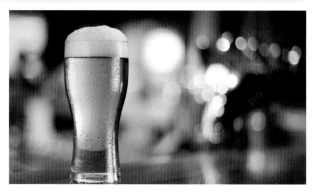

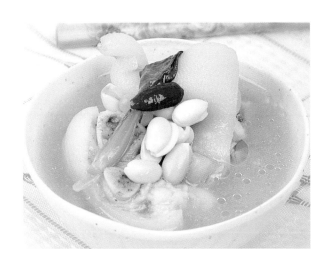

黄豆猪蹄汤

原料

猪蹄半只，黄豆45克，青菜50克，枸杞子5克，盐适量，鸡精3克

做法

❶ 将黄豆用温水浸泡40分钟；将青菜洗净，备用。

❷ 将猪蹄清洗干净，切块。锅加水置于火上烧沸，放入猪蹄汆水后捞出。

❸ 净锅上火倒入水，调入盐、鸡精，下入猪蹄、黄豆、枸杞子、青菜以大火烧开。

❹ 水开后转小火煲60分钟即可。

♥ 温馨提示

　若作为通乳食品，炖猪蹄应少放盐、不放味精。

专家解读

　　这道汤做法简单，营养丰富，集合了黄豆的膳食纤维与猪蹄的胶原蛋白，既营养又不油腻，是产妇的上佳选择。特别是猪蹄，脂肪含量比肥肉低，具有补虚养身、养血通乳的功效。

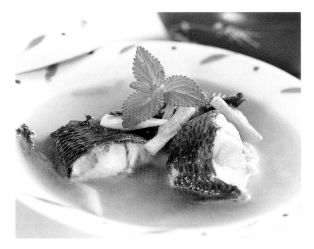

党参生鱼汤

原料

生鱼1尾（约500克），党参20克，姜、盐、薄荷叶、油各适量，鲜汤200毫升

做法

❶ 将党参洗净润透，切段；将生鱼洗净切段。

❷ 油锅烧热，转小火，然后将鱼下入油中煎至两面金黄。

❸ 另起油锅烧热，烧至六成热时，下入姜爆香，再下鲜汤、煎好的鱼、党参，烧开，调入盐，用薄荷叶装饰即成。

♥ 温馨提示

　最好使用活鱼进行烹饪。

专家解读

　　鱼肉富含蛋白质、碳水化合物、钙、磷、锌等营养成分，有补体虚、健脾胃的作用。其与党参煲制的汤，色如牛奶，味鲜可口，有健脾醒胃、补虚养身之功，并对哺乳妇女有催乳的作用。

产后恶露不绝

症状说明

产后恶露持续3周以上仍淋漓不断，称为产后恶露不绝，即现代医学所称的子宫复旧不良所致的晚期产后出血。产生产后恶露不绝的原因很多，如子宫内膜炎，部分胎盘、胎膜残留，子宫肌炎或盆腔感染，子宫肌腺瘤，子宫过度后倾、后屈，羊水过多等。

症状表现

产后恶露超过3星期以上，恶露仍不净，淋漓不断；量或多或少；色或淡红或深红或紫暗，或有血块；或有臭味或无臭味，并伴有腰酸痛、下腹坠胀疼痛，有时可见发热、头痛、关节酸痛等。

宜 牛肉、牛奶、羊肉、猪肉、荠菜、桂圆、生姜、莲藕、河鱼、粳米、豆制品

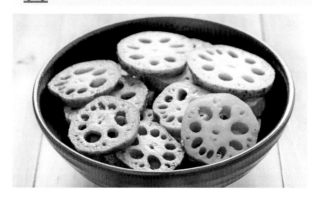
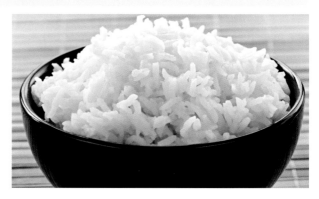

忌 冷饮、绿豆、螃蟹、辣椒、大蒜、大麦、梨、酒

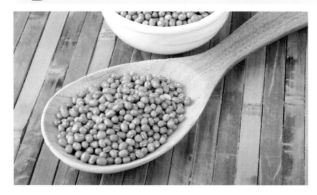
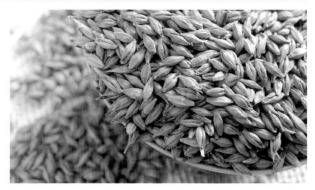

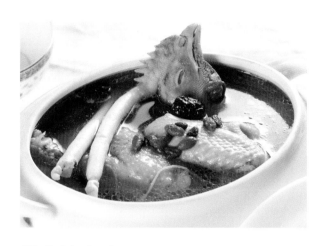

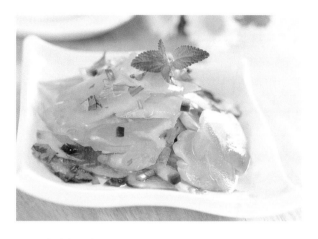

党参炖土鸡

原料

土鸡1只，党参50克，姜10克，红枣5克，盐4克，鸡精2克，香油5毫升，枸杞子适量

做法

❶ 将土鸡洗净，斩块；将姜洗净切片；将党参、红枣、枸杞子洗净。

❷ 锅上火，放入适量清水，加入盐、鸡精、姜片，待水沸后放入整只鸡焯烫，去除血水。

❸ 将鸡捞出转入砂钵，放入党参、红枣、枸杞子煲约60分钟，放入盐、鸡精拌匀，淋上香油即可。

♥ 温馨提示

　　鸡屁股含有多种病毒、致癌物质，不可食用。

专家解读

　　鸡肉富含蛋白质、钙、锌、铁等营养成分，与党参搭配煲汤，有补脾益肺、生津止渴、安神定志、补气生血等作用。

五味苦瓜

原料

苦瓜1条，红甜椒、香菜、薄荷叶、番茄酱、酱油各适量

做法

❶ 将红甜椒、香菜切碎，放入碗中，再加番茄酱、酱油配成酱料。

❷ 将苦瓜洗净，剖开，去瓜瓤，去掉外面一层老皮，用刀削成透明的薄片。

❸ 将苦瓜入开水中稍汆烫后取出晾凉，与酱料一起拌匀，用薄荷叶装饰即可。

♥ 温馨提示

　　将苦瓜切块后用盐腌渍一下，可去除大部分苦味，然后再在清水中浸泡数小时，做出来的菜就不那么苦了。

专家解读

　　这道菜适用于血热型产后恶露不绝。苦瓜含有的奎宁成分可以促进子宫收缩，有助于产妇排出恶露。同时，苦瓜中含有类似胰岛素的物质，能促进糖分分解，有利于体内的脂肪平衡。

产后出血

症状说明

　　胎儿娩出后24小时内阴道流血量超过500毫升者称为产后出血，多发生于胎儿娩出至胎盘娩出和产后2小时内，是分娩严重并发症。产后出血原因较多，其中子宫收缩乏力约占产后出血原因的70％，产妇贫血、妊娠高血压综合征等均可影响宫缩。

症状表现

　　产后出血的临床表现与流血量和速度有关。早期表现为头晕，口渴，脉搏、呼吸加快，若未及时处理，紧接着会出现面色苍白、四肢冰凉潮湿、脉搏快而弱、意识模糊、昏迷等严重休克症状。

宜 菠菜、油菜、莴笋、羊肉、狗肉、甲鱼、番茄

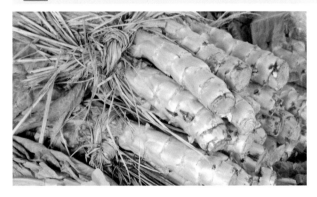
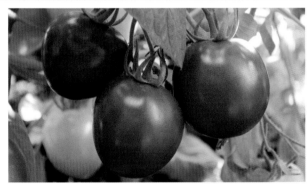

忌 辣椒、大蒜、咖喱、西瓜、黄瓜、冷饮

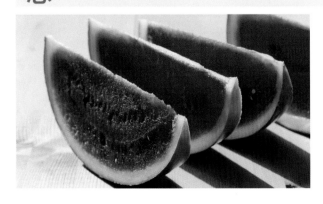
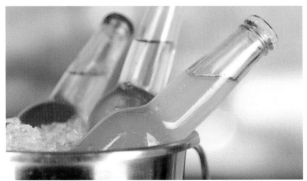

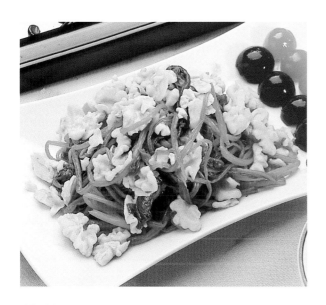

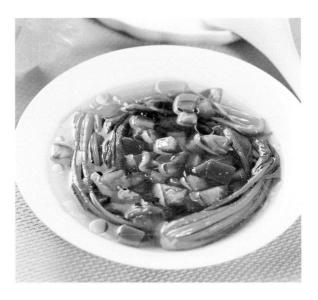

菠菜拌核桃仁

原料

菠菜400克，核桃仁150克，香油20毫升，盐4克，鸡精1克，蚝油5毫升

做法

❶ 将菠菜洗净，焯水，装盘待用。

❷ 锅中加水后置于火上烧沸，放入洗净的核桃仁氽水至熟，捞出沥干，倒在菠菜上。

❸ 用香油、蚝油、盐和鸡精调成味汁，淋在菠菜核桃仁上，搅拌均匀，即可食用。

♥ 温馨提示

　烹饪菠菜时宜先焯一下水，以减少草酸的含量。

专家解读

　　这道菜鲜香脆嫩，有补血、止血的功效。菠菜所含的铁质，对贫血有较好的辅助治疗作用；所含的维生素K也有止血的作用。将其搭配核桃仁，有助于产妇产后恢复。

番茄菠菜汤

原料

番茄、菠菜各150克，盐少许，油适量

做法

❶ 将番茄洗净，在表面轻划数刀。锅中加水后置于火上烧沸，放入番茄氽烫后撕去外皮，切丁。

❷ 将菠菜去根后洗净。锅中加水后置于火上烧沸，放入菠菜焯水，然后捞出沥干，并切长段。

❸ 锅中加水煮开，加入番茄煮沸，续放入菠菜。

❹ 待汤汁再沸，加盐调味，淋入香油即成。

♥ 温馨提示

　菠菜焯水的时间不宜过长，以免造成营养流失。

专家解读

　　菠菜能滋阴润燥、通利肠胃、补血止血。菠菜含有丰富的铁，番茄富含维生素C，两者搭配食用能促进铁的吸收，补血效果更佳，有助于产妇补血。